LE
CABINET SECRET
DE
L'HISTOIRE

LE

Cabinet Secret
de l'Histoire

Nouvelle Édition, revue et augmentée

DEUXIÈME SÉRIE

Avec gravures hors texte

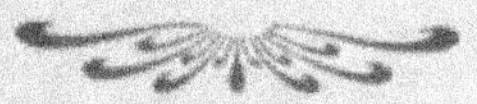

PARIS
ALBIN MICHEL, ÉDITEUR
22, RUE HUYGHENS, 22

LE CABINET SECRET DE L'HISTOIRE

(DEUXIÈME SÉRIE)

L'ANAPHRODISIE DU DAUPHIN

Quand le futur Louis XVI, qui n'était encore que Dauphin, se maria avec la jeune archiduchesse, fille de Marie-Thérèse, il était, tout au plus, âgé de seize ans. Sa timidité naturelle, autant que son tempérament, l'avait préservé jusque-là de tous les pièges tendus à son inexpérience, dans la cour dissipée de son aïeul.

Il ne s'était jamais senti aucun penchant pour la galanterie. D'une politesse respectueuse avec les femmes, il savait ne pas dépasser les limites que lui imposait sa constitution délicate[1], plus peut-être que la sévère éducation qu'il avait reçue. Et pourtant, s'il fut amoureux d'une femme, ce fut à coup sûr de son épouse, Marie-Antoinette.

---

[1] S'il acquit plus tard une santé robuste, il était dans son enfance, d'une complexion assez faible. Ce fut surtout grâce aux exercices du corps violents, auxquels il se livra de bonne heure, qu'il développa ses forces musculaires.

Comment expliquer, dès lors, la froideur qu'il témoignait à la reine ? Marié au mois de mai 1770, il faisait déjà lit à part, à la suite d'une légère indisposition, dès le mois d'août suivant.

Dans l'entourage on mettait cet éloignement sur le compte d'une faiblesse physique[1].

[1] On a voulu expliquer l'éloignement de Louis XVI pour la reine par ce fait qu'elle avait les cheveux roux. On sait que Mme du Barry ne l'appelait que *la petite rousse*. Si tant est que Louis XVI eut de la répugnance pour sa femme, ne lui restait-il pas la ressource de courir ailleurs ? Or, il est avéré, d'après les mémoires du temps, que toutes les femmes lui étaient également indifférentes. A peine jetait-il sur elles un coup d'œil passager. Ce fut un véritable événement, quand un jour, à Choisy, au mois d'octobre 1774, il alla jusqu'à saluer les femmes qui l'entouraient avec assez de grâce. Ce fut alors que la reine s'écria : « Convenez, Mesdames, que pour un enfant mal élevé, le roi vient de vous saluer avec de très bonnes manières. » Un autre jour, Louis XVI avait témoigné le désir d'aller faire une promenade du côté du couvent des Bonshommes, à l'entrée de Passy. Vite les courtisans font prévenir une très jolie marchande de se trouver sur le passage du roi, l'assurant que sa fortune serait faite, si elle parvenait à lui plaire. En passant, on fit remarquer à Louis XVI la beauté de cette femme : « *En effet*, dit-il, *elle est assez jolie ; quelle profession exerce-t-elle ?* » On lui répond que c'est une marchande de Paris. « *En ce cas*, reprit le jeune monarque, *elle ferait mieux de rester à sa boutique que de venir perdre son temps à la promenade.* » Atterrés par cette réponse, les courtisans n'osèrent plus tenter d'autres scènes de corruption. » *Vie publique et privée de Louis XVI*, par M. A..., cité par A. Doniol, *Histoire du XVIe arrondissement de Paris* (1902), p. 307.

Il n'y a en cela aucune cause inquiétante, écrivait à la
reine Marie-Thérèse Mercy-Argenteau, chargé de surveiller
à la Cour de France les moindres faits et gestes du jeune
ménage ; la nature, tardive chez le Dauphin, n'agit point
sur lui, probablement parce que son physique a été affai-
bli par la prompte croissance qu'il a prise tout à
coup...

« Il est pourtant de la maison de Bourbon, chu-
chotait-on autour de lui, et il le prouvera, comme
les autres, à l'âge de quarante ans, quand la reine
l'ennuiera. »

En attendant, le Dauphin continue à chasser, à
se donner de fréquentes indigestions, et à se
livrer, entre temps, à des travaux de maçonnerie
ou de serrurerie.

Cependant Louis XV, resté, malgré son grand
âge, un enragé coureur de cotillons, ne peut
s'empêcher de marquer son étonnement qu'un
prince, issu de son sang, soit d'une placidité aussi
inexplicable. Il s'en ouvre un jour à son petit-fils,
qui répond à ses pressantes questions, « qu'il trouvait l'archiduchesse charmante, qu'il l'aimait, mais
qu'il lui fallait encore quelque temps pour vaincre
sa timidité ».

La mère de Marie-Antoinette prend, à son tour,
souci des singulières réticences de son gendre à
l'égard de sa fille. Après deux mois de mariage,

les jeunes époux ne sont pas encore réunis ; elle s'en inquiète et fait part de ses préoccupations à son ambassadeur.

Le fidèle Mercy-Argenteau, pour la rassurer, écrit à la reine, le 9 juillet 1770, que le Dauphin et la Dauphine ont eu là-dessus « une explication très énergique », dont le résultat a été que « M. le Dauphin a dit à Mme l'archiduchesse qu'il n'ignorait rien de ce qui concerne l'état de mariage…, et que maintenant il vivait avec Mme la Dauphine dans toute l'étendue de l'intimité que comporte leur union [1]. » Marie-Antoinette elle-même, « dans un premier mouvement de vivacité et de joie », a confié la bonne nouvelle à son précepteur, l'abbé de Vermond.

Il faut croire, néanmoins, qu'il y avait eu maldonne ; car, au mois d'octobre suivant, Marie-Thérèse, désolée que les choses ne soient pas plus avancées, se lamente sur l'état du Dauphin, et prêche à sa fille de prendre patience et de *redoubler de caresses*; vaines recommandations, l'époux persistant à vouloir faire lit à part, malgré l'engagement, deux fois pris et deux fois violé, de coucher dans l'appartement conjugal.

La jeune archiduchesse en est d'autant plus

---

[1] *Correspondance secrète entre Marie-Thérèse et le comte de Mercy-Argenteau*, publiée par ALFRED D'ARNETH et A. GEFFROY. Paris, 1875.

mortifiée que, sur la foi de la parole donnée, elle a crié son bonheur à tout venant : à Mmes Adélaïde et Sophie, à la comtesse de Narbonne, qui l'ont confié, de leur côté, à tant de monde que c'est devenu la nouvelle du jour. Mais Mme Adélaïde a tout gâté par un excès de zèle importun : ne s'est-elle pas mise à chapitrer le Dauphin, qui en a été si « effarouché », qu'il s'est obstiné dans son... mutisme?

Le Roi, qui se mêle de la partie, n'est pas plus heureux dans sa seconde tentative.

Au mois de février 1771, l'intimité des époux n'est pas plus avancée. Le confident de Marie-Thérèse déclare ne rien comprendre à la conduite du Dauphin vis-à-vis de sa femme.

Dès le mois de mai suivant, en réponse sans doute à une lettre de Marie-Antoinette, qui a dû lui faire part de ses inquiétudes, sa mère lui écrit :

J'attends la nouvelle avec un grand empressement. Mais je ne saurais assez vous répéter : point d'humeur là-dessus : la douceur, la patience, sont les uniques moyens dont vous devez vous servir. Il n'y a rien de perdu, vous êtes tous deux si jeunes ! au contraire, pour vos santés, ce n'est que mieux ; vous vous fortifiez encore tous les deux [1].

1 *Maria-Theresia und Marie-Antoinette*, par ALFRED RITTER VON ARNETH. Vienne, 1865 ; 3 vol. in-8.

A la date du 9 juin, mêmes recommandations. « Ne vous découragez pas, espérez en Dieu, tout ira bien. » Trois jours auparavant, dans une lettre à Mercy, l'impératrice se montrait plus explicite et ne craignait pas d'entrer dans des détails dont la crudité ne serait pas sans nous choquer, si nous ne savions que de pareilles missives étaient toutes confidentielles.

Plus la froideur du Dauphin est extraordinaire, plus ma fille a besoin de tenir une conduite bien mesurée... Van Swieten (le médecin) est du sentiment que si une jeune fille et de la figure de la Dauphine ne peut échauffer le Dauphin, tout remède serait inefficace, qu'il vaut donc mieux y renoncer et attendre du temps le changement d'une conduite si étrange [1]...

A la Cour, on se reprend à l'espérance ; mais le 21 du même mois, le Dauphin, ayant voulu trop écouter son appétit glouton, s'en est trouvé incommodé et a exigé de coucher seul.

Mon cher mari a pris médecine aujourd'hui, ayant eu une indigestion, écrit Marie-Antoinette à sa mère ; il a beaucoup vomi, mais il se porte très bien à cette heure, et il m'a promis qu'il ne sera pas longtemps à revenir coucher.

[1] *Correspondance secrète entre Marie-Thérèse et Mercy-Argenteau*, t. I, 168.

Le 23 septembre, la duchesse de Chartres accouchait d'un enfant mort.

Quoique cela soit terrible, je voudrais pourtant en être là, s'écrie mélancoliquement la Dauphine; mais il n'y a pas encore d'apparence.

Le découragement, l'humiliation et aussi l'appréhension de voir s'éteindre avec elle une dynastie séculaire, tous ces sentiments se lisent dans la plainte de la fille de Marie-Thérèse.

Mais comment peut-elle, sans manquer aux bienséances, s'en prendre ouvertement à son époux? Elle s'enhardit toutefois, quand elle apprend la grossesse de sa belle-sœur, la femme de son frère Ferdinand. C'est un exemple qu'elle demande à suivre.

Je ne crois pas avoir mal fait, écrit-elle à l'impératrice, le 15 novembre, en me laissant aller au premier mouvement qui m'a fait dire le petit secret à M. le Dauphin. Je n'avais pas le ton de reproche; il était pourtant un peu embarrassé. J'ai toujours bonne espérance; *il m'aime beaucoup, il fait tout ce que je veux et finira tout lorsqu'il aura moins d'embarras* [1].

Il faut croire que le Dauphin cachait son jeu, car il passait, à ce moment, pour être beaucoup

[1] *Correspondance*, etc., t. I, 237.

plus empressé auprès de l'archiduchesse sa femme, portant ses attentions pour elle « jusqu'à la galanterie et les soins les plus recherchés ». Un jour, le roi ayant dit en plaisantant qu'il n'espérait de succession que celle que lui donnerait le comte d'Artois, le Dauphin, se tournant vers sa tante, Mme Victoire, lui dit en riant : « Madame, mon père a peu d'opinion de moi, mais il sera bientôt désabusé [1]. »

Des mois se passent et la situation reste la même. En juin 1772, Marie-Thérèse écrit à l'ambassadeur Mercy :

Je touche à ma fille un mot sur le Dauphin : *la situation est incompréhensible*, et je suis tout étonnée qu'on laisse aller les choses sans s'en occuper.

Marie-Antoinette, si gaie d'ordinaire, paraît triste et affectée. Cela ne dure pas, mais son changement d'humeur n'a pas échappé aux familiers, qui ne se défendent point de faire des réflexions fâcheuses, sur l'extraodinaire froideur de l'époux d'une aussi séduisante femme.

L'espoir renaît quand les gazettes apprennent à Marie-Thérèse que sa fille est grosse. Mais ce n'est qu'un faux bruit, que la Dauphine s'empresse de démentir :

[1] GEFFROY et ARNETH, *Correspondance*, 245.

Les gazettes n'ont pas encore raison, écrit-elle à sa
mère, le 15 décembre 1772. Je ne désespère pas que cela
m'arrive bientôt... Certainement, du moment que cela
arrivera, je ne perdrai pas une minute pour vous le mander.

Elle se console, en songeant que ses enfants se
porteront d'autant mieux qu'ils auront mis plus
longtemps à venir ; d'ailleurs, à mesure que la
santé de son mari se fortifie, il devient plus
aimable.

L'entourage des souverains semble en avoir
pris son parti. On commence à se rendre compte
que, seule, une cause morale empêche le rapprochement des époux et que vouloir corriger le Dauphin par des remontrances réitérées, ne ferait
peut-être qu'augmenter son embarras.

Le Dauphin, qui commence à trouver que tout
cela n'est pas naturel, s'en ouvre à son médecin :
au mois de mars 1773, il a, sur ce sujet, une longue conférence avec Lassone. Le résultat de cette
entrevue ne transpire pas au dehors, bien que le
secret professionnel comptât alors pour peu.

Au mois de juillet, grand événement à la Cour :
pendant une représentation à la Comédie-Italienne,
on a cru voir le Dauphin et sa jeune femme s'embrasser! Ce n'était qu'une illusion d'optique d'un
courtisan zélé. Tout au contraire, le jeune prince

s'occupait plus que jamais de menuiserie et de maçonnerie[1].

Le 3 janvier 1774, Marie-Thérèse annonce à son représentant en France l'arrivée prochaine de l'empereur Joseph II à Paris. Elle nourrit l'espoir qu'il saura engager le jeune souverain à se montrer à la hauteur des circonstances.

La froideur du Dauphin, jeune époux de vingt ans — écrit-elle à Mercy — vis-à-vis d'une jolie princesse, m'est inconcevable. Malgré toutes les assertions de la Faculté, mes soupçons augmentent sur la constitution corporelle de ce prince, et je ne compte presque plus que sur l'entremise de l'empereur qui, à son arrivée à Versailles, trouvera peut-être le moyen *d'engager cet indolent mari à s'acquitter mieux de son devoir.*

[1] Mercy écrit à Marie-Thérèse, le 17 juillet (1773) : « Quoiqu'il subsiste entre M. le Dauphin et Mme la Dauphine la plus parfaite harmonie, cependant S. A. R. a quelquefois des petits sujets de déplaisir dont elle me fait la grâce de me parler. Tout l'ascendant qu'elle a sur M. le Dauphin n'a pu encore détourner ce jeune prince de son goût extraordinaire pour tout ce qui est ouvrage de bâtimens, comme maçonnerie, menuiserie, et autres de ce genre. Il a toujours quelque chose de nouveau à arranger dans l'intérieur de ses appartemens ; il travaille lui-même avec les ouvriers à remuer des matériaux, des poutres, des pavés, et se livrant des heures entières à ce pénible exercice, il en revient quelquefois plus fatigué que ne le seroit un manœuvre obligé à remplir ce travail... Il serait dangereux d'y mettre une contradiction ouverte ; ce n'est que par l'appât d'autres amusemens, plus agréables et convenables, que l'on doit écarter celui-ci... » *Id.,* t. II, 10.

Mais le voyage de Joseph II ne s'effectuait que trois ans plus tard, et, jusqu'à cette époque, Marie-Thérèse devait revenir fréquemment sur un sujet qui lui tenait à cœur.

Les époux montent sur le trône sans qu'il se soit produit de changement notable. Au mois de septembre 1774, la reine a bien été prise de vomissements, nausées, etc.; mais ce n'était qu'un vulgaire embarras gastrique.

En décembre de la même année, à la suite d'un long entretien qu'a eu Louis XVI avec son médecin, la reine se montre fort contente de « ses dispositions; » elle croit fermement qu'elle ne tardera pas à suivre l'exemple de la comtesse d'Artois, qui est enceinte. Mais Marie-Antoinette eut le chagrin de voir accoucher sa belle-sœur, sans avoir la consolation de manifester ouvertement le dépit qu'elle en éprouvait.

L'usage voulait que toute la famille royale assistât à l'accouchement des princesses. La reine dut s'y conformer et rester une journée entière dans la chambre de l'accouchée. Quand elle en sortit, les poissardes, qui s'étaient arrogé le droit de parler aux souverains dans leur grossier langage, la suivirent jusqu'aux portes de ses cabinets, en lui criant, avec les expressions les plus licencieuses, que c'était à elle de donner des héritiers [1]. Rentrée dans ses appartements, la reine fondit en larmes, puis elle prit la plume pour conter l'incident à sa mère.

Émue plus qu'elle ne voulait le paraître, Marie-Thérèse se hâtait de rassurer sa fille [2].

J'avoue, dit-elle, que cet heureux accouchement de votre belle-sœur a un peu touché mon cœur. Il est pourtant toujours à préférer et à souhaiter de la succession de la famille même. Il y a un long temps que je n'entends plus rien sur cet important chapitre qui l'est bien pour vous.

A quoi Marie-Antoinette répliquait :

Pour l'objet important qui inquiète la tendresse de ma chère maman, je suis bien fâchée de ne pouvoir rien lui apprendre de nouveau. *La nonchalance n'est sûrement pas de mon côté.* Je sens plus que jamais combien cet article est intéressant pour mon sort ; mais ma chère maman doit juger que ma situation est embarrassante, et que *je n'ai guère d'autre moyen que la patience et la douceur.*

L'opinion publique commençait à s'inquiéter et à brocarder. On ne se gênait pas pour accuser tout haut d'impuissance le jeune successeur de

[1] *Mémoires de Mme Campan*, t. I, 116.
[2] *Correspondance de Marie-Antoinette et Marie-Thérèse* (51 août 1775).

Louis XV. Dans les antichambres de Versailles, on se passait de main en main ces couplets frondeurs :

> Maurepas revient triomphant,
> V'là c'que c'est qu'd'être impuissant ;
> Le roi lui dit en l'embrassant :
> « Quand on se ressemble,
> Il faut vivre ensemble,
> Les mœurs vont régner à présent
> V'là c'que c'est qu'd'être impuissant. »

Et encore celui-ci :

> Maurepas était impuissant,
> Le Roi l'a rendu plus puissant.
> Le ministre reconnaissant
>   Dit : « Pour vous, Sire,
>   Que je désire
>   D'en faire autant[1] ! »

Les *Mémoires secrets*, où il faut toujours aller chercher le ton satirique du temps, donnent brutalement le motif de la frigidité du souverain. A la date du 4 novembre 1775, paraissait cette note :

On renouvelle le bruit que le roi, fâché de n'avoir point d'enfants et ayant consulté la Faculté à cet égard, celle-ci l'a déterminé à subir l'opération convenable, c'est-à-dire à *se faire couper le filet*, en termes de l'art.

---

[1] *Correspondance de Métra*, I, 4.

On espère qu'avec ce léger secours, rien ne contrariera la nature ; que ce monarque et son auguste compagne deviendront parfaitement heureux et nous donneront la postérité désirée.

Quatre jours plus tard :

On assure que tout était prêt pour faire subir au roi l'opération différée depuis trop longtemps, mais que Sa Majesté, en voyant l'appareil, a voulu retarder encore jusques à son retour de Versailles, et que ce jour même elle est allée à la chasse et a forcé trois sangliers : ce qui annonce et prouve combien sa constitution se fortifie et se consolide.

Le rédacteur devient plus explicite, si possible, dans ce passage que nous n'hésitons pas à transcrire, tout en nous excusant d'offenser les pudeurs promptes à s'alarmer.

28 *nov.* 1773. — Sur le bruit qui avait couru que le roi s'était fait faire la légère opération dont on a parlé, mais utile pour le rendre plus habile à la progéniture, un poète s'est enthousiasmé et a enfanté le quatrain suivant, où, usant de la liberté, de la familiarité même trop grande que ces messieurs se donnent quelquefois, il exhale ses vœux, afin que les suites de ce sacrifice soient heureuses :

> D'un Priape de conséquence
> On vient de couper le filet ;
> Décalottez, chef de la France,
> Mais b...... avant s'il vous plaît [1].

Ainsi à la Cour, comme dans le public, le vrai motif de l'infécondité du ménage royal était bien connu ; mais celui que Marie-Antoinette traitait dans l'intimité de « pauvre homme », se refusait toujours à se faire dénouer l'aiguillette. La jeune reine en était toute désolée.

En 1776, la comtesse d'Artois redevient enceinte ; cette nouvelle grossesse de sa belle-sœur est pour Marie-Antoinette un vrai crève-cœur.

Merci de vos souhaits, madame ma très chère mère, écrit-elle à l'impératrice ; mais hélas ! on me devance ici comme à Naples, comme à Parme. La comtesse d'Artois est entrée dans son septième mois de grossesse. Je suis dans la main de Dieu, et je *m'étourdis le plus que je peux* ; j'en ai besoin, car ce n'est pas être reine de France que de n'avoir pas les honneurs d'un Dauphin [2].

« Si l'on jugeait à propos l'opération à faire au roi, il vaudrait toujours mieux la faire prompte-

---

[1] *Mémoires secrets*, t. XXXIII ; Londres, 1788, 350.
[2] Lettre de Marie-Antoinette à sa mère, 10 juin 1776, extraite de la Correspondance publiée par le comte VOGT d'HUNOLS-TEIN.

ment que de toujours différer : » la sagesse même parlait par la bouche de Marie-Thérèse, mais le roi ne semblait pas en tenir compte ; dans son indifférence, il temporisait, sans se soucier de tous les avertissements ou objurgations qu'il recevait.

C'est à cette époque que se place un incident relaté dans la *Correspondance secrète*, publiée par M. de Lescure, et qui ne laisse pas d'être divertissant. Au mois de décembre 1776, un abbé, comme le roi revenait de la messe, a mis un genou en terre devant Sa Majesté et lui a présenté un papier. Le monarque l'a pris, et, rentré dans son appartement, l'a lu. Il en a fait part, en riant, à ses courtisans, et leur a annoncé que c'était un mémoire où l'auteur se flattait de lui donner un secret pour perpétuer son auguste race.

Le capitaine des gardes, piqué que cet abbé, oubliant les prérogatives de sa place et le costume, eût présenté son placet au roi, au lieu de le lui donner, a observé à Sa Majesté que cette témérité scandaleuse méritait d'être approfondie ; en sorte qu'on a donné sur-le-champ ordre de rechercher cet abbé et de l'arrêter ; ce qui a été fait. Il s'est trouvé que le zèle avait un peu trop exalté cette tête-là et il a été relâché au bout de quelques heures. Par les interrogatoires qu'on lui a faits, on a reconnu que le secret en question ne consistait en aucune drogue à

prendre ou à appliquer, mais *dans une certaine posture*
(sic), par laquelle il prétendrait apprendre à Sa Majesté
à suppléer au défaut physique qui avait fait répandre
le bruit d'une opération qu'Elle devait subir. Tout cela a
bien fait rire la Cour, le roi et surtout la reine[1].

Il est probable que si la reine rit, elle dut rire
jaune, d'autant que la comtesse d'Artois avait
déjà deux enfants et qu'elle en était encore à espérer un Dauphin.

Cependant, quelques mois plus tard, un événement, attendu depuis longtemps, venait tout à coup
changer la face des choses.

Au mois de juin 1777, l'empereur Joseph II arrivait à Paris, avec la mission d'amener son beau-
frère à prendre une décision ferme.

Le roi lui fit, dit-on, des aveux troublants, insistant sur les moindres détails de l'infirmité dont il
était atteint. L'empereur, compatissant à son malheur, l'engagea vivement à se livrer pieds et
poings liés à la Faculté.

Le cas était, du reste, curable, n'étant pas au-
dessus des ressources de l'art. Comme l'a finement
dit Sainte-Beuve, « Louis XVI n'était pas impuis-
sant, pas plus qu'on n'est muet pour être bègue :
mari ou roi, il était le même; il n'était que
gauche, honteux et empêché ».

______

[1] *V. l'Appendice*, à la fin de ce chapitre.

Pour tout dire, Louis XVI avait un *phimosis*. Une petite opération était nécessaire pour lui « rendre la voix » ; tout comme on sectionne le frein de la langue aux enfants empêchés de parler.

Se rendant aux instances de Joseph II, le roi consentit à s'y soumettre. M. Lassone, premier médecin de Marie-Antoinette, fut officiellement chargé de procéder au débridement. L'archiâtre ne laissa pas que d'en être préoccupé, ainsi qu'en témoigna ce curieux extrait d'une conversation tenue le Jour de l'An chez Mme du Deffand[1].

Le comte de Milly est introduit dans le salon et après avoir salué les personnes présentes, s'exprimait en ces termes :

Madame, mon confrère (M. de la Lande) aurait mieux fait de vous instruire de ceci ; il y a quelques jours, M. de la Sône (*sic*), premier médecin de la reine et membre de l'Académie des Sciences, a proposé, dans une assemblée particulière, une question de physique concernant à la fois l'anatomie et la médecine. Il a établi la conformation d'un individu mâle et a demandé s'il ne pourrait pas être possible que, par telle attitude, telle manière, telle circonstance, tel moment favorable de la nature, le sujet disgracié de celle-ci fût assez adroit pour la tromper et produire un enfant ? Plusieurs membres,

[1] *Espion anglais*, t. V, 80 (1783).

faisant attention à la qualité de l'homme, aux détails qu'il rapportait, ne voulant point qu'on engageât cette question, dirent que c'était à la Faculté de médecine ou au Collège de chirurgie qu'il fallait la renvoyer, ce qui était l'avis général.

On a ensuite demandé à l'académicien pourquoi il agitait un semblable problème : il a répondu simplement qu'on ne saurait trop approfondir une matière intéressante...

On s'explique pourquoi Lassone posait ces questions : il tenait à connaître l'avis des plus éclairés de ses collègues, avant d'entreprendre une cure dont la responsabilité allait lui incomber.

L'opération projetée eut-elle réellement lieu ? Nous avons répondu affirmativement à cette question dans notre version première, nous appuyant sur un passage des *Mémoires de Mme Campan* :

... Vers les derniers mois de 1777, écrit la dame, la reine, étant seule dans ses cabinets, nous fit appeler, mon beau-père et moi, et, nous présentant sa main à baiser, nous dit que nous regardant l'un et l'autre comme des gens bien occupés de son bonheur, elle voulait recevoir nos compliments ; *qu'enfin, elle était reine de France et qu'elle espérait bientôt avoir des enfants ;* qu'elle avait, jusqu'à ce moment, su cacher ses peines, mais qu'en secret elle avait versé bien des pleurs... A partir de ce moment heureux si longtemps attendu, l'attachement du roi pour la reine prît tout le caractère de l'amour. Le bon Lassone, premier médecin du roi et de la reine, me parlait souvent de la peine que lui avait faite *un éloignement dont il avait été si longtemps à vaincre la cause*, et ne me paraissait plus avoir alors que des inquiétudes d'un genre tout différent [1]...

Sainte-Beuve, qui a effleuré le sujet que nous avons essayé d'approfondir, a écrit quelque part : « J'aimerais bien qu'on en vînt une bonne fois, et fût-ce dans un journal de médecine, aux preuves et aux arguments qui peuvent en finir avec cette question. S'il y avait quelque procès-verbal d'opération, ce serait décisif. »

Eh bien ! écrivions-nous naguère [2], « ce procès-verbal existe, et, malgré le désir que nous en avions exprimé [3], nous n'avons pu obtenir communication de ce document précieux. Devons-nous le regretter ? Assurément notre conviction s'en serait fortifiée, mais est-il nécessaire pour éclairer notre religion ? « Libre aux détenteurs des manuscrits de Lassone de les garder jalousement sous verre ; qu'ils prennent garde seulement, en voulant mettre la lumière sous le boisseau, de donner quelque appa-

---

[1] *Mémoires de Mme Campan*, t. I, 185-186.

[2] *Le Cabinet secret de l'Histoire*, 1re série (premier tirage), du chapitre intitulé : *L'Impuissance de Louis XVI*.

[3] *Intermédiaire des Chercheurs et des Curieux*, 1890, col. 706.

rence de raison à ceux qui n'ont pas craint d'avancer que la fameuse opération de chirurgie n'a rien changé à l'état des choses et que ce ne fut qu'une haute comédie, devenue nécessaire pour couvrir, aux yeux du public, certains écarts conjugaux : comédie à laquelle le roi se serait prêté, dominé par la raison d'État, cette religion des princes [1]. »

Depuis que ces lignes ont été écrites, nous avons eu sous les yeux des documents nouveaux, qui ont ébranlé notre conviction première. La lettre ci-dessous nous fut adressée, à la date du 4 juillet 1903, par une personne dont l'honorabilité est au-dessus de tout soupçon :

Neuilly, 4 juillet 1903.

Monsieur,

Vous vous êtes occupé, dans vos si intéressantes séries du *Cabinet secret de l'histoire*, de *l'obstacle* qui avait longtemps empêché que Marie-Antoinette devînt « reine de France ». Le *phimosis* de Louis XVI aurait été opéré et cette opération aurait réussi à merveille ; vous exprimiez même le regret de n'avoir pu en lire le procès-verbal.

Voulez-vous, à ce sujet, me permettre la communication suivante ?

J'ai eu entre les mains un exemplaire des *Mémoires de M*me* Campan* (Baudoin, 1823) dont beaucoup de pages portaient d'assez curieuses notes tracées, évidemment,

---

[1] Cf. Combes, *Épisodes et Curiosités révolutionnaires*, 46.

par un contemporain de la Révolution. L'annotateur, dont je n'ai pu, malheureusement, percer l'anonymat, a écrit ses réflexions avec un crayon à la sanguine, un peu partout. C'est très lisible, et l'on s'aperçoit bien vite qu'il *a vu* ce dont il parle, avec sa grosse écriture, émaillée, par ci par là, de citations latines.

Pour en revenir au royal phimosis, voici ce qu'il en dit :

« Les théologiens furent consultés *propter membrum* « *ad latus erectum*. Il fallait annuler le mariage. Les « chirurgiens ne furent pas appelés. Je n'ai pas su « comment les savants prêtres avaient décidé la ques- « tion ».

Et plus bas :

« Le seul obstacle qui existât était très mince. « In « erectione arcatum erat membrum ad latus unum... » « *Louis XVI, dans sa double souffrance, prit enfin des ciseaux et fut libre de toute sa personne* ».

Cette nouvelle version de la *délivrance* de Louis XVI est-elle la vraie ?

Que devient alors *l'opération* ? et les récits de Lassone doivent-ils en être infirmés ?

Mon annotateur parle de la cour et de l'intérieur royal en homme bien informé ; on voit qu'il y vivait, à n'en pas douter.

Très dur pour Mme Campan, qu'il appelle *la dame au tablier blanc*, il est assez sévère pour Marie-Antoi- nette, surtout quand elle s'avisait d'avancer les pendules pour hâter, le soir, le départ du roi.

A quelle date peut-on fixer l'opération délicate à la-

quelle le roi se livra sur sa personne ? Et comment cet
épais monarque mentionna-t-il la chose sur son fameux
journal ? Ce sont questions que seul peut résoudre l'auteur érudit des *Indiscrétions de l'histoire*.

Je reste, Monsieur, à votre disposition pour plus am-
ples renseignements, s'il vous plaisait d'en avoir sur les
volumes en question, si curieusement barbouillés.

Veuillez agréer l'assurance de ma considération distinguée.

MAGÈS,
70, rue Borghèse, Neuilly s/Seine.

La réponse sollicitée par notre correspondant
se trouvant implicitement contenue dans le chapitre suivant, nos lecteurs n'ont qu'à s'y reporter,
s'ils ont le désir de la connaître.

————————

APPENDICE

Par un hasard heureux, il nous est tombé entre les mains, depuis la publication de notre première édition, une pièce inédite, qui pourrait être le placet dont il est question page 16.

C'est à notre ami, M. Otto Friedrichs, que nous devons de pouvoir mettre au jour la lettre suivante, qui aurait été d'abord adressée à M. de Malesherbes, secrétaire d'État (1775), ainsi que le porte une note manuscrite jointe, mais dont un double a bien pu être conservé par son auteur, pour être remis, l'année d'après, entre les mains du Roi lui-même. Nous transcrivons textuellement le document.

LETTRE D'UN PRÊTRE ÉCRITE EN 1775

À M. DE MALESHERBES, ALORS SECRÉTAIRE D'ÉTAT.

Entre tous les différens objets qui occupent aujourd'hui tous les esprits, et qu'animent tous les désirs, quelqu'importants qu'ils puissent être, qu'ils soient, en effet, et qu'on puisse même les supposer, celui qui doit à tous égards occuper la première place, et tenir le premier rang, c'est certainement et sans contredit la naissance d'un Prince héritier présomptif à la couronne. Tous les autres objets tendent bien, il est vrai, à rendre le peuple actuellement heureux. Mais celui-ci est directement le moyen de perpétuer ce bonheur, en perpétuant, pour ainsi parler, la personne sacrée de notre auguste monarque, et celle de notre auguste Reine; et en même tems toutes leurs grandes qualités, leur religion, leur bonté, leur bienfaisance et toutes leurs autres qualités royales, dans la personne d'un Dauphin, qui seroit doué de leur caractère, et qui rassembleroit les mêmes vertus.

Sans être indifférent, et même bien éloigné de l'indifférence pour tous les objets qui remplissent le peuple, celui auquel depuis longtemps j'ai le plus pensé, et que je souhaite le plus, c'est une heureuse fécondité dans notre Reine, si digne de l'alliance de notre Roi. Il me semble prodigieusement surprenant, et je ne sais s'il ne l'est point plus encore qu'il ne le semble, que tous les États du royaume ayent gardé dans les Provinces un si morne silence à cet égard, et ayent été si insensibles à si grand intérêt. Sans vouloir faire le censeur universel, n'auroit-on pas dû, même comme à l'envi, prier, solliciter, importuner même, s'il peut se dire, l'arbitre suprême de la nature de donner à nos augustes souverains ce que sa bonté accorda maintes fois par des prières à tant d'autres grands personnages dans de semblables, et peut-être dans de moindres circonstances. Je vous avouerai, Monseigneur, que, de mon côté, et dans mon état de prêtre que je suis, sans être ni autorisé, ni contraint par mes Supérieurs Ecclésiastiques, depuis longtemps je fais tous les jours des prières à Dieu pour cette fin, tant dans mes oraisons particulières, que dans le Saint-Sacrifice de la Messe, et je ne cesserai de le faire que Dieu n'ait accordé au Roi, à la Reine, et au royaume le bienfait inestimable d'un dau-

phin. Pour tous commenceroit en concours un cercle
d'actions de grâces au tout puissant pour durer autant
que la vie du Prince.

Mais il faut que les moyens naturels concourent ici avec
les moyens spirituels. Ceux-ci ne sont dans l'ordinaire
seulement que pour seconder les premiers en demandant
par les prières à l'auteur de la nature un effet avantageux,
une heureuse réussite, ou bien pour que Dieu fasse connaître les obstacles, s'il y en a, et en même temps les
moyens d'y remédier. Quand les moyens naturels ne réus-
sissent pas en l'effet qu'on en attend, c'est une marque certaine qu'il y a quelque obstacle qui en empêche la réussite.
C'est là précisément, Monseigneur, le but de mes réflexions à l'égard de leurs Majestés, et en même temps le
sujet pour lequel, sous les auspices de votre bienveillance,
je prends la liberté de vous adresser ce petit écrit.

Ce n'est cependant pas, Monseigneur, que je prétende
avoir de grandes et extraordinaires connoissances dans ces
matières. Quoique prêtre depuis environ trente années,
mon état ne m'y en donne pas beaucoup. L'état du mariage même n'y en donne pas aux personnes mariées. Le
peu que j'en ai ne me vient que de quelques principes
théoriques d'anatomie sur les moyens et les obstacles de
la génération humaine, que j'ai cru devoir un peu étudier
plus qu'on ne fait d'ordinaire, afin seulement d'entendre
plus facilement comme confesseur ce que les Pénitents
auraient eu à dire sur ces matières, en leur épargnant par
là de longues explications, qui coûtent toujours, et quelquefois même qui rebutent, surtout les personnes du
sexe. Ça été pour éviter ces inconvénients, et bien d'autres

encore, dangereux à bien des égards, que je me suis un peu instruit, en la présence de Dieu, de quelques principes d'anatomie relatifs. C'est aussi à la lueur de ces principes qu'il me semble, sur ce que j'ai entendu des deux augustes personnes du Roi et de la Reine, appercevoir un obstacle, que je penserois pouvoir être levé par un moyen naturel, que les mêmes principes indiquent, et qui pourroit convenir entre le Roi et la Reine dans les circonstances présentes. Le moyen est tout simple, et fondé sur la mécanique la plus naturelle. D'où il résulte qu'il est facile tant à exécuter, qu'à pratiquer. Une fois exécuté, il serait stable et permanent pour toute la vie du Roi. Le Roi pourroit l'employer sans danger pour sa personne, et sans inconvénient pour celle de la Reine. Il seroit utile au Roi, sans être nuisible à la Reine. Le roi y auroit de l'avantage, et la Reine n'en seroit point gênée, ni incommodée. Car ce moyen seroit également utile à tout monde, s'il était universellement en usage.

Il est vrai, Monseigneur, je n'oserois pas assurer positivement d'une réussite certaine pour chaque particulier qui seroit dans le cas. Hé, qui oseroit bien en assurer à l'égard de qui que ce soit ! Mais je suis bien assuré d'abord que ce moyen ne seroit nuisible à personne. Je suis bien assuré encore qu'il seroit efficace pour beaucoup de personnes en général. Il faciliteroit, certainement, et accroîtroit la population : avantage non peu digne de considération pour un royaume. Les mariages où il y a des enfants en auroient davantage. Ceux qui n'en ont point, s'il n'y avoit stérilité invincible, pourroient du moins en avoir quelques-uns. Qui pourroit assurer que le Roi et la Reine

ne seroient pas de ce nombre? Si leurs majestés n'avoient
pas nombre de princes, qui pourroit dire qu'à la faveur
du moyen dont je parle, elles n'en auroient pas du moins
quelques-uns. Un seul suffiroit pour mettre tout le
royaume entier en allégresse. J'y espérerois beaucoup du
moyen dont il s'agit, sans cependant avoir jamais eu l'honneur de voir le Roi et la Reine. Mais plus j'entends parler
à ce rapport, plus ce moyen me paroit juste : et même
sans avoir l'honneur de voir en effet leurs majestés, je pro-
mettrois bien une réussite, si j'étois assuré d'une disposition analogue, d'une analogie spermatique louable entre
le Roi et la Reine.

Si je n'énonce pas formellement en quoi consiste ce
moyen, ce n'est pas, Monseigneur, que je veuille faire
mystère. Mais je voudrois en réserver la première con-
noissance pour Sa Majesté, et j'espère que ma réserve ne
sera pas regardée comme déplacée. Je ne l'ai dit à personne. Il ne s'agiroit plus que de la manière de le faire
parvenir. Comme ce ne sont point là des choses de nature
à être traitées publiquement, surtout pour une première
fois, à l'appui, Monseigneur, de votre grand crédit auprès
du Roi, si Sa Majesté l'avoit pour agréable, et qu'on
voulut bien me le permettre, j'aurois l'honneur de le dire
de vive voix au Roi lui-même.

Mais je sçais, Monseigneur, qu'on ne parle pas au Roi
sans précaution ; conduite si sage non seulement pour la
sûreté de la personne royale, mais pour ceux même qui
ne l'approchent qu'avec de bonnes intentions, que pour
les faciliter vis-à-vis de moi-même, comme de tout autre,
j'y aideroi de tout mon pouvoir, en faisant connoître

d'avance mon nom, mon état, ma patrie et ma demeure actuelle.

Je m'appelle François Maignan, je suis prêtre, comme je l'ai dit, du diocèze du Mans, dans lequel j'ai été vicaire pendant vingt à vingt-cinq ans en différentes paroisses de campagne. Je suis natif et originaire de Gesvres, au bas Maine; je demeure maintenant à Alençon, faubourg Montfort, (encore diocèze du Mans, paroisse Saint-Pierre, place du champ du Roi). Mais si on ne permettoit pas d'approcher le Roi d'assez près pour que Sa Majesté entendit seule ce que j'aurois l'honneur de lui dire, on pourroit me le faire écrire, en présence de sa Majesté, pour lui remettre à vue, en me fournissant ce qui me seroit nécessaire, sans que je portasse rien avec moi. Si le Roi le trouvoit bon, j'aurois aussi l'honneur d'informer la Reine de ce qu'il y auroit de particulier pour sa personne relativement, mais de la manière que l'on jugeroit convenable et décente.

Voilà, Monseigneur, jusqu'où m'a fait aller le désir de contribuer au contentement du Roi et de la Reine, et au bien-être de notre France. Mais désir habituel et ancien chez moi, car ce n'est pas là, Monseigneur, le premier essai, que, comme bon citoyen, moi patriote, et fidèle sujet du Roi, j'ai fait pour l'avantage public.

Au mois de mai 1763, j'eus l'honneur de présenter à M. le duc de la Vrillière un mémoire que j'avais fait pour abréger et faciliter les études d'une manière plus courte, et plus facile, et sans l'attirail des classes du latin.

Pendant que j'étois à Paris pour ce sujet, comme c'étoit le temps de la statue équestre du feu Roi Louis XV, je fis aussi une inscription pour la statue, que j'eus encore l'honneur de remettre à M. le duc de la Vrillière. L'Académie des inscriptions en avoit donné deux pour le même sujet. Il en falloit quatre. La mienne fut trouvée *très bien*, mais on n'en fit pas usage, parce qu'elle ne venoit pas de l'Académie des inscriptions. C'est la raison que m'en envoyèrent par écrit M. le duc de la Vrillière et feu M. le duc de Chevreuse, lors Gouverneur de Paris. Les deux pièces, le mémoire et l'inscription, doivent encore être actuellement dans les bureaux.

Cette troisième pièce c'y présente ne vient point non plus ni de la Faculté de médecine, ni de l'Académie de chirurgie. C'est aussi ce qui m'a longtemps fait douter si je devois l'envoyer en cour, et à quels seigneurs de la Cour je devois l'adresser, tant pour l'événement que pour éviter le ridicule, que peut-être on chercheroit à me donner, sous prétexte que j'avais sorti de mon état. Mais la prudence du Roi, à placer si solidement sa confiance dans la vôtre, Monseigneur, vient de me décider. Elle a semblé comme me montrer de loin au doigt que c'est à vous, Monseigneur, qu'il faut m'adresser comme d'une capacité supérieure à pouvoir tirer jusque des plus petits sujets du Royaume de l'avantage pour le Souverain et pour le peuple.

Les plus petits arbrisseaux ont leur utilité, comme les plus grands arbres la leur. S'il vous paroissoit, Monseigneur, que ce petit projet put être de quelque utilité pour son objet, je vous supplie de m'honorer de quelque réponse, et si au contraire il ne vous paraissoit pas tel au premier aspect, je vous supplie bien aussi, Monseigneur,

de vouloir bien le relire, et de me faire part de votre jugement, savoir si on peut y avoir quelque égard pour le
tout ou pour partie, ou si on n'y en a point du tout.
Content cependant autant qu'on pourrait l'être, si je pou-
vois contribuer de la sorte au contentement du Roi, de la
Reine, et en même temps au bonheur du Royaume.

Comme il n'est permis à aucun simple particulier, tel
que je suis, de m'adresser directement au Roi, je vous
supplie très humblement, Monseigneur, de vouloir bien,
s'il se peut, communiquer mon petit écrit à Sa Majesté.

J'ai l'honneur, etc.

Le digne ecclésiastique ne fut pas admis à faire la démonstration de son système : ce fut peut-être un tort. En un temps
où nos modernes Jérémies crient à la dépopulation, il nous eût
été d'un bien précieux secours.

Que l'abbé repopulateur n'est-il venu au monde un siècle plus
tard !

COMMENT FUT CONSOMMÉ LE MARIAGE DE LOUIS XVI

(D'après les relations des diplomates étrangers.)

Pour connaître l'histoire secrète de la Cour de France, il n'est guides mieux informés que les ambassadeurs des puissances étrangères. Les relations des agents diplomatiques, les rapports confidentiels de ces agents à leur souverain, sont une des mines les plus fécondes que l'on puisse exploiter, sous la réserve de contrôler la véracité, parfois suspecte, de témoins qu'emporte leur zèle.

A maintes reprises, les historiens ont puisé à cette source peu explorée. Depuis que les gouvernements ont ouvert, avec une libéralité qui leur fait honneur, les archives dont ils ont la garde, les érudits ont pu faire une ample moisson de matériaux, qui ont permis de rectifier, déjà sur bien des points, l'histoire traditionnelle ;

l'histoire du seizième siècle [1], notamment, en a été presque entièrement renouvelée.

Dans ces dernières années, une plus grande impulsion a été donnée à ces recherches et des découvertes du plus haut intérêt en sont résultées : il nous suffira de citer les études entreprises dans cet ordre d'idées par le regretté Armand Baschet, en France, et par M. Casimir Waliszewski, en Russie, ce dernier à l'instigation de la *Société impériale d'histoire*, dont les travaux sont justement estimés.

Plus récemment, en 1883, sur la proposition du Comité des missions et du Comité des travaux historiques, un professeur d'histoire à l'Université de Lille, M. Jules Flammermont, décédé depuis, était chargé de faire un choix de copies ou d'extraits, dans les collections des principaux dépôts d'archives diplomatiques de l'Europe : c'est ainsi qu'il visita successivement les dépôts de Berlin, de Vienne, de Londres, de Lisbonne, etc.

M. Flammermont s'est attaché plus spécialement à relever, au cours de sa mission, les documents se rapportant à la période qui s'étend des dernières années du règne de Louis XV à la chute de la monarchie française, période entre toutes

---

[1] V. dans la collection des *Documents inédits*, les *Relations des ambassadeurs vénitiens sur les affaires de France au xvi⁰ siècle*, 2 vol. in-4⁰; A. BASCHET, *Les Princes de l'Europe au xvi⁰ siècle*, etc.

attachante, puisqu'elle a immédiatement précédé la tourmente révolutionnaire.

Les agents étrangers alors accrédités à la Cour de France étaient, pour la plupart, des hommes de valeur, « de véritables hommes d'État, capables de juger sainement les événements qui se passaient sous leurs yeux et d'en rechercher avec succès les causes et les conséquences [1] ».

Pour arriver à leurs fins, ces diplomates mettaient tout en œuvre. Admis le plus souvent dans l'intimité des ministres, ils savaient profiter de cette situation privilégiée, pour renseigner leurs gouvernements sur les secrets les plus importants, qu'un hasard heureux les avait mis à même de connaître.

Ce serait une erreur de croire que les représentants des grands États fussent les plus favorisés. L'envoyé de Frédéric II, ce tout-puissant monarque, dont le règne a brillé d'un si vif éclat à la fin du dix-huitième siècle, ne jouait à la Cour de Versailles qu'un rôle effacé : le colonel baron de Goltz, bien que recevant les confidences du ministre Maurepas, était à coup sûr moins bien traité que tel autre envoyé d'une puissance secondaire, la Sardaigne ou la Saxe, par exemple. Cela tenait, sans doute, à ce que ce diplomate était,

[1] FLAMMERMONT, *Les Correspondances des agents diplomatiques étrangers en France*, p. XVIII.

selon la pittoresque expression de son souverain un *panier percé*, un besoigneux criblé de dettes, vivant d'expédients, dépourvu de tout scrupule ; mais comme il possédait une imagination qui lui permettait de suppléer à l'insuffisance de ses moyens d'information, son souverain lui maintenait sa confiance.

Avant de prendre connaissance des rapports de cet agent diplomatique, il nous a paru qu'il était indispensable de le bien connaître, pour juger de la valeur de ses révélations.

C'est au mois d'août 1768, que Frédéric II avait nommé le colonel baron de Goltz à l'ambassade de Paris. Le 1er février suivant, le nouveau diplomate prenait possession de son poste.

Sa première mission en France fut de courte durée. Le 1er janvier 1770, il rentrait à Berlin ; il ne retournait à Paris que le 29 mai 1772. Sa disgrâce, toute déguisée qu'elle fût, avait duré un peu plus de deux ans.

On s'est montré, en général, assez sévère pour ce qu'on a appelé « les bavardages et les rapsodies » du baron de Goltz. On est allé jusqu'à prétendre que ses relations sont pleines « d'hypothèses vagues, de conjectures hasardées, de récits de conversations inventés de toutes pièces ». Dans cette correspondance, tout n'est pas, cependant, à rejeter, tant s'en faut : n'a-t-on pas vu un des plus illustres parmi les historiens allemands, M. de Sybel, louer publiquement les rapports de celui qu'il nomme « un observateur pénétrant, impartial et méritant toute créance » ? Nous nous en tiendrons à cette appréciation, indulgente peut-être, mais d'apparence équitable.

Nous ne relèverons, dans la correspondance de M. de Goltz, que ce qui a trait à l'incident de la vie de Louis XVI que nous venons de conter, notant seulement les différences qui seraient en contradiction dans la forme, sinon dans le fond, avec le récit que nous avons antérieurement publié.

Le 16 décembre 1776, le roi Frédéric mandait à son ambassadeur, au sujet des rapports entre Louis XVI et Marie-Antoinette :

Quant à l'intérieur de la Cour où vous êtes, il m'en est revenu des scènes qui indiquaient un refroidissement complet entre le Roi et la Reine.

A quoi le baron de Goltz répondait, en termes non équivoques :

Le grand obstacle à cette parfaite union est l'opposition de goûts et caractères des deux époux. Le Roi est tranquille, assez passif, aimant la solitude de son cabinet, qu'il ne quitte sans peine que pour la chasse. Son épouse est, comme le porte son âge, qui est pourtant celui du Roi, infiniment vive, aimant la rapidité des plaisirs et leur diversité. Il me paraît qu'il ne sera pas aisé à l'Empereur de lever ledit obstacle... Cette incompatibilité de goûts, quoique sans doute le plus grand obstacle à l'intimité, ne peut guère faire une cause de brouillerie entre LL. MM., parce que, d'un côté, S. M. T. C., fort indifférente sur ce que la Reine devient dans ses amusements, ne lui en parle presque jamais que pour la badiner ; la Reine, d'un autre côté, et depuis les derniers temps surtout, ne manque pas d'avoir le maintien le plus soumis vis-à-vis du Roi.

A vue de pays, les choses resteront encore longtemps dans cette position ; mais, malgré les soins du comte de Maurepas de les conserver ainsi, deux causes pourraient les changer à ce qu'il me semble. La première, *que S. M. T. C. se fît faire l'opération*, qui pourrait devenir avantageuse ou contraire à la Reine, selon que d'autres femmes ou non feraient effet sur ce monarque.

Sur la nature de l'*opération*[1], nous avons donné,

[1] « Après l'inoculation, les chirurgiens feront au Roi, dit-on, l'opération de couper un filet qu'il a..., et qui lui empêcherait de faire des enfans qu'avec beaucoup de peine et de douleur. » *Chronique indiscrète sur le règne de Louis XVI*, publiée par l'abbé Baudeau (*Revue rétrospective*, t. III, 1re série, 270).

« ... *Jeudi, 14 juillet.* — On se préparait à faire au Roi une petite opération d'où résulterait l'impossibilité physique d'avoir des enfans. *La nature elle-même a fait cette opération.* Peut-être en résultera-t-il quelque bon effet. » *Revue rétrospective*, loc.

dans le chapitre qui précède, les détails les plus circonstanciés ; nous n'y insisterons pas.

Pour en revenir à notre diplomate, le 20 mars 1777, Frédéric II écrivait au baron de Goltz :

... Si le ministère pouvait donner quelque goût au Roi pour des maîtresses [1], ce serait un sûr moyen de tenir la Reine à l'écart et de lui barrer pour toujours le chemin de s'emparer des rênes du gouvernement. Je m'étonne même qu'on n'ait pas déjà pensé à cette voie dans un royaume où le goût des maîtresses a été de tout temps dominant dans les souverains. Peut-être la délicatesse de la constitution du Roi d'à présent ne permet-elle pas d'avoir recours à un tel moyen ; mais des personnes nouvellement arrivées de France ne lui attribuent pas une constitution aussi faible. Bien au contraire, elles lui donnent tant d'embonpoint, qu'on ne saurait soupçonner qu'il ne fût assez robuste pour imiter ses ancêtres à cet égard.

Il faut rendre cette justice au baron de Goltz,

cit., 284. Nous appelons l'attention sur la phrase que nous avons soulignée. L'opération n'aurait donc pas été pratiquée. Au moins le bruit en courut-il, puisque les contemporains en mentionnent l'écho. La lettre publiée dans le chapitre précédent, et où il est dit que la nature opéra elle-même, donnerait créance à ces bruits.

[1] « On médite le projet d'induire le roi au libertinage, écrit Mercy à l'impératrice, le 16 avril 1777 ; ces horribles tentatives n'ont produit aucun effet. »

qu'il ne se laisse pas aller à calomnier la Reine pour donner satisfaction à son souverain. Il rend, au contraire, hommage à la vertu de Marie-Antoinette, qu'il ne trouve à reprendre que sur « sa vive passion pour les plaisirs et leur diversité ».

Quant à la frigidité de Louis XVI, il l'explique par la raison que nous avons dite : à savoir qu'elle n'était imputable qu'à un défaut d'organisation physique.

... Le peu d'intérêt que prend jusqu'à présent S.M.T.C. soit pour son épouse, soit pour toutes les femmes en général, est sans doute l'effet *d'un défaut d'organe intérieur*, très aisé à corriger de l'aveu des médecins, mais à quoi ce prince s'est refusé, soit par crainte de fâcheuses suites de l'opération, soit parce que son tempérament ne l'excite pas. Quant à sa constitution, elle est très forte ; il prend de l'embonpoint, mais surtout supporte les fatigues à pied et à cheval mieux que personne. Si ce prince prenait le goût des femmes, peut-être serait-ce une question assez difficile à décider pour le ministère, s'il conviendrait ou non de lui donner des maîtresses.

Sur ces entrefaites, le frère de Marie-Antoinette l'empereur Joseph II, venait à Paris, avec l'intention d'y faire un séjour de quelque durée. Nous avons vu qu'il exprima à Louis XVI toute sa surprise qu'il n'eût pas encore donné un héritier au trône : le cas n'était pas au-dessus des ressources de l'art, et l'Empereur engageait son beau-frère à subir l'opération que la Faculté reconnaissait nécessaire. Nous avons dit, dans notre premier récit, que le roi s'était rendu aux instances de Joseph II, et que l'opération avait réussi à merveille. S'il faut s'en rapporter au baron de Goltz, les choses ne se seraient pas passées tout à fait de la sorte.

... Il ne serait pas impossible, écrivait le diplomate à Frédéric II, dans une dépêche en date du 7 septembre 1777, il ne serait pas impossible que la Reine devînt grosse. La petite difficulté, qui s'y opposait dans le Roi, *est levée d'elle-même, sans aucune opération...*

Le baron de Goltz tenait sans doute de son collègue, l'ambassadeur d'Espagne, cette information, sur la modification survenue dans le « régime matrimonial » de Louis XVI et Marie-Antoinette, car l'ambassadeur d'Espagne, ainsi que nous l'allons voir, communiquait, dans le même temps, à son souverain, aux termes près, le même renseignement.

Le comte d'Aranda, le « Choiseul espagnol » comme on l'a nommé, dès son arrivée dans la capitale, le 8 septembre 1773, avait mené grand train, éblouissant les Parisiens par son luxe fastueux. Fier comme un grand d'Espagne, il se montra toujours froid et réservé à l'égard de ses collègues du corps diplomatique, à l'exception du baron de Goltz, avec qui il s'était lié d'une étroite amitié.

Il recevait chez lui bonne et nombreuse compagnie, et sa maison, montée sur le plus grand pied, était très hospitalière. Régulièrement, il allait, au moins une fois par jour, aux nouvelles, soit au jardin des Tuileries, soit à la terrasse des Feuillants, où avaient coutume de se réunir les « reporters » de l'époque, pour lesquels notre ambassadeur se montrait plein de prévenances. Le comte d'Aranda fut ainsi à même de connaître bien des secrets, de pénétrer bien des mystères.

C'est notamment sur les relations conjugales de Louis XVI et de Marie-Antoinette que ce diplomate paraît avoir reçu des confidences. Les détails qu'il transmet à son gouvernement sur ce point délicat sont d'une telle précision, qu'on les croirait émaner d'un des médecins ou chirurgiens appelés à examiner le « cas physiologique » du roi.

Dans l'instruction qui avait été remise au comte d'Aranda à son départ d'Espagne, un paragraphe était spécialement consacré à ce que, dans les chancelleries, on désignait sous cet euphémisme très... diplomatique : *l'état matrimonial* du Dauphin et de la Dauphine.

La famille royale de France, pensait-on dans les chancelleries, était menacée d'un malheur qui, s'il arrivait, pouvait avoir les plus graves conséquences. Le Dauphin et le comte de Provence devaient être atteints d'une certaine faiblesse ou empêchement, pour n'avoir pu remplir le devoir conjugal, bien qu'ils fussent mariés depuis deux ou trois ans. Encore pouvait-on espérer qu'en avançant en âge, leur constitution s'affermirait.

Quant au comte d'Artois, dont le mariage avec une comtesse de Piémont allait se célébrer, on exprimait le vœu qu'il se montrât plus robuste et plus heureux que ses aînés. Si ces espérances ne se réalisaient pas, il en pouvait résulter, pour la France, une situation critique, digne de toute l'attention de l'Espagne, en raison du voisinage, de la parenté et des intérêts politiques. Aussi était-il de toute importance que l'ambassadeur fût toujours bien instruit, pour en informer son maître, de tout ce qui concernait l'accomplissement du devoir conjugal, chez les princes de la Maison de France.

Dès le mois de novembre 1773, le comte d'Aranda, dans une longue dépêche adressée à son souverain, commençait à s'acquitter de sa mission. Il annonçait au Roi d'Espagne que le comte d'Artois s'était, les trois premières nuits qui avaient suivi son mariage, vaillamment comporté ; quant au Dauphin et à la Dauphine, on doutait de la consommation du mariage.

Ceux qui étaient d'un avis opposé, s'appuyaient sur ce que, depuis quelque temps, le Dauphin semblait manifester plus de tendresse pour la Dauphine, mais aurait-on négligé de publier un acte aussi important, s'il s'était réalisé [1] ?

Dans une autre lettre, du 5 août 1774, le comte d'Aranda constatait que la taille du roi devenait de plus en plus régulière, qu'il se tenait mieux, que sa santé était bonne et que son corps était bien

---

[1] Le texte est autrement... suggestif. Il a été publié, pour la première fois, en espagnol, dans l'ouvrage de Flammermont devenu rare. Nous le reproduisons ci-après :

« La consumacion de su matrimonio aun se duda... Suponese que en la ropa de ambos principes hai manchas que manifiestan el acto, pero no falta quienes las atribuyen a expulsion exterior del Delphin, sin acabar de penetrar, no por debilidad, sino por mortificarle algun dolorcillo en la punta al insistir su introduccion. Apoyase la completa operacion, en que de tiempo a esta parte manifiesta mas apego a la Delphina ; pero el astar en duda un asunto tan interessante que se huviera publicado con aplauso, puede inclinar mas bien a que no se ha conseguido aun el fin principal. » Ce texte a été traduit ainsi par un Espagnol de nos amis, M. Arturo Vinardell :

« On doute de la consommation du mariage... On suppose que, dans le linge des deux princes, il y a des taches qui sont la preuve manifeste de l'acte ; mais il ne manque pas de gens pour les attribuer à l'émission extérieure (éjaculation ?) du Dauphin, sans qu'il ait achevé de pénétrer, non par faiblesse, mais parce qu'il a éprouvé une légère douleur quand il a in-

formé et musclé, comme on pouvait le voir à son lever, lorsqu'on lui passait sa chemise.

Cependant il n'y avait rien de changé dans son « état matrimonial » ; et les hypothèses d'aller leur train !

L'ambassadeur espagnol ne recule point devant l'expression hardie, voire inconvenante [1].

sisté pour l'introduction. On se base, pour assurer que l'acte complet a été réalisé, sur ce que, depuis quelque temps, il (le Dauphin) manifeste plus de tendresse pour la Dauphine. Mais on conserve des doutes sur ce point intéressant, parce que, si l'acte eût été réalisé, on l'aurait publié avec joie (c'est parce qu'on ne l'a pas fait) qu'on incline plutôt à penser que le but principal n'a pas été atteint. »

[1] Voici le texte de la dépêche du comte d'Aranda (ID., *ibid.*, p. 476, n. 2) :

« Quien dice que el frenillo sujeta tanto el prepucio que no cede a la introduccion y causa un dolor vivo en el, por el qual se retrahe S. M. del impulso que conviniera. Quien supone que el dicho prepucio esta tan cerrado que no puede explayarse para la dilatacion de la punta o cabeza de la parte, en virtud de lo que no llegua la ereccion al punto de elasticidad necessaria.

« Si fuera lo primero, a muchos ha sucedido lo mismo y aun acaece regularmente en los primeros ensayos ; pero como suelen estar con mejores ganas de las que tendra S. M. por su temperamento o inocencia, con el acaloramiento, un quejido y una buena resolucion se rasga et frenillo del todo o lo que basta para la continuacion del uso, que insensiblemente despues deja corriente el acto ; pero quando son timidos, entra el cirujano con una pequeña incision y liberta del inconveniente.

« Si fuera lo segundo, seria operacion mas dolorosa y grave

Dans une dépêche du 27 septembre 1777, le comte d'Aranda annonçait enfin avec une satisfaction non contenue, que le roi avait consommé son mariage, le 25 août précédent. La Reine était en état de grossesse[1], d'après des signes physiologiques évidents, et l'ambassadeur ajoutait :

en su edad, por que exige una especie de circuncision, pues sino se redondease el corte de los labios, quedarind imposibilitando el uso. ». Nous donnons ci-après la traduction :

« Les uns disent que le frein comprime tellement le prépuce qu'il ne se relâche pas au moment de l'introduction et lui cause une douleur vive qui oblige S. M. à modérer l'impulsion nécessaire pour l'accomplissement de l'acte. D'autres supposent que ledit prépuce est si adhérent, qu'il ne peut se relâcher assez pour permettre la sortie de l'extrémité pénienne, ce qui empêche l'érection complète de se produire.

« S'il s'agit du premier cas, pareille chose est arrivée à beaucoup de personnes et arrive encore régulièrement au moment des premiers essais ; mais comme ces personnes-là ont un meilleur appétit charnel que S. M., à cause de son tempérament ou de son inexpérience, avec l'entraînement de la passion, un gémissement (*quejido*) et de la bonne volonté, le frein se rompt en entier, du moins suffisamment pour continuer à s'en servir ; ce qui, peu à peu, régularise complètement l'acte. Mais quand les sujets sont timides, le chirurgien intervient par une petite incision et vous délivre de l'obstacle.

« Si on avait affaire au second cas, on aurait recours à une opération plus douloureuse et plus grave à son âge, puisqu'elle exige une sorte de circoncision ; car si on n'arrondissait pas les lèvres de l'incision, l'acte resterait impossible. »

[1] FLAMMERMONT, *op. cit.*, 477, note 2, pour le texte espagnol, dont voici la traduction :

« Dans le n° 1118 (29 août 1777) et en chiffre, j'ai dit à V. Excellence qu'on supposait la reine en état de grossesse ;

Un tel événement étant intéressant et public, j'ai eu occasion d'en parler avec MM. Maurepas et Vergennes, séparément avec chacun d'eux, et tous deux m'ont confirmé les mêmes circonstances. De plus, il est certain que le Roi l'a raconté à l'une de ses tantes, lui disant avec beaucoup de franchise qu'il aimait beaucoup le plaisir, et qu'il regrettait de l'avoir ignoré pendant tant de temps. S. M. est beaucoup plus gaie qu'auparavant et la Reine a souvent les yeux plus battus que jamais on ne l'avait encore observé...

Fait digne de remarque, l'ambassadeur espagnol se garde d'accueillir sans contrôle les médisances dont ses collègues, les agents de la Prusse et du Piémont, se font les échos complaisants.

L'ambassadeur du Piémont, le comte Viry, avait été accueilli par la société de Versailles et de Paris avec une faveur marquée. On lui accordait

cette opinion a eu cours parmi les personnes qui approchent du plus près les souverains et elle ne laisse pas d'être fondée, parce que, en vérité, il y a eu un retard de huit jours ; mais maintenant je vais expliquer avec plus de clarté ce que j'ai su ultérieurement et qui passe pour constant. C'est que, quelques jours avant le retard mentionné, le roi avait consommé entièrement son mariage, ce dont, pendant sept ans, le roi, lui-même, avait fortement douté ; car bien qu'on tînt pour certain que la voie était ouverte, on attribuait l'imperfection de l'accomplissement de l'acte à une sensation ou à une douleur au moment de la meilleure disposition du Roi, qui l'obligeait à se retirer, et par conséquent à ne jamais obtenir l'émission du liquide fécondant dans l'endroit où il devait se rendre. »

généralement de l'esprit et du talent. On rendait justice à sa prudence et à sa modestie. On trouvait qu'il joignait à un extérieur poli et réservé beaucoup de douceur et d'aménité dans le caractère et d'aimables qualités. Avec tout ce bagage, il ne pouvait que plaire et il plut aux femmes, dont le jugement a toujours été dans notre pays, et plus encore au siècle galant qu'au nôtre, un jugement souverain et sans appel.

Tandis que Mme de Viry fréquentait chez la Du Barry, l'ambassadeur allait s'approvisionner de nouvelles chez la comtesse de Provence, qui lui fournissait des renseignements de première main.

Ce n'est pas que ces renseignements ne fussent suspects : la comtesse de Provence n'aimait guère sa belle-sœur, et elle ne se faisait pas faute de gloser sur son compte. Le comte de Viry, qui ne traduisait pas toujours sa pensée sans la travestir, ne craignait pas d'accuser l'inconséquence et la légèreté de la Reine, qui, disait-il, prenait toujours plus de goût pour la société des jeunes gens et menait une vie de dissipation et de plaisir[1].

L'ambassadeur piémontais ne pouvait manquer de parler, à son tour, « de la détermination qu'avait prise le Roi de subir la fameuse opération,

---

[1] Lettre au marquis d'Aigueblanche, du 23 octobre 1775.

que l'on assure qui lui est nécessaire pour qu'il puisse cohabiter avec la Reine [1] ». L'on prétend, ajoutait-il, que « cette opération aura lieu la semaine prochaine ou, tout au plus tard, après le retour de la Cour à Versailles », lequel doit s'effectuer le 16 novembre.

Mais, dans l'espace de deux à trois semaines, les dispositions sont complètement changées : il n'est plus question d'opération et l'on assure que le Roi pourra s'en passer : c'est l'opinion qu'exprimait, à la même date, l'envoyé du roi de Prusse, le colonel baron de Goltz.

Viry écrit alors à son correspondant habituel, le marquis d'Aigueblanche, le 13 novembre (1775):

J'ai été assuré par deux personnes, qui peuvent être bien instruites, et qui m'ont souvent donné de bonnes notions que la fameuse opération dont il avait été question pour la personne du Roi et que la Reine et ses partisans ont si fort à cœur qu'il subisse, n'aura pas lieu, soit par répugnance que ce prince continue à témoigner de s'y soumettre, soit par la crainte qu'ont les médecins de la Cour, qui ne sont pas d'accord entre eux, que cette opération soit dangereuse par elle-même.

Une semaine plus tard, la situation n'avait pas sensiblement changé.

[1] Lettre au même, du 30 octobre 1775.

Le parti de Mme de Guéménée fait courir de nouveau
des bruits sur la résolution qu'aurait prise le Roi de subir
dans le courant de l'hiver la fameuse opération en question. Les personnes les plus sages de la Cour démêlent
d'autant plus faiblement leurs vues en cela relativement
à la Reine, que l'on assure de bonne part que ce prince
courrait du danger en s'exposant à la subir et que c'est
cette idée qui l'en empêche[1].

Toujours attentif à ce qui se passe autour de
lui, le comte de Viry note avec soin tout ce qu'il
peut recueillir sur les relations de la Reine, sur
les faveurs dont jouissent auprès d'elle le baron
de Besenval et le duc de Coigny, qui ont leurs
entrées à certaines heures dans l'appartement de
cette princesse ; ce qui fait jaser la Cour autant
que la Ville.

Le comte de Viry avait montré trop de franchise, pour ne pas en être tôt ou tard la victime.
Par une lettre en date du 14 juin 1777, le roi de
Sardaigne rappelait brusquement et sèchement son
ambassadeur, désignant en même temps son successeur, le comte de Scarnafis.

Le nouvel ambassadeur était, à entendre les uns,
un homme dangereux et intrigant, sans religion
et sans mœurs ; d'autres le tenaient pour un homme

[1] Lettre au marquis d'Aigueblanche, du 20 novembre 1775.

du monde, sachant se rendre agréable en société, mais que les scrupules ne gênaient pas.

A l'exemple de Viry, Scarnafis croit de son devoir de se tenir au courant de tout ce qui touche « l'état matrimonial » du Roi et de la Reine de France.

A ce moment, on ne parle plus de l'opération, reconnue désormais inutile, et le bruit commence à courir que Marie-Antoinette pourrait bien être enceinte. Comme de pareils bruits ont couru autrefois, l'ambassadeur se montre défiant et réserve son appréciation. Il croit toutefois que Louis XVI a surmonté les obstacles que la nature avait paru mettre à la consommation de son mariage; car ses valets de chambre disent que, depuis quelque temps, lorsqu'il se met au lit avec la Reine, l'empressement qu'Il a pour Elle les oblige à se retirer plus promptement qu'ils ne faisaient[1].

Il n'ose, cependant, encore rien affirmer, ainsi que l'atteste cette lettre, écrite par Scarnafis au roi de Sardaigne, le 3 novembre (1777).

Au commencement de mon arrivée ici, j'ai mis M. le comte du Perron en état d'informer V. M. du bruit qui courait sur la nouvelle manière d'être du Roi T. C. avec la Reine, son épouse, dont, selon que V. M. l'aura appris

---

[1] Le comte de Scarnafis au comte du Perron, 21 octobre 1777.

d'ailleurs, cette princesse s'était empressée de faire part à sa famille.

Cependant il me paraît que, si cela était aussi réel qu'on l'a prétendu d'abord, on aurait dû remarquer entre eux, vu surtout l'âge où ils sont, un empressement ou démonstration de tendresse plus marqué que par le passé, ou bien qu'à l'exception de quelques rapports des valets de chambre du Roi, qui sont bien aises de soutenir ce bruit, il n'est pas possible de s'apercevoir du moindre changement; et même, quoique le Roi se couche régulièrement un peu après les onze heures, la Reine va trois, quatre fois la semaine, jouer dans les maisons particulières jusqu'à deux heures ou deux heures et demie après minuit..

Quelques jours après, Louis XVI et Marie-Antoinette se rendaient à Fontainebleau. Aussitôt l'ambassadeur de mander à son souverain :

J'aurai l'honneur de dire à V. M. avec certitude que le roi, pendant tout le voyage de Fontainebleau, n'a pas couché plus de trois fois avec la Reine et qu'un soir qu'il était allé à son appartement pour coucher avec elle, en ayant trouvé la porte fermée, il n'a pas insisté pour la faire ouvrir et s'en est retourné dans sa chambre sans qu'on ait remarqué que cela lui ait causé la moindre humeur.

Je sais en outre que, par des détails dans lesquels ce prince est entré avec Mme Victoire, en qui il a beaucoup confiance, on peut juger qu'Il est encore neuf sur la manière d'être d'un homme avec sa femme[1].

La Reine, néanmoins, se croit grosse et en fait part à toute la famille royale ; mais le public n'y ajoute pas encore beaucoup de foi[2].

Quant au Roi, sa véritable « manière d'être » avec la Reine est encore une énigme, même pour les personnes qui ont le plus grand intérêt à savoir à quoi s'en tenir[3].

L'ambassadeur était, sur ce dernier point, mal informé : la reine Marie-Antoinette avait, en effet, après bien des émotions et des péripéties, l'espoir de donner enfin un héritier au trône de France.

[1] Lettre au Roi, le 20 décembre 1777.
[2] Lettre au comte du Perron, le 18 avril 1778.
[3] Lettre au Roi, 27 avril 1778.

LA PREMIÈRE GROSSESSE DE MARIE-ANTOINETTE

En venant au monde, Marie-Antoinette présentait déjà les attributs de la souveraine : la distinction, la grâce, la beauté, toutes les qualités natives, elle les possédait à un degré de perfection tel, qu'il semblait qu'une fée eût veillé sur son berceau.

En grandissant, ses charmes se développèrent, son air de majesté s'affirma. On pouvait pressentir qu'un manteau royal serait seul digne de voiler ces épaules triomphantes.

Par quelle ironie cruelle cette créature radieuse de beauté[1] allait-elle être accouplée au mari le plus

1 Plusieurs contemporains nous ont décrit l'ensemble de sa personne. La Reine n'était pas très grande, mais elle était très bien faite ; ses bras, ses mains, ses pieds étaient potelés et bien tournés ; avec l'âge, sa poitrine devint plus forte ; son teint était éblouissant ; elle avait des yeux bleus, charmants et pleins d'expression ; son front était très haut et rappelait celui

étranger à toutes les délicatesses, le plus prompt
à toutes les gaucheries ? N'était-ce pas l'alliance la
plus disparate qui se pût rêver : la jeunesse fri-
vole, débordante de vie, unie à l'entêtement froid,
obstiné, calculateur. Que pouvait-on augurer d'un
règne qui s'annonçait sous de si fâcheux auspices ?

Encore l'amour eût-il été de la partie ? C'était,
hélas ! le sport le moins favori de ce roi, pour qui
tous les sports étaient jouissance.

Nous venons de dire que, pendant les huit premières années de son mariage, Louis XVI ne fut
pour sa femme rien de plus qu'un camarade importun. Nous avons conté dans tous ses détails, et
sans les sous-entendus qui, dans la plupart des
récits, la défigurent, l'histoire des infortunes conjugales du plus débonnaire de nos rois. Ce sera
presque une réhabilitation de faire le portrait du
père, après avoir silhouetté celui de l'époux.

Aurait-on voulu plaider les circonstances atténuantes en faveur de Marie-Antoinette, on n'eût
pas trouvé de plus solide argument que son infécondité. Cette femme, parée de toutes les séduc-

de son père. D'après Mme Lebrun, elle était la femme de
France qui marchait le mieux ; on l'admirait quelquefois s'en
allant seule de Versailles à Trianon, une baguette à la main,
n'ayant pour suite qu'une dame et un valet de pied (*Modes et
Usages au temps de Marie-Antoinette*, par le comte DE REISET
t. I, 3.)

tions, à qui allaient tous les hommages, ne se consolait pas de ne pouvoir épancher au dehors les trésors d'affection qu'elle recélait.

La reine espérait un Dauphin, la mère appelait un fils. Et c'était dans le silence qu'elle devait dévorer le chagrin qui la minait, elle, la seule à la Cour qui n'eût pas la douce satisfaction de presser un fils sur son sein. Comment ne pas voir dans cet incessant tourment le mobile de tant d'imprudences, de tant de légèretés ? Son désespoir n'est-il pas tout entier dans ce cri, qu'elle laisse échapper dans une de ses lettres, au moment où vient d'accoucher une princesse de sang royal : «J'ai caché mes larmes pour ne pas troubler leur joie?»

Elle le désirait de tous ses vœux ce rejeton, qui s'obstinait à ne pas naître. Déjà, en 1776, à la fin de juin, le bruit courait que la reine était grosse. Fausse alerte, que la réalité ne tardait point à dissiper! Trois jours plus tard, la nouvelle était démentie. En réalité, elle était enceinte et elle s'était blessée, en levant un store de sa voiture ; mais cette fausse couche, puisqu'il faut l'appeler par son nom, avait été tenue rigoureusement secrète.

A l'automne de l'année suivante, les espérances de grossesse se sont évanouies ; les archiâtres du jeune monarque ont déclaré que rien ne s'oppose désormais à la consommation d'un acte si longtemps retardé.

Le roi est devenu homme ! Le 7 octobre, Sa Majesté annonce à ses courtisans qu'elle se rend à Fontainebleau et qu'elle a bon espoir que la grossesse de la reine se confirmera. D'autre part, le 17 janvier 1778, Mercy-Argenteau écrivait à Marie-Thérèse : « La reine continue à se conduire très bien avec le roi, qui, de son côté, *persiste à vivre maritalement, dans le sens le plus exact et le plus réel* [1]. »

Dès le 15 avril, on dit ouvertement à la Cour que la reine est enceinte.

La nouvelle ne tarde pas à s'en répandre au dehors. Le roi ne se tient pas d'aise et son épouse dit plaisamment : « J'ai tant de désir que cela soit, que je prends pour des maux de cœur jusqu'aux idées qui me passent par la tête. » Elle est, tout de même, convaincue de son état de grossesse, car elle fait part à sa mère « qu'elle a vomi, ce qui augmente ses espérances ».

Les médecins ne s'y sont pas trompés. On les voit, dès le mois de mars, exiger que la princesse se soumette aux plus menues précautions, qu'elle ne sorte plus en voiture, la moindre imprudence pouvant tout compromettre. Comme Marie-Antoinette parle de dépêcher un courrier à Vienne, pour annoncer l'heureuse nouvelle, Lassone con-

[1] *Correspondance de Mercy-Argenteau et de Marie-Thérèse.*

seille d'attendre quelques jours encore, au moins
vingt jours ; à cette époque, il se prononcera en
toute connaissance de cause.

La reine s'est trompée dans un premier calcul.
Le retard ne devait être compté que depuis le 1er ou
le 2, ou même le 3 du mois, la révolution précédente ayant eu lieu le 3 du mois de mars. « Jusqu'à ce que le terme de la seconde révolution
soit passé, on ne pourra que rester entre la crainte
et l'espérance [1]. » On ne saurait, d'ailleurs, être
trop circonspect. « Il faut treize semaines com-
plètes, surtout à une première grossesse, pour
être sûre », écrit à sa fille Marie-Thérèse, toujours en éveil.

On se montre plus confiant dans l'entourage de
la reine. M. de Lassone, son premier médecin,
offre de parier 1.000 louis que la souveraine est
véritablement enceinte : il n'est personne d'assez
osé pour tenter de gagner le pari.

Le 5 mai, Mercy envoie un exprès à Marie-Thérèse. Adieu les escapades, les nuits au bal et les folles
équipées ! La jeune mère a conscience de son nouveau rôle. Son temps se passe à causer, à écouter
un peu de musique, à faire de courtes promenades ;
à peine lui permet-on, pendant de courts instants,
de s'asseoir, comme jadis, à un table de jeu. Mercy

____

[1] *Correspondance*, loc. cit.

en marque tout son contentement, dans sa correspondance confidentielle.

Marie-Thérèse envoie à son ambassadeur ce billet pour être communiqué à Lassone:

Ayant plus d'une preuve des sentiments et du zèle du sieur Lassone, il est juste que je témoigne toute la confiance que j'ai en lui dans l'état actuel où se trouve ma fille. Je me repose sur ses soins et je m'en promets le meilleur effet, dont je lui aurai bien du gré.

Une magnifique boîte, émaillée en vert, toute garnie de diamants, était jointe au billet.

Sur la demande de Mercy, elle faisait envoyer en même temps à Lassone un beau lot de minéraux de Hongrie, que le premier médecin avait manifesté le désir d'avoir, pour enrichir sa collection d'histoire naturelle.

Cependant, Marie-Antoinette écrit à sa mère, qu'elle se porte à merveille, à part quelques étouffements. Lassone l'a autorisée à se promener en voiture, pourvu que le carrosse marche lentement et sans secousses. Elle arrive au troisième mois, et se désespère de grossir démesurément des hanches.

Elle a pris pour accoucheur Vermond, un frère de son lecteur, l'abbé de Vermond[1]. Elle a été si

---

[1] L'accoucheur Vermond reçut une bague de diamants et une boîte émaillée, achetée à Paris 600 florins.

longtemps sans se flatter du bonheur de jamais être grosse, qu'il y a des moments où elle croit que tout cela n'est qu'un songe ; mais ce songe se prolonge et elle croit bien qu'il n'y a plus de doute à conserver.

On remarque un heureux effet du nouvel état de la reine. Elle « paraît se plaire avec son époux, le rechercher, s'amuser avec lui, et lui fait des caresses auxquelles ce prince répond de manière à exciter encore plus cette tendre intelligence[1] ».

Le 18 mai, Sa Majesté se promène une heure à pied ; le reste du temps, elle est assise dans son cabinet, où elle s'occupe à quelques petits travaux d'aiguille.

Trois jours plus tard, sur l'ordre de la reine, on faisait sortir des prisons de Paris nombre de pauvres pères, détenus faute de paiement des mois de nourrice de leurs enfants. A cette occasion, Marie-Antoinette laissait entendre ces belles paroles : « Si le Ciel me fait la grâce d'accoucher heureusement, je ferai en sorte qu'il n'y ait plus de ces malheureux. »

Quelques jours plus tard, la reine dit à son premier médecin : « Puisque Dieu, à ce qu'il paraît, m'accorde la grâce que j'ai tant désirée, je veux désormais vivre tout autrement que je n'ai fait. Je

---

[1] *Correspondance*, loc. cit., t. I, 166.

veux vivre en mère, nourrir mon enfant et me consacrer à son éducation. »

Le roi a consenti à ce que la reine nourrisse, si elle accouche d'un Dauphin ; mais, s'il survient une fille, on verra.

Le choix de Vermond comme accoucheur, de préférence aux Levret, Andouillet et Milot, accoucheurs de Paris et de la Cour, n'est pas sans soulever des protestations. Le roi a désapprouvé ce choix, mais il s'est borné à dire : « Je ne veux pas voir cet homme-là. »

La reine soutient son accoucheur envers et contre tous. On avait d'abord songé à prendre Levret pour accoucheur, « l'homme de la plus grande et de la meilleure réputation de ce genre ». Le roi l'avait en estime particulière et n'avait pas caché pour lui ses préférences. Mais l'entourage de la reine est hostile au célèbre accoucheur.

On représente que Levret étant déjà l'accoucheur de la comtesse d'Artois, les deux princesses pourraient avoir besoin de ses offices à la même époque, ce qui ne manquerait pas de causer un grave embarras. Force serait de le remplacer au pied levé par un inconnu, ce dont tout le monde se plaindrait. La raison d'État, ajoutait-on, s'opposait à ce que « la même main travaillât aux deux opérations ». Enfin, motif capital, la reine, jeune encore, était destinée à mettre au monde une foule d'héritiers

et serait tôt ou tard forcée de se passer des services de Levret, trop vieux pour pouvoir exercer
longtemps. Pour toutes ces raisons, fut choisi
Vermond, accoucheur brillant, dont on ne contes-
tait pas le mérite, mais qui n'avait, à en juger par
les propos qu'on lui prêtait, ni la tenue, ni le langage des Cours.

La reine s'était obstinée à le désigner, encou-
ragée dans sa résistance par sa mère, qui ne cessait de lui faire toutes sortes de recommandations
utiles pour sa santé ; saisissant tous les pré-
textes pour rendre hommage à Lassone, engageant
sa fille à « se soumettre aveuglément à ses prescriptions, » une malade devant « suivre, avant tout,
les ordonnances de son médecin ».

Puis, c'étaient des conseils que lui suggéraient
son expérience et sa sollicitude maternelle, sur les
soins à donner à l'enfant qui allait naître. La première année, il ne faut pas « serrer les enfants
dans leurs langes, ne pas les tenir trop chauds, ne
pas les surcharger de bouillies ou de mangeailles,
leur donner une bonne et saine nourriture, ce qui
est sujet à caution à Paris... Les gens de campagne, c'est à peu près la même chose, vu la corruption des mœurs ».

Le 4 août, la grossesse était officiellement décla-
rée à la Cour. La reine était au quatrième mois et

demi. L'enfant avait donné le premier mouvement le vendredi 31 juillet, à 10 heures et demie du soir. « Depuis ce moment, écrivait Marie-Antoinette à sa mère, il remue fréquemment, ce qui me donne une grande joie ».

Quand s'était produit ce premier mouvement, Marie-Antoinette s'en était ouverte au roi d'une façon aussi spirituelle que voilée : « Sire, lui avait-elle dit avec un grand sérieux, j'ai à vous demander justice contre un de vos sujets qui m'a violemment insultée. » Et comme le visage du roi se rembrunissait : « Oui, poursuivait la reine, il s'en est trouvé un assez audacieux, le dirai-je, pour me donner des coups de pied dans le ventre. » La chronique, toujours médisante, prétendait que le comte d'Artois, présent à l'entretien, aurait ajouté : « Et à mon frère des coups de pied dans le c... »

On était arrivé au cinquième mois. Ainsi que le veut l'étiquette des cours, on chanta dans les églises de nombreux *Te Deum* d'actions de grâces.

Le Parlement envoyait féliciter Leurs Majestés par quatre présidents. Le 26 août, le roi réclamait de l'archevêque de Paris un mandement, pour faire dire des prières publiques, afin de conduire à bonne fin la grossesse de la reine.

Le 5 septembre, on parlait de la saigner ; elle avait été saignée une première fois à la fin de juin. Un rhume de cerveau retarda l'opération, qui eut lieu quatre jours plus tard [1].

La reine s'étant trouvée mal, son chirurgien lui fait respirer de l'eau de Luce. Elle lui exprime sa reconnaissance en lui donnant, outre le présent ordinaire de 30 louis, son flacon d'or : « tenez, Monsieur, lui dit-elle, il m'a fait revenir ; il rendra par vos mains le même service à beaucoup d'autres ». Dans le courant de ce mois, la malade est fréquemment incommodée de coliques, mais supporte les douleurs avec courage. Elle ne tarde pas à se rétablir et se porte à merveille en octobre.

Plusieurs dames de qualité font des pèlerinages et des neuvaines, pour obtenir du ciel l'heureuse délivrance de la reine. Il y en a, comme la duchesse de Noailles, qui vont jusqu'à Lorette et à Rome ; d'autres s'arrêtent à Notre-Dame de Liesse, en France.

On choisit trois nourrices et on congédie la foule des prétendantes à cet emploi : deux sont de simples paysannes ; la troisième est l'épouse d'un brasseur de Paris.

Toutes les affaires sont suspendues, personne ne bouge plus de la Cour jusqu'à l'événement, qu'on espère proche.

[1] On ne lui avait retiré que deux très petites palettes de sang, à cause de la petitesse de ses veines.

La reine continue de se porter de mieux en mieux ; elle marche tous les jours dans les appartements ou dans la galerie, avec tant d'aisance et de vivacité qu'on a peine à la suivre.

Elle ne met plus de rouge et ne se coiffe qu'en grand bonnet, sans en paraître moins jolie.

Entre-temps, que faisait la Faculté ? En tant que corps constitué, elle participait à l'allégresse générale. Le 10 novembre, elle faisait chanter un *Te Deum*. Le décret qu'elle rendit à cette occasion, en latin, était au dire des journaux de l'époque, un des plus agréables morceaux qu'on pût lire. « Il est écrit, dit un chroniqueur, avec des grâces et une latinité pure, qui embellissent l'éloquence aimable de l'auteur, les idées riantes, naturelles, les images vives et brillantes, les tournures poétiques et pittoresques dont il est rempli. Dans sa brièveté, c'est un petit chef-d'œuvre. »

Une phrase, glissée maladroitement dans cet élégant discours, occasionna une grande rumeur. Nous la reproduisons ci-dessous [1]. C'était une allusion assez maladroite à l'impuissance de Louis XVI. Celui-ci eut le bon esprit de ne pas

[1] Voici cette phrase : *Primum miraculam puellam dedit (cœlum) in cujus ortu, tam ardenter quam diu expectato, gestire eo opportunius fuit, quod naturæ tarditas, jam calumniis lacessitas, injiciebat quamdam dissidentiam furtivo lapsus annis irrepentem.*

s'en apercevoir. La joie d'être bientôt père le rendait indulgent.

Le 1ᵉʳ décembre, le roi avait fait porter 100.000 livres chez le grand aumônier, pour être distribuées aux pauvres après la délivrance de la reine.

Cette princesse en fit remettre autant au lieutenant de police de Paris, pour de pauvres pères et mères, afin de payer les mois de nourrice de leurs enfants, distribuer des layettes et autres secours.

Dans la nuit du 3, la reine fut incommodée par des étouffements, qui firent croire un instant que l'accouchement était imminent. Elle prétendait sentir remuer distinctement deux enfants, ce qui fut contredit par les gens de l'art.

On la saignait, pour la quatrième fois, le 8 décembre.

On attendait sa délivrance pour le 15 du mois. Tout le monde était anxieux, surtout l'accoucheur, qui, de droit, devait toucher 40.000 livres de pension, si c'était un prince, et n'en aurait que 8 ou 10, une fois données, si c'était une fille.

Le roi allait dix fois par jour de son appartement à celui de la reine, ne cessant d'interroger les médecins et l'accoucheur. Et la reine n'accouchait pas ! La Faculté présumait qu'elle pourrait encore aller quelques jours. En attendant, elle jouissait d'une bonne santé et elle était très gaie.

Cependant le dénouement approche. Marie-Thérèse est de jour en jour plus inquiète. Elle écrit, le 9 décembre, à Mercy :

Vous me marquerez toutes les circonstances et particularités, comme la reine s'est comportée et se porte, comme on lui fait passer les journées, ce qu'on lui donne à manger, quel monde elle voit...

Depuis quinze jours, le premier médecin et l'accoucheur logent à côté des appartements de la Reine ; tout est prévu avec le plus grand ordre pour le service. Il y a, selon l'usage, quatre nourrices retenues pour l'enfant royal : mais ce ne sera qu'au moment, que l'on décidera laquelle des quatre commencera la nourriture; les trois autres restent en réserve, pour suppléer aux accidents possibles.

Le cérémonial est rigoureusement observé. La famille royale, les princes du sang et les grandes charges passent la nuit dans les pièces attenantes à la chambre de la reine. Enfin, le 19 décembre, vers minuit et demi, la reine ressent les premières douleurs.

A 3 heures, on prévient le roi. Peu à peu, les autres membres de la famille pénétraient dans la chambre. Puis on laissa entrer indistinctement tous ceux qui se présentèrent, à tel point qu'à l'instant où l'accoucheur Vermond dit à haute voix : *La reine va accoucher*, les flots des curieux qui se précipitèrent dans la chambre furent si nombreux et si tumultueux que ce mouvement pensa faire périr la reine.

Le roi avait eu, dans la nuit, la précaution de faire attacher avec des cordes les immenses paravents de tapisserie qui environnaient le lit de Sa Majesté ; sans cette précaution, ils auraient à coup sûr étaient renversés sur elle. Il ne fut plus possible de remuer dans la chambre ; elle se trouva si remplie d'une foule si mélangée, qu'on pouvait se croire sur une place publique.

Deux Savoyards montèrent sur des meubles pour voir, plus à leur aise, la reine placée en face de la cheminée, sur un lit dressé pour le moment de ses couches. Le bruit, le sexe de l'enfant, que la reine avait eu le temps de connaître par un signe convenu, dit-on, avec la princesse de Lamballe, ou une faute de l'accoucheur, supprimèrent à l'instant les suites naturelles de l'accouchement : le sang se porta à la tête, la bouche se tourna, l'accoucheur cria : *De l'air, de l'eau chaude, il faut une saignée au pied !*

Les fenêtres avaient été calfeutrées ; le roi les ouvrit avec une force que sa tendresse pour la reine pouvait seule lui donner. Ces fenêtres étaient d'une très grande hauteur et collées avec des bandes de papier dans toute leur étendue.

Le bassin d'eau chaude n'arrivant pas assez vite, l'accoucheur dit au premier chirurgien de la reine de la piquer à sec ; il obéit, le sang jaillit avec force, la reine ouvrit les yeux. On eut peine à retenir la joie qui succéda si rapidement aux plus vives alarmes [1].

Quand la reine revint à elle, elle demanda, après avoir été replacée dans son lit, pourquoi elle avait une bande de linge à la jambe : elle ne s'était pas sentie saigner pendant sa syncope.

Un service très nombreux fut attaché à la nouvelle accouchée pendant les premiers jours qui suivirent l'accouchement. Outre un certain nombre de femmes pour lesquelles elle commanda d'énormes fauteuils, dont les dos se renversaient au moyen de ressorts et qui pouvaient aisément se transformer en lits de repos, le premier médecin Lassone, le premier chirergien, le premier apothicaire, les chefs du gobelet, etc., restèrent neuf nuits sans se coucher.

Lorsque la reine avait éprouvé les premières douleurs, le gouverneur de Paris avait, suivant l'usage envoyé un de ses pages au corps de ville, qui s'était assemblé à l'Hôtel de Ville, pour atten-

---

[1] Mme CAMPAN, *Mémoires*.

dre l'événement. Il avait ensuite dépêché son capitaine des gardes, pour annoncer que la reine était accouchée d'une fille. Pendant ce temps, le roi chargeait un officier de ses gardes du corps du même message. On suivit les mêmes prescriptions que si c'eût été un Dauphin. Les présents eurent lieu pour ce qu'on appelait *l'ouverture du ventre*, ainsi que l'étiquette le commandait[1].

La reine avait hâte de connaître le sexe de son enfant. Elle s'attendait à un garçon. Un charlatan, du nom de Printems, soldat devenu médecin et qui se faisait fort de découvrir dans les urines des femmes enceintes le sexe de leur enfant, lui avait formellement prédit qu'elle accoucherait d'un garçon. Ce fut une déception, quand on lui annonça que c'était une fille. Elle en fut toute remuée.

L'accoucheur Vermond avait fait, à cette occa-

[1] Il se passa un fait assez étrange peu de jours après la naissance de ce premier enfant du Roi et de Marie-Antoinette : le curé de la Madeleine de la Cité, à Paris, envoya à la Reine une petite boîte contenant son anneau nuptial, avec ces mots : « J'ai reçu, sous le secret de la confession, l'anneau que je remets à Votre Majesté, avec l'aveu qu'il lui a été dérobé en 1771, dans l'intention de servir à des maléfices, pour l'empêcher d'avoir des enfants. » La Reine, en retrouvant son anneau, dit qu'en effet, elle l'avait perdu en se lavant les mains, et qu'elle s'interdisait de chercher à découvrir la superstitieuse qui lui avait fait une pareille méchanceté.(*Lettres inédites de Marie-Antoinette et de Marie-Clotilde de France*, publiées et annotées par le comte DE REISET [Paris, Didot, 1876], p. 67).

sion, preuve d'une grande présence d'esprit; sur-le-champ, il avait pratiqué une saignée au pied, qui eut pour résultat immédiat de faire cesser les convulsions; car c'étaient, à n'en pas douter, des convulsions éclamptiques qui venaient de se manifester [1].

Mercy ne manqua pas de signaler l'incident à Marie-Thérèse. Dans son ignorance, l'ambassadeur, qui s'ingérait de médecine, attribuait les mouvements convulsifs à plusieurs causes : 1° le remuement d'un trop grand nombre de personnes présentes; 2° les efforts que la reine fit pour ne pas se plaindre (!); 3° le saisissement de ce que, dans le premier instant, son enfant ne criait pas, ce qui lui fit craindre que l'enfant ne fût mort; 4° quand l'enfant eut crié, le contraste entre la douleur et la joie, qui avait produit une révolution (!!).

Dès que l'accouchement avait été terminé, Mercy avait mandé la nouvelle à l'Impératrice en ces termes compassés :

---

[1] Le professeur Pajot citait dans ses cours le facies de Marie-Antoinette et la forme de son cou, dit « en colonne », comme offrant le type des femmes prédisposées à l'éclampsie.

MERCY A MARIE-THÉRÈSE

De la secrétairerie du ministre à Versailles.

20 décembre, à midi 3/4.

Sacrée Majesté, je profite du courrier dépêché au baron de Breteuil pour annoncer très respectueusement à Votre Majesté que la Reine vient de mettre au monde une princesse, ce matin, à 11 heures et demie. Les douleurs ont commencé à minuit et demi; elles ont d'abord été peu considérables et avec de longs intervalles même de repos et d'instants de sommeil. Les grandes douleurs suivies n'ont commencé que vers huit heures et les eaux ont percé dans ce moment. La Reine a soutenu le mal avec un grand courage; j'ai vu cette auguste princesse dans les derniers moments de l'accouchement, et encore quelques instants après. La violence qu'elle s'était faite pour ne pas se plaindre lui causa un léger mouvement convulsif dans les nerfs; on jugea convenable de la saigner, et l'accident se calma sur-le-champ. La Reine est autant bien (*sic*) qu'il est possible de l'être dans ces premiers instants de son état et son auguste enfant, qui est grand et fort, se porte à merveille.

Dans la précipitation du moment, je ne puis rien ajouter à ce très humble rapport; vingt-quatre heures après l'expédition de ce courrier, celui de Votre Majesté partira.

L'instant du délivre n'est pas encore arrivé; mais, d'après toutes les apparences qui sont sous mes yeux, je

crois que Votre Majesté a tout sujet d'être hors d'inquiétude. La Reine ne sait pas encore le sexe de son enfant
royal [1].

Nous savons déjà qu'il s'agissait d'une fille,
ce qui avait vivement désappointé la reine. Elle
s'en consolait par les prévenances et les amabi-
lités du roi. Elle ne cessait de répéter que, sans
la présence d'esprit de son accoucheur Vermond,
qui l'avait saignée, elle aurait succombé.

Les bonnets carrés de la Faculté n'étaient rien
moins que flattés du succès remporté par cet in-
trus. Pour s'en venger, ils publiaient partout que
l'accoucheur n'était qu'un empirique maladroit,
et que c'était miracle s'il n'avait pas estropié la
reine. En attendant, Vermond était l'homme du
jour. C'était à qui vanterait son habileté et son
sang-froid. Les jaloux avaient beau insinuer qu'il
était aussi grossier qu'ignare, sa réputation n'en
était pas entamée.

On allait jusqu'à citer de lui ce trait : La reine,
avançant dans sa grossesse, s'était plainte un
jour à Vermond d'être plus grosse que de raison :
— « Songez, Madame, lui aurait répondu le balourd,
que vous êtes ventrue ! »

Une autre fois, il avait été plus libre encore

[1] *Correspondance*, loc. cit., t. III, p. 277.

dans ses propos. Comme la princesse se trouvait la gorge trop volumineuse : « C'est que, avait-il répliqué, vous êtes naturellement tétonnière. »

Cela n'empêchait pas le roi de prendre avis du lourdaud pour savoir quand il pourrait reprendre le lit conjugal. Le prince, qui avait tant à se faire pardonner, réclamait avec insistance de coucher avec la reine. Celle-ci s'y refusait. Elle finit par y consentir ; mais, sur le conseil de Vermond, les deux époux durent prendre des « précautions de salubrité ».

L'accoucheur était définitivement rentré en grâce auprès de Louis XVI. Le 16 janvier 1779, il recevait une pension de 12.000 livres et la perspective de l'ordre de Saint-Michel : « Comme je vous dois la conservation de la reine, lui dit le monarque, vous pouvez penser que je n'en resterai pas là ! »

Quant à Marie-Antoinette, elle observa scrupuleusement un repos à la chambre de six semaines. Au bout de ce temps, elle effectua sa première sortie.

On la vit reparaître « plus belle que jamais, parée des plus riches dentelles et de rubans de deux couleurs sur chaque revers, inventés pour elle et qu'elle fut seule à porter, puisque le fabricant se refusait à en vendre, malgré les offres les plus séduisantes. »

Nous donnons ci-après, à titre de curiosité, le bulletin du premier accouchement de Marie-Antoinette, rédigé par le roi lui-même. On ne croirait jamais lire la relation d'un père, écrivant sous l'impression d'une des plus grosses émotions de sa vie. Ce document éclaire, mieux que tout commentaire, la physionomie de ce roi, apathique et faux bonhomme, plus occupé à courre le cerf et à forger les serrures, qu'à prendre souci des affaires de l'État et de sa propre épouse.

COUCHES DE LA REINE

Le 19 décembre 1778.

La Reine s'était couchée la veille à onze heures sans rien souffrir. A minuit et demie, elle a commencé à souffrir ; à une heure et demie, elle a sonné ; on a été chercher Mme de Lamballe et les honneurs ; à trois heures, Mme de Chimay est venue me chercher.

La Reine était encore dans son grand lit ; une demi-heure après, elle a passé sur un lit de travail. Mme de Lamballe a envoyé chercher la famille royale et les princes et princesses qui étaient à Versailles, et a envoyé des pages à M. le duc d'Orléans, Mme la duchesse de Bourbon et Mme la princesse de Conti, qui étaient à Saint-Cloud ; M. le duc de Chartres, M. le duc de Bourbon et M. le prince de Conti étaient à Paris.

Les douleurs de la Reine se ralentissant, elle s'est promenée dans la chambre jusqu'à près de huit heures qu'elle s'est remise sur le lit de travail. Il y avait dans la chambre la famille royale, les princes et princesses du sang, les honneurs, et Mme de Polignac ; dans le grand cabinet, ma maison, celle de la Reine et les grandes entrées ; dans le salon de jeu et la galerie, tout le reste du monde.

On est entré lorsque l'accoucheur a averti. La Reine est accouchée, à onze heures et demie, d'une fille. J'ai passé tout de suite dans le grand cabinet pour la voir emmailloter et la remettre entre les mains de Mme de Guéménée, gouvernante.

Le sous-lieutenant des gardes de service chez la Reine est parti tout de suite pour faire part de la naissance au corps de Ville qui était assemblé depuis la nouvelle du travail, et un autre sous-lieutenant a reconduit ma fille chez elle.

On n'avait pas pu saigner la Reine pendant le travail ; quelques minutes après être accouchée, le sang lui a remonté à la tête et elle est tombée sans connaissance ; on l'a saignée copieusement du pied et, depuis, elle a toujours bien été.

Je suis rentré chez moi à deux heures et demie, où j'ai signé des lettres de ma main pour l'Empereur, l'Impératrice et le roi d'Espagne ; les autres avaient été signées quelques jours avant.

J'ai été de là à la messe en haut ; après, je suis descendu en bas pour le baptême. Ma fille a été tenue par Monsieur et Madame représentant le roi d'Espagne et l'Impératrice. Elle a été nommée *Marie-Thérèse-Charlotte*.

Toute la famille royale et les princes et princesses du sang ont signé l'acte de baptême. Après, j'ai entendu en bas le *Te Deum* chanté en musique, et je suis rentré chez moi.

Le soir, les premiers présidents des cours sont venus me complimenter. Le lendemain, j'ai vu les ambassadeurs, et le soir deux cent vingt dames ont fait leurs révérences. Mes sœurs et les princesses restèrent dans le cabinet.

Il y a eu des *Te Deum* partout, entr'autres un de la Musique à la chapelle, le 30, où je n'ai pas été.

La Reine a vu ses dames le 26, les princes et princesses le 27, les grandes entrées le 30, s'est levée sur sa chaise longue le 31 ; elle a vu ma maison le 1er de janvier, et le reste de suite.

Le *Te Deum* à Notre-Dame à Paris le 26 ; je n'y ai pas été[1].

---

[1] *La Revue rétrospective*, d'où nous tirons cette curieuse pièce (t. V, 1834, p. 121) a également publié dans le même numéro (p. 123), l'accouchement de la Reine, le 22 octobre 1781 ; il en résulta, comme on le sait, le premier Dauphin, qui succomba le 4 juin 1789 (Cf. nos *Morts mystérieuses de l'Histoire*).

Nous oserons dire, sans plus attendre, que si Louis XVI subit l'expiation suprême, c'est qu'il fut très mal défendu.

Alors, nous dira-t-on, vous viendriez plaider non coupable ? Assurément ; et nous ne tiendrons pas plus longtemps cachée une opinion qu'il nous reste maintenant à justifier : il va sans dire que nous nous cantonnerons, comme il convient, sur un terrain exclusivement médical ; ceci pour bien établir que notre thèse ne confine, ni de près ni de loin, au domaine politique.

Comme s'il avait eu la prévision du sort qui l'attendait, Louis XVI avait — oh ! bien à son insu ! — préparé lui-même sa défense. Si ses avocats avaient mis sous les yeux de ses juges le journal autobiographique, rédigé par le roi pendant près de trente années de sa vie, il est à croire que la Convention aurait rendu une tout autre sentence.

Quel est le document auquel nous faisons allusion ?

Dès le 1ᵉʳ janvier 1766, Louis-Auguste, Dauphin de France, alors âgé de 12 ans et 4 mois, commence à écrire son journal : il y consigne jour par jour ses impressions, signale les faits qui lui paraissent saillants, tient registre des distractions qui comblent le vide de son existence ennuyée.

Les cahiers[1] du Dauphin s'arrêtent au 30 juil-

[1] L'original, écrit M. de Beauchamp (v. la note suivante) se compose de cinq cahiers petit in-quarto, retenus par une faveur bleue, qui forment un total de 344 pages. Le premier, folioté de 1 à 20, va du 1ᵉʳ janvier 1766 au 12 mai 1770 ; le verso de son feuillet 20 est intitulé : *Voyages que j'ai faits avant mon mariage* (1756-1769). Le second cahier, folioté de 21 à 40, se compose également de vingt feuillets et s'étend du 13 mai 1770 au 31 juillet 1774. Le feuillet 40 est intitulé : *Nottes* (sic) *des voyages du Roi depuis mon mariage jusqu'à sa mort* (24 may 1770-28 avril 1774). Le troisième cahier est plus gros : il contient 76 feuillets et comprend à peu près dix années, du 1ᵉʳ août 1774 au 31 décembre 1784. Il contient différents morceaux accessoires qu'il convient de signaler ici. Le verso du feuillet 41 est intitulé : *Nuits que j'ai couché dehors de Versailles depuis mon mariage jusqu'à la mort du Roy* (1770-1773), et la seconde colonne du même feuillet porte le titre : *Voyages en 1774*. A partir de l'année suivante, 1775, on trouve une *Récapitulation de l'année* et les *Voyages* au bout de chacune d'elles. Enfin, le feuillet 72 est intitulé : *Couches de la Reine, le 19 décembre 1778*, pour la naissance de la future duchesse d'Angoulême (c'est celui que nous avons reproduit plus haut) et le feuillet 93 contient une note sur l'*Accouchement de la Reine* (22 octobre 1781). Le quatrième cahier du journal de Louis XVI

1774; le journal du roi commence le 1er août de la même année, pour ne s'arrêter qu'au 31 juillet 1792, dix jours avant le 10 août, date fatale qui marque sa déchéance, premier acte du drame qui aura son épilogue sur la place de la Révolution.

Dans ce journal [1], aujourd'hui conservé aux Archives nationales, nous ne retiendrons que ce qui nous permettra de brosser un portrait moral, une esquisse psycho-physiologique de l'homme à qui son inconscience aurait pu valoir quelque indulgence, à défaut d'absolution complète [2].

contient 50 feuillets et le cinquième 6 seulement. Ils s'étendent, l'un du 1er janvier 1785 au 31 décembre 1791, l'autre du 1er janvier au 31 juillet 1792. C'est la date extrême des cahiers du Roi.

M. de Beauchamp a donné, en outre, dans sa publication, les mentions du mois d'août 1792, qui se retrouvent dans des minutes de Louis XVI jointes à son journal et qui forment, avec diverses autres pièces, plus ou moins personnelles, un sixième et un septième cahiers.

[1] Il en a été publié des fragments, d'abord dans la *Revue rétrospective* de Taschereau (1834) ; plus tard, Nicolardot en a fait de copieuses citations, qu'il a accompagnées d'un long commentaire (*Journal de Louis XVI* ; Paris, Dentu, 1873, 1 vol. in-12 de 236 pages). Plus récemment, vers 1898 ou 1899, M. le comte de Beauchamp l'a reproduit *in extenso*, avec une Introduction et des notes, dans la revue *Souvenirs et Mémoires*, éditée par la librairie Gougy ; un peu plus tard, il en a fait un ouvrage à part, sous le titre de : *Les Comptes de Louis XVI* ; 1 vol. grand in-8°. Paris, Henri Leclerc, 1909.

[2] Depuis que ces lignes ont été écrites, il a été soutenu, le

Ce journal, entièrement écrit de la main de Louis XVI, présente, hâtons-nous de le dire, un cachet absolu d'authenticité. Il a été trouvé, avec d'autres papiers, dans l'armoire de fer [1] et aucun historien n'a prouvé, à notre connaissance, qu'il fût apocryphe.

Ces observations faites, qu'allons-nous trouver dans ces papiers jaunis ? Un état très minutieux des chasses royales, le nombre de cerfs et de chevreuils pris ou manqués ; quelques détails relatifs à la santé, des notes sur le service de bouche, chapitre d'une importance capitale pour un Bourbon ; les moindres événements de famille, les morts, naissances et maladies.

La piété du roi s'y révèle par la notation de ses

16 janvier 1907, devant la Faculté de médecine de Bordeaux, par M. Rebufat, une thèse de doctorat, sur ce sujet, intitulée : *Le procès mental de Louis XVI.*

[1] Ces manuscrits sont renfermés actuellement dans un portefeuille de maroquin rouge et conservés aux Archives nationales, dans l'armoire de fer, c'est-à-dire dans l'armoire qui, depuis l'Assemblée législative de la Convention, sert de dépôt aux pièces dont la conservation semble la plus importante. D'ordinaire, on place à côté d'eux le registre des dépenses particulières de Louis XVI, six cahiers formés de 127 feuillets, écrits encore de la main du prince et contenant, de juin 1772 à décembre 1784 et de janvier à juin 1791, le relevé de tous les déboursés faits pour l'entretien des petits appartements de Trianon, de la Guinguette, et pour dons, cadeaux, aumônes, quêtes et autres menus frais (DE BEAUCHAMP).

devoirs religieux, des vêpres et saluts auxquels il a assisté, des grandes cérémonies où il a figuré.

Enfin, Louis XVI n'a oublié ni les revues, au nombre de vingt-cinq, qu'il a passées ; ni la danse, ni les promenades à cheval, ni la comédie et autres futilités.

Quant aux événements politiques, à peine en fait-il mention. Comme l'a observé un de ses biographes, « ce qu'il y a de singulier, c'est que des milliers de pages qu'on va analyser, il sera impossible de déterrer une pensée ». Ce fatras accuse une sécheresse de cœur, une indifférence et surtout une pauvreté d'esprit qui sont pour désarmer les moins prévenus.

Tout ce qu'on sait de la timidité naturelle, de la gaucherie du Dauphin, se trouve confirmé dans ces feuilles volantes. Dès son plus jeune âge, il a manifesté ce sentiment de crainte de la foule et du bruit, que rien ne pouvait surmonter. Marie-Adélaïde, qui l'aimait beaucoup, lui disait parfois : « Parle donc à ton aise, Berry, crie, gronde, fais du tintamarre comme ton frère d'Artois, casse et brise mes porcelaines ; fais parler de toi... » Mais Berry restait modestement dans son coin, osant à peine lever les yeux sur les personnes qui l'entouraient.

Il préférait se livrer aux exercices physiques violents, passer son temps à exécuter quelques

travaux manuels, s'occuper à composer et à laver
des cartes de géographie, ou bien à limer du fer
et fabriquer des clefs.

La Dauphine avait beau le plaisanter, l'appeler
son « Dieu Vulcain », il n'en continuait pas moins
à vivre loin de la Cour et de ses séductions [1], ne
se sentant aucun goût pour les plaisirs bruyants,
se plaisant dans la société des ouvriers dont il partageait les travaux ; c'est du moins ce que semblerait indiquer l'anecdote rapportée par Eugène de
Mirecourt.

La semaine dernière, en revenant de sa promenade quotidienne, le roi voulut monter sur des charpentes établies
autour de la salle des Menus à Versailles. Depuis quinze
jours, une foule d'ouvriers s'occupent à agrandir ce corps
de bâtiment qu'on destine à recevoir les membres de
l'Assemblée. Sa Majesté, parvenue au sommet de l'écha-
faudage, se penchait pour examiner les travaux. Tout à

[1] La marquise de Pracontal fut présentée à la Cour le 5 mai
1776. Le jeune roi Louis XVI, à cette cérémonie, en embras-
sant la marquise, qui était fort jolie, très dévote et très timide, appuya de si bon cœur, que la pauvre dame en resta
dans un vif embarras. Il allait recommencer sur l'autre joue,
lorsque le duc d'Aumont, qui était de service, se précipita
entre le monarque et la jeune marquise, en s'écriant qu'elle
n'était pas duchesse et qu'elle n'avait pas droit à tant d'honneur ; ce qui fit rire tout le monde, à commencer par le bon
roi (REISET, *Modes et Usages au temps de Marie-Antoinette*, t. I,
p. 251).

coup, la planche sur laquelle Louis XVI venait de mettre
le pied fléchit sous le poids de son corps et se brisa.

Un cri terrible se fit entendre, car les ouvriers avaient
les yeux sur le roi et tous le crurent perdu. Mais, avec
une présence d'esprit merveilleuse, sentant la chute immi-
nente, Louis XVI venait de se cramponner à un boulin
qui se trouvait à côté de lui. Un garçon charpentier s'empressa de venir à son secours et parvint à le tirer, non
sans peine, sur la planche voisine de celle qui venait de
se rompre. Le roi serra vivement la main de son libéra-
teur et descendit en lui ordonnant de le suivre [1].

Ce que le conteur de l'historiette ne dit pas,
c'est le mobile qui avait poussé le roi à se risquer
ainsi sur les toits. Les mémorialistes contemporains sont plus expansifs et, grâce à leurs révélations, nous pouvons compléter le récit rapporté
succinctement par Mirecourt.

Il n'était pas de meilleur passe-temps pour ce
roi faux bonhomme, de donner la chasse aux chats,
les jours où il n'avait pas le loisir de courre le
cerf [2] ou le chevreuil. Il n'est pas douteux que c'est

---

[1] *Avant, pendant et après la Terreur*, p. 259.

[2] A la date du 1er juin 1787, les journaux publient cette
information : « étant la semaine dernière à la chasse, du côté
de Rambouillet, un cerf tomba dans un étang ; et l'un des fac-
teurs qui portent les lettres dans les villages s'amusait de ce
spectacle. C'était un enfant de quinze ans, qui portait en ban-
doulière sa petite boîte décorée d'une fleur de lys. Le Roi,
ignorant l'usage de cette boîte, passe derrière l'enfant, la lui
ôte légèrement et la jette dans l'eau. Le jeune homme se

en se livrant à son sport favori, qu'il avait failli tomber du toit de Versailles dans la cour de marbre ; et, s'il donna une pension au maçon qui l'avait préservé [1], il n'accomplit qu'un acte de justice.

Il avait à ce point de l'aversion pour la race féline, qu'il s'avisa un jour de tuer d'un coup de marteau un chat favori que possédait le comte de Maurepas [2] ; peut-être est-ce cet infortuné martyr de la fureur sanguinaire du roi qui fut le héros

lamentait : on instruit Sa Majesté de l'objet de sa douleur et du dépôt sacré dont il se trouvait privé. Le Roi fit promptement repêcher la boîte et donna six livres au petit facteur pour le consoler. » *Figaro et ses devanciers*, par P. d'ESTRÉE et F. FUNCK-BRENTANO, p. 35.

[1] *Lettres inédites de Mme de Créqui à Senac de Meilhan*, 1782-89, p. 235, et *Mémoires de Mme Berlin*, p. 218.

[2] C'est un écrivain royaliste qui signale le fait, nous avons donc tout lieu de le tenir pour vrai : « Une des parentes de la comtesse de Luxembourg était la maréchale du Luxembourg, née de Villeroy, qui avait épousé en premières noces le duc de Boufflers. Elle avait une grande affection… *pour une chatte* qu'elle appelait *Mme Brillant* et qu'on servait sur un plat d'argent. Tout le monde parlait de cette chatte fameuse et le Roi (Louis XV) daignait lui envoyer quelquefois quelque gibier de sa chasse. Lorsqu'elle mourut, elle fut pleurée en vers et en prose. La comtesse de Villeneuve partageait le goût de la maréchale pour les chats, et le fameux Lekain, pour ajouter, disait-il, à l'élégance de ses manières, avait toujours des chats autour de lui comme modèles. La comtesse de Maurepas possédait également un chat favori, que Louis XVI tua d'un coup de marteau. » DE REISER, *Modes et Usages au temps de Marie-Antoinette*, t. I, p. 326.

de l'aventure agréablement narrée par le comte d'Hézecques [1].

Le roi, conte ce dernier, s'assit un jour sur le trône, non pas sur ce trône du haut duquel il recevait une solennelle ambassade ou tançait un parlement rebelle, mais sur ce trône dont le porte-chaise avait la direction. Dans sa précipitation, il ne s'était point aperçu qu'un énorme angora s'était enroulé dans la conque de faïence pour y goûter en paix l'isolement et la fraîcheur. Pendant un certain temps, tout alla bien du côté de l'animal, la privation d'air n'avait point interrompu ses ronrons. Mais, à un moment donné, qu'il n'est point facile de désigner et que l'on devine, le matou se fâcha bel et bien et témoigna son mécontentement par des efforts extraordinaires pour sortir de sa malencontreuse position. Le roi, aussi effrayé que surpris à cette véritable attaque à main armée, prit aussitôt la fuite, le haut-de-chausse à la main, et courut se pendre à toutes les sonnettes; tandis que, de son côté, le captif, dans un piteux accoutrement, brisait porcelaines et vases, cherchant partout une issue qu'on se hâta de lui offrir.

Hézecques, qui tenait l'aventure du garçon du château accouru au secours du roi, en affirme l'authenticité absolue. Nous avons d'autant plus lieu de ne pas suspecter son témoignage, qu'il était un des familiers de la Cour.

D'ailleurs, à ceux qui mettraient en doute la

1 *Souvenirs d'un Page*, p. 213.

véracité de cette historiette, nous pourrions dédier la suivante, rapportée par le général Thiébault, dans ses attachants *Mémoires*.

Le Roi sortait de la petite porte du château (les Tuileries) près le pavillon de Flore... Nous le suivîmes à cinquante ou soixante pas de distance... Comme il arrivait à la petite porte du passage qui, à travers le couvent des Feuillants, communiquait de la place Vendôme aux Tuileries et de ces deux endroits à la salle de l'Assemblée constituante, une jeune dame débouchait de cette porte ; elle était précédée par un joli petit épagneul, qui se trouvait déjà tout près du Roi ; dès qu'elle reconnut celui-ci, elle se hâta de rappeler son chien en s'inclinant profondément ; de suite, le chien se retourna pour accourir vers sa maîtresse, mais Louis XVI, qui tenait en main un jonc énorme, lui cassa les reins d'un coup de ce gourdin[1]. Et pendant que des cris échappaient à la pauvre dame, pendant qu'elle fondait en larmes et que la pauvre bête expirait, le roi continuait sa promenade, enchanté de ce qu'il venait de faire, se dandinant un peu plus que de cou-

[1] Louis XV eut, lui aussi, des instincts cruels, témoin cette anecdote, rapportée par Barbier, à la date d'avril 1722 : « Le Roi avait une biche blanche qu'il avait nourrie et élevée, laquelle ne mangeait que de sa main et qui aimait fort le roi ; il l'a fait mener à la Muette, et il a dit qu'il voulait tuer sa biche. Il l'a fait éloigner et il l'a tirée et blessée. La biche est accourue sur le roi et l'a caressé, il l'a fait remettre au loin et l'a tirée une seconde fois et tuée. On a trouvé cela bien dur. On conte de lui quelques histoires pareilles sur des oiseaux qu'il a à Passy. »

lume et riant comme le plus gros paysan aurait pu le faire[1].

Après ce qu'on vient de lire, on sera édifié sur la prétendue bonhomie de Louis XVI.

Il faut pourtant rendre au roi cette justice, qu'il était très dur pour lui-même, ne prenant qu'un médiocre souci de sa santé. Il était d'ailleurs rarement incommodé, et à part quelques indigestions, nous verrons qu'il n'eut pas de maladies graves.

Dans son journal ne sont mentionnées que trois indigestions : l'une, le 31 mai 1770, l'autre le 10 juin 1771, et une plus forte, le 19 juillet 1773.

Mais les historiens se sont montrés moins discrets que l'intéressé lui-même. L'un d'eux conte que le Dauphin s'est donné une indigestion, en mangeant trop de pâtisseries ; au souper qui a suivi, la Dauphine a dû faire enlever les plats de cette espèce qui se trouvaient sur la table et défendre qu'on n'en servît plus jusqu'à nouvel ordre.

D'autre part, le conventionnel Barère, dans ses *Mémoires*, a relevé la gourmandise immodérée du roi, l'accusant même de cultiver la dive bouteille.

On avait, déjà de son temps, composé une comédie sur l'ivresse du monarque. La vérité est

[1] *Mémoires de Thiébault*, pp. 265-266.

qu'une seule fois le roi a été pris sérieusement de vin, au retour de la chasse ; il titubait au point qu'on dut le hisser dans son carrosse et le ramener à Versailles. Durant tout le trajet, il dormit à poings fermés.

La boulimie du roi mérite de nous arrêter plus longtemps, d'autant qu'on en retrouve les manifestations aux journées les plus sanglantes de la Révolution.

Ce n'est pas un des traits les moins singuliers qui caractérisent Louis XVI. « Il ne se contenait pas plus qu'un enfant[1] ; il ne connut aucune circonstance qui valût la peine de différer un repas ou d'en modifier le service. » Quand il s'enfuit des Tuileries, le 21 juin 1791, il avait bien recommandé qu'on mit dans sa voiture[2] toutes sortes de provisions de bouche. « Il y avait jusqu'à une écuelle d'argent et deux petites cuisines de tôle. »

[1] NICOLARDOT, *Histoire de la table*, p. 402.

[2] « Jamais voiture aussi commode n'avait été construite, nous dit une feuille du temps (l'*Orateur du peuple*, n° 52). Pour n'être point retardé en route, en cas de besoins naturels, il y avait une chaise percée, et, sur le devant, une sorte de réchaud pour faire chauffer le bouillon par le moyen de l'esprit-de-vin. » D'après la déposition faite devant la haute cour d'Orléans par Jean-Louis, sellier carrossier, à Paris, successeur de Warin, le mémoire de la voiture qui lui avait été commandée par Mme de Korf, le 22 décembre 1790, s'élevait à la somme de 5.944 livres. Le filet de l'impériale était décoré de tresses et de torsades en soie ; des poches portatives étaient attachées aux

Alors qu'il se croyait à l'abri des poursuites des commissaires de l'Assemblée, son imprudence ne connut plus de bornes. En dépit des supplications de la reine, il résolut de demander à Étoges l'hospitalité à M. de Chamilly, son premier valet de chambre. On dut improviser un déjeuner copieux et la station se prolongea près de trois heures.

Louis XVI ne voulait remonter en voiture que l'estomac bien garni. Cet arrêt lui fut fatal. Quand

portières ; des matelas couverts de taffetas et de maroquin appuyaient de chaque côté les voyageurs ; les coussins sur lesquels ils étaient assis couvraient des coffres d'aisances et des vases de nuit en cuir verni ; on avait pratiqué deux *cuisinières* garnies de larges ferrures, des lanternes à réverbères brillaient à l'avant-train ; deux fortes vaches couvraient l'impériale. On avait attaché à cette voiture une enrayeuse, une courroie de lissoire et deux fourches ferrées, pour la maintenir dans les montagnes. Au train de derrière était adaptée une cantine en cuir, pouvant contenir huit bouteilles de vin. Le siège du cocher, garni d'un couvre-genou et de poches en cuir, était placé sur une ferrière, contenant tous les ustensiles dont on pouvait avoir besoin en cas d'accident. Cette voiture était doublée en velours d'Utrecht blanc, les trois stores en taffetas vert d'Angleterre. Les petits matelas de côté en maroquin vert, avec des poches bordées d'un galon de soie. Le fond de la caisse de la voiture était peint en gros vert, réchampi de moulures en noir. Le train et les roues étaient couleur citron, les ressorts et les ferrures en couleur acier et vernis. La berline était très large, faite pour six personnes, et montée à ressorts. Le comte de Reiset, à qui nous empruntons cette description, qu'on croirait écrite par un greffier ou un expert, a voulu s'assurer si la berline existait encore ; il s'est adressé, dans ce but, à M. de Klinckowström, neveu du comte de Fersen, qui lui a répondu

il entra à Varennes [1], les troupes venues au-devant
de lui étaient reparties et le roi, reconnu, fut
arrêté et gardé à vue, ô ironie du sort, chez le
citoyen *Sauce*, un nom prédestiné !

Sa première parole fut pour demander à boire
un coup ; on lui présenta du fromage et du vin de
Bourgogne ; il prit de l'un et de l'autre, et engagea

qu'elle avait été, après le départ de M. de Fersen de Paris,
vendue avec son mobilier, et que M. de Staël, ambassadeur
de Suède, l'époux de Mlle Necker, l'avait rachetée. Néanmoins, dans la famille de M. le duc de Broglie, on a prétendu
n'avoir retrouvé aucune trace de cette berline historique.

[1] L'épisode de Varennes est mentionné en ces termes dans
le journal :

Mardi 21 *juin* 1791. — Départ à minuit de Paris. Arrivé et arrêté à Varennes en Argonne, à 11 heures du soir.

Mercredi 22. — Départ de Varennes à 5 ou 6 heures du matin. Déjeuner à Sainte-Menehould. Arrivé à 10 heures à Châlons, y soupé et couché à l'ancienne Intendance.

Jeudi 23. — A 11 heures et demie, on a interrompu la messe
pour presser le départ. Déjeuné à Châlons. Dîné à Épernay.
Trouvé les commissaires de l'Assemblée auprès de Port-à-Bin-
son. Arrivé à 11 heures à Dormans ; y soupé. Dormi trois heures dans un fauteuil.

Vendredi 24. — Départ de Dormans à 7 heures et demie. Dîné
à La Ferté-sous-Jouarre. Arrivé à 10 heures à Meaux. Soupé et
couché à l'Évêché.

Samedi 25. — Départ de Meaux à 6 heures et demie. Arrivé à
Paris à 8 heures sans s'arrêter.

Dimanche 26. — Rien du tout. La messe dans la galerie. Conférence des commissaires de l'Assemblée.

La fuite de Paris et le retour de Varennes sont, dans un ta-

son hôte à lui faire raison. Ramené à Paris, il montra durant tout le voyage le même appétit, dîna fort bien à Claye et s'arrêta à Pantin pour se rafraîchir. A peine aux Tuileries, il soupa et dévora un poulet, comme à l'ordinaire[1].

Le 10 août, on l'enferme dans la loge du Logographe, à l'Assemblée nationale ; il mange et boit, comme si de rien n'était, en présence d'une foule ameutée, qui crie les plus grossières injures à ce roi par trop insouciant.

A la sortie de la séance de la Convention où il vient de comparaître, on lui demande s'il a besoin de quelque chose. Il refuse d'abord, mais, apercevant quelqu'un qui tenait du pain, il témoigne immédiatement le désir d'en avoir un morceau, dont il casse la croûte en voiture. Une fois rendu au Temple, il se mit à table et dévora six côtelettes, une portion de volaille assez considérable, des

bleau récapitulatif, dressé par le roi lui-même, marqués par « cinq nuits dehors de Paris en 1791 ».

Le feuillet de journal que nous reproduisons en fac-simile nous a été communiqué par M. Noël Charavay. Bien qu'il présente quelques très légères variantes avec le texte ci-dessus, qui est celui de la *Revue rétrospective*, nous avons tout lieu de le tenir pour authentique. Il est à présumer que le roi faisait des brouillons avant de mettre ses impressions au net, et c'est peut-être un de ces brouillons qui se trouve entre les mains de l'honorable expert en autographes, dont tous les amateurs connaissent la compétence et la loyauté.

[1] NICOLARDOT, *op. cit.*, p. 403.

œufs arrosés de deux verres de vin blanc et d'un verre d'alicante.

Quand on eut prononcé la sentence de mort et qu'il eut fait ses derniers adieux à sa famille, au souper qui suivit, il se montra, au dire de son valet de chambre Cléry, de fort bon appétit.

La Convention avait satisfait jusqu'au bout aux exigences de cet estomac d'une capacité véritablement peu commune. Il n'y avait pas moins de treize officiers de bouche, chargés de servir le roi à la prison du Temple[1]. Cette voracité était un sujet de scandale pour tous ceux qui en étaient les témoins. Nous rapporterons, à cet égard, une anecdote typique. Quand la Convention mit au concours la *Journée du 10 août 1792*, comme sujet de tableau, le peintre Gérard remporta le prix. Or, sait-on ce que l'artiste avait trouvé pour frapper l'imagination du jury ? Il avait représenté le moment où Louis XVI mange, sous les yeux des Conventionnels délibérant sur son sort, aux applaudissements frénétiques des sans-culottes. Il l'avait figuré tenant un poulet des deux mains et le rongeant comme un affamé !

Détail amusant : quand Gérard devint plus tard baron et premier peintre du roi, il supprima le poulet[2].

[1] *Intermédiaire des Chercheurs et Curieux*, 10 juillet 1891, p. 498.
[2] NICOLARDOT, p. 405.

Après la bouche, la santé était la préoccupation, sinon le souci constant de Louis XVI[1]. Chaque éphéméride révolutionnaire, pourrait-on dire, est marquée par une purgation ou une indigestion.

En juillet 1791, au moment où la loi martiale vient d'être proclamée au Champ-de-Mars, où Paris est ensanglanté, on ne trouve, pour tout le mois, que ces courtes mentions :

Jeudi 14 *juillet* 1791. — J'avais dû prendre médecine.

Dimanche 17. — Affaire du Champ-de-Mars.

Jeudi 21. — Médecine à 6 heures et pris du petit-lait.

Peu de jours après le retour de Varennes, il avait encore pris du petit-lait.

Le petit-lait semble avoir été un de ses remèdes habituels. La cure durait quelques jours : en 1791, il note qu'il a pris du petit-lait le 28 juin et qu'il l'a fini le 21 juillet ; il en a repris le 22 octobre et fini le 11 novembre.

---

[1] Si nous nous rapportons à son Journal, le Dauphin n'eut que des indispositions légères. Il se dit un peu incommodé le 10 juillet 1769, le 27 septembre 1770, le 1ᵉʳ octobre 1773, le 3 décembre 1774, le 4 septembre 1784, le 3 janvier 1785 et le 13 décembre 1787. Il se déclare malade le 23 août 1767, le 20 novembre 1768 et le 16 juillet 1770. Le 21 décembre 1766, il se dit infirme. Généralement, il se plaint de rhumes, de fièvres, de fluxions ; il a les oreillons le 4 avril 1774 et souffre d'hémorroïdes le 22 octobre 1791.

Entre temps, il boit de l'eau de Walz (*sic*) et de Vichy, et se purge de temps à autre. De 1771 à février 1792, il a pris en tout vingt médecines.

D'autres jours, il écrit : « Je devais me purger », ou « j'avais dû prendre médecine », ce qui laisse croire qu'il s'y dérobait, quand il le pouvait.

Les bains ne figurent que pour le chiffre de quarante-trois, pendant une période de huit années [1].

Le 10 juin 1774, il s'est fait inoculer. Il a eu, à la suite de l'inoculation, de la fièvre pendant trois jours. « Il n'aura pas beaucoup de boutons, écrit un annaliste, il en a au nez de fort remarquables ; au poignet et à la poitrine, ils commencent déjà à blanchir. On lui avait fait quatre petites incisions, mais ces petites plaies suppurent bien. » On le purge le lendemain et on le saigne quelques jours plus tard.

L'inoculation produit ce résultat inattendu chez le roi, qu'il ne ressent plus les faiblesses d'estomac auxquelles il était sujet et qui, à la moindre intempérance, lui causaient de violents dérangements d'entrailles.

[1] Les bains paraissent avoir été plutôt ordonnés comme mesure de santé, que recherchés comme agrément et moyen de propreté. Ils figurent les 15 et 17 juin, les 7 et 8 septembre 1782 ; les 16, 17 et 18 avril, les 16 et 18 juillet, les 24 et 25 août 1783 ; le 10 mars, les 14 et 15 août, les 9 et 19 octobre 1784 ; le

Toutes ces incommodités[1] n'arrêtent pas son
ardeur pour la chasse[2]. Comme c'est sa passion
dominante, il en marque les plus infimes péripéties. Chasse au cerf, chasse au sanglier, chasse à
la biche et au chevreuil, rien n'est oublié. Il ne
manque pas de dire si on a pris la grande ou la
petite meute, si l'on a déjeuné ou soupé, à quelle
heure et dans quel endroit. Son journal est, avant
tout, un état des chasses.

Outre les relevés journaliers, Louis XVI additionne, à la fin du mois, ce qu'il a tué pendant le
mois, et totalise, à la fin de l'année, les douze mois
réunis. L'esprit d'ordre, poussé jusqu'à la minutie,
se trahit à tout instant dans cette autobiogra-
phie[3].

Dans des cahiers manuscrits, intitulés *Comptes*

30 et 31 janvier, les 14, 15 et 17 avril, les 19, 22, 24 juillet 1785 ;
les 12 et 15 janvier, les 7, 9 et 10 mai, les 2 et 4 juillet 1786 ; les
9, 10, 11 février, les 6, 7 et 8 juillet 1787 ; les 15, 16 et 30 avril
1789 ; les 29 et 30 juin, et le 2 juillet 1790 : en tout 43 bains en
huit ans (NICOLARDOT, *Journal de Louis XVI*).

[1] Sa plus grosse maladie fut un érysipèle à la tête, qui se
déclara le 15 décembre 1787.

[2] Il s'est blessé à la chasse seulement une fois, le 9 juin 1777.
Il a fait plusieurs chutes : le 8 mars 1770, le 7 octobre 72, le
8 janvier 74, le 5 mai 83 et le 27 février 87.

[3] On a prétendu qu'il indiquait par un signe particulier les
jours ou plutôt les nuits où il avait des rapports avec la reine.
(V. l'Introduction au *Journal de Louis XVI*, par M. DE BEAU-
CHAMP, p. 4.)

(pour les années 1772, 1773 et 1774), nous voyons mentionnées les moindres dépenses. Ainsi le roi écrit de sa main : « Pour un verre de montre, 12 sous ; à Bastard, pour un port de lettre, 9 sous ; pour un cahier de papier, 4 sous ; pour du coton. 10 sous ; à l'Épinay, pour dépenses, 4 sous, 3 deniers..... »

Les erreurs de compte font son désespoir. On peut lire, dans un des cahiers qui portent pour titre : *Dépenses particulières*, et qui ne sont que la continuation des *Comptes :* « Je ne sais quelle erreur s'est fourrée dans mon compte depuis quelque temps, mais le 9 de ce mois, pas retrouvé, dans le fond de ma cassette, de l'argent qu'il y avait plusieurs années que j'avais oublié, et, par conséquent, je recommence l'état général..... »

Dans les *Dépenses particulières*, il récapitule, à la fin de chaque mois, les gains et les pertes qu'il a faites au jeu ou à la loterie. Il y perd le plus souvent, mais ce n'était pas encore là que passait le plus clair de ses revenus : Marie-Antoinette lui coûtait autrement cher, avec les mille et une fantaisies que son caprice lui dictait.

On chercherait vainement, dans le Journal, les circonstances dans lesquelles son cœur a tressailli.

Le 14 mai 1770, il marque son « entrevue avec Mme la Dauphine ». Son mariage n'est indiqué que par ces mots : « 16 mai 1770, mercredi, mon mariage, appartement dans la galerie, festin royal à la salle d'Opéra. » Et c'est tout !

Le 17, il assiste à la représentation de *Persée* à l'Opéra, et, le 18, il va courre le cerf avec la « grande meute ».

Une fois seulement il se montre plus prolixe : c'est à l'occasion de l'accouchement de la reine. Mais il retombe vite dans son indifférence habituelle.

Le jour où Louis XVI ne va ni à la chasse, ni aux offices divins, qui tenaient une si large place dans son existence, il marque sur le journal le mot *Rien*. Ce *Rien* est accompagné parfois d'événements de la plus haute importance et ce rapprochement n'est pas sans être choquant.

Rien reparait à côté des affaires d'État les plus sérieuses. *Rien*, remontrances du Parlement. *Rien*, audience de la grande députation du Parlement de Paris. *Rien*, retraite de M. Necker. *Rien*, la mort de M. de Maurepas. *Rien*, la mort de Marie-Thérèse, sa belle-mère. *Rien*, la mort de l'empereur, son beau-frère.

En juin 1791, les *Rien* alternent avec les vêpres et les chasses.

En juillet de la même année, alors que se déroulent les épisodes les plus tragiques de la Révolution, pendant vingt-trois jours, le carnet porte la mention: *Rien!*

N'est-ce pas, en fin d'analyse, le mot qui peint le mieux ce souverain dépourvu d'énergie et d'intelligence, à qui les hasards de l'hérédité avaient légué le sceptre, si lourd à porter pour ses mains débiles, du grand aïeul dont il fut une si pâle copie ?

Il est des sujets qu'on n'aborde pas sans appréhension, non qu'on rougisse de les traiter, la fausse pudeur étant le plus souvent le masque de l'hypocrisie, mais parce qu'on a toujours à redouter les interprétations de la malveillance.

Nous nous bornerons à dire, pour notre justification, que les textes qui ont servi de base à l'étude qu'on va lire sont d'une authenticité indiscutable ; qu'ils ont été produits avant nous par des historiens dont la passion n'égare pas d'ordinaire le jugement ; et nous ne réclamons d'autre mérite, si c'en est un, que de les présenter sous un jour où on n'a pas coutume de les envisager.

Certains détails, bien que connus, sont indispensables à rappeler, avec la sobriété qu'en telles matières nous nous efforçons d'observer.

Un décret de la Convention avait renvoyé Marie-

Antoinette devant le Tribunal révolutionnaire, en même temps qu'ordonné son transfert immédiat à la Conciergerie. Le lendemain (2 août 1793), la Reine couchait dans sa nouvelle prison.

Avant son départ du Temple, on avait vidé ses poches, qui contenaient, entre autres objets, un portefeuille où était l'adresse du médecin de ses enfants ; on ne lui avait laissé qu'un mouchoir et un flacon, pour les cas où elle se trouverait mal [1].

Le premier jour, elle avait obtenu de passer la nuit dans le logement du concierge Richard ; puis on lui avait concédé une pièce assez vaste, l'an-

[1] GONCOURT (EDM. et J. DE), *Histoire de Marie-Antoinette*, p. 433 et suiv. Voici, au surplus, l'*Extrait du procès-verbal dressé par les commissaires nommés à l'effet de faire une perquisition exacte chez les prisonniers détenus à la Tour du Temple :*
« Aujourd'hui 20 avril 1793, à dix heures trois quarts du soir, en exécution de l'arrêté du conseil général, nous soussignés, nous sommes transportés à la Tour du Temple, où, à l'heure susdite, sommes montés à l'appartement, tant de Marie-Antoinette, veuve Capet, que de ses enfans, pour commencer la visite des meubles, et la perquisition sur les personnes comme il suit... Dans les poches de Marie-Antoinette, étoit un portefeuille en maroquin rouge, où nous n'avons reconnu digne de description, qu'un des feuillets en peau anglaise, sur lequel étoit écrit au crayon ce qui suit : Brugnier (Bruhier), quai de l'Horloge, n° 65 (et autres noms et demeures de différentes personnes, dont les prisonniers pouvoient avoir besoin). Plus, dans les mêmes poches, un nécessaire roulé, et dans lequel étoit un porte-crayon d'acier, non garni de crayon... » *Procès des Bourbons*, t. II, p. 188 (Hambourg, 1798).

cienne salle du conseil, où les magistrats des cours
souveraines venaient, avant la Révolution, recevoir, certains jours de l'année, les réclamations
des prisonniers[1].

Le 3 septembre, la Reine subissait un premier
interrogatoire, par devant les membres du Comité
de sûreté générale. On venait de découvrir la fameuse conspiration de l'œillet. Après l'avoir in-
terrogée sur « le particulier » qui lui avait remis
la fleur subversive, voyant que Marie-Antoinette
se renfermait dans un système absolu de dénégation, l'un des membres du Comité, Amar, essaya, en
adressant des questions plus ou moins insidieuses
à l'auguste captive, de recueillir les éléments d'un
acte d'accusation[2]; mais ses efforts se brisèrent
contre la fermeté de la Reine, qui, pas un instant,
ne se départit de sa fière attitude.

Ramenée, quelques jours plus tard, devant les
commissaires du Comité, Marie-Antoinette, revenant sur ses premières déclarations, entrait dans la
voie des aveux et disait, en terminant, que si elle

[1] MONTJOIE, *Hist. de Marie-Antoinette*, t. II, p. 156; cité par
VATEL, *Histoire de Mme du Barry*, t. III, p. 249. D'après LE-
NOTRE (*Captivité et mort de Marie-Antoinette*, p. 228, note), cette
salle du Conseil serait remplacée aujourd'hui par la cantine de
la prison. La Reine y resta jusqu'au 13 septembre, c'est-à-dire
pendant quarante jours.

[2] *Histoire du tribunal révolutionnaire de Paris*, par CAMPARDON
(1862), t. I, p. 109.

n'avait pas dit tout d'abord la vérité, c'est qu'elle avait préféré se nuire à elle-même, plutôt que de compromettre ceux qui s'étaient dévoués pour elle ; voyant la chose découverte, elle n'avait plus balancé à déclarer ce qu'elle savait [1].

Le 11 septembre, les administrateurs de la police prenaient l'arrêté suivant :

Un nouveau local servira ce jour même à la détention de la veuve Capet. Elle sera placée dans une chambre basse faisant partie de la pharmacie de la prison : le pharmacien Antoine Lacour enlèvera de ce local les boiseries et les vitres qui en dépendent. La veuve Capet restera dans ce local jusqu'à ce qu'il en soit autrement ordonné [2].

L'humidité du nouveau cachot était telle que la robe noire de la Reine ne tarda pas à tomber en

[1] CAMPARDON, *op. cit.*, p. 114.

[2] « Cejourd'hui, 11 septembre 1793, l'an II de la République une et indivisible, nous, administrateurs de police, en vertu de notre arrêté de ce jour, nous sommes transportés ès prison de la Conciergerie, à l'effet d'y choisir un local pour la détention de la veuve Capet autre *que celui où elle est maintenant détenue*. Y étant arrivés et après avoir vu toutes les chambres qui en dépendent, nous nous sommes arrêtés à celle où est déposée la pharmacie du citoyen Guillaume-Jacques-Antoine Lacour, pharmacien de la dite prison ; en conséquence, avons choisi ce local pour servir à la détention de ladite veuve Capet. Au moyen de quoi, arrêtons que ledit Lacour débarrassera dans le jour ledit local de tout ce qui peut lui appartenir et faire

lambeaux [1]. On l'avait enfermée dans une véritable glacière : l'élévation de la chaussée qui séparait la Conciergerie [2] de la Seine, au-dessus du niveau des cachots et des cours, et le suintement de la terre, imbibée par les eaux, répandait sur les

partie de ladite pharmacie, même de la boiserie et vitres qui en dépendent. Arrêtons, en outre, que la grande croisée qui donne sur la cour des femmes sera bouchée jusqu'au cinquième barreau de traverse... et que, quant à la seconde croisée ayant vûe sur l'infirmerie, elle sera condamnée en totalité ; que, quant à la petite croisée ayant vûe sur le corridor, elle sera bouchée entièrement en maçonnerie ; seuil de cinq pouces d'épaisseur et en bois sera mis entre les deux poteaux d'assise et de leur épaisseur ; pose d'une seconde porte de forte épaisseur, laquelle ouvrira en dedans et sera fermée avec une forte serrure de sûreté, deux verrous de sûreté extérieure à la deuxième porte. De tous lesquels nous chargeons notre confrère Godard. »

Signé : Froidure, Soulès, Gagnant, Figuet,
Cailleux et Godard.

(Extrait de Ch. Vatel, *Histoire de Mme du Barry*, t. III, p. 248-249).

[1] Imbert de Saint-Amand, *La dernière année de Marie-Antoinette*, p. 238.

[2] Pendant le séjour de Marie-Antoinette à la Conciergerie, les journaux jacobins fournirent les particularités suivantes sur sa manière de vivre dans sa prison : « Antoinette se lève tous les matins à 7 heures et se couche à 10 ; elle appelle ses deux gendarmes *Messieurs*, sa femme de ménage *Madame Harel* ; les administrateurs de police et ceux qui l'approchent officiellement, lui disent *Madame*. Elle mange avec beaucoup d'appétit : le matin, du chocolat, et un petit pain ; à diner, de

dalles, sur les murs, une humidité sépulcrale, qui

la soupe et beaucoup de viande, poulets, côtelettes de veau et de mouton : elle ne boit que de l'eau, ainsi que sa mère, dit-elle, qui ne but jamais de vin... » CAMPARDON, *op. cit.*, p. 115.

Parmi les feuilles de mouvement des prisons de Paris, établies par les concierges et envoyées à l'accusateur public Fouquier-Tinville (Arch. nat., W 121), M. A. TUETEY a trouvé le curieux document que voici, qu'il a publié dans le journal *La Révolution française*, n° du 14 février 1905, p. 169.

Mémoires des dépenses de la veuve Capet à la Conciergerie.

Soixante-quatorze jours de nourriture, café pour déjeuner, pour diner, soupe, bouilli, un plat de légumes, poulet et dessert ; dans d'autres jours, canard et pâté, pour lesdits soixante-quatorze jours, à raison de 15 livres chaque jour, fait . . . . 1.110 l.   »

Plus quarante et un jours de nourriture à la femme qui était auprès de ladite Capet, à raison de 3 livres chaque jour, fait . . . . 123 l.   ».

Plus deux matelas, dont un de crin, l'autre de laine, un lit de sangle, un traversin, une couverture, un fauteuil en canne servant de garde-robe, le tout ensemble et en loyer suivant les quittances . . . . 51 l.   »

Pour un bidet en basane rouge garni de sa seringue, le tout neuf, pour servir à ladite veuve Capet. . . . . 60 l.   »

Pour loyer de livres. . . . . 16 l.   »

Pour deux bonnets, 7 livres chaque . . . 14 l.   »

Ruban et soie pour garniture d'un jupon. . 3 l. 16 s.

Ruban pour ses souliers et ses cheveux . . »   18 s.

Une bouteille d'eau pour ses dents . . . . 3 l. 42 s.

Pour blanchissage . . . . 22 l.   »

Total . . . . 1.405 l. 76 s.

ébréchait le ciment et tachait de plaques de mousse verdâtre les pierres de l'édifice [1]. La Reine, qui avait eu de tout temps la vue très basse et très délicate, semble, d'après des dépositions authentiques, avoir perdu un œil par suite de cette humidité [2].

Cependant le procès ne s'entamait pas. Fouquier-Tinville, l'accusateur public, n'arrivait pas à re-

[1] IMBERT DE SAINT-AMAND, *op. cit.*, p. 240. « La Reine, lisons-nous dans le Diurnal de Beaulieu, publié par DAUBAN (*La Démagogie, en 1793, à Paris*, p. 463), la Reine avait été enfermée à la Conciergerie, dans une grotte sépulcrale, appelée Chambre du Conseil, la plus humide et la plus malsaine de cette prison, la plus fétide et la plus affreuse de toutes celles de Paris. »

[2] C'est du moins ce que prétendent les GONCOURT (*Histoire de Marie-Antoinette*, p. 486, note) et leur supposition est vraisemblable. Elle est appuyée, du reste, par des témoignages contemporains. « Pendant son procès, dit, dans son exposé, de Busne, lieutenant de gendarmerie près les tribunaux, la veuve Capet *dérivait le corridor*, pour descendre l'escalier intérieur de la Conciergerie ; elle me dit : *Je vois à peine à me conduire.* Je lui présentai mon avant-bras droit, et elle descendit dans cette attitude l'escalier ; elle le reprit pour descendre les trois marches glissantes du préau. C'est pour lui éviter une chute que je pris cette mesure ». La preuve, au surplus, que la Conciergerie était très humide, c'est que Mme Caron, la femme du concierge, y devint aveugle et qu'elle dut à cet accident d'échapper à la guillotine (Cf. *Modes et Usages au temps de Marie-Antoinette*, par le comte de REISET, t. II, p. 408).

Ajoutons que Jules Lecomte, l'ancien chroniqueur du *Monde illustré*, possédait une lettre autographe du commissaire de la Commune Matthieu, affirmant, *de visu*, que la reine Marie-

cueillir les éléments d'un réquisitoire. C'est alors que fut projetée l'odieuse machination [1] qui, dans l'esprit de ceux à qui en revenait l'idée, devait perdre à tout jamais Marie-Antoinette, et avilir la reine avant de la livrer au bourreau.

Les 6 et 7 octobre 1793, le maire Pache, le Procureur de la Commune Chaumette et son substitut Hébert ; le député David, l'instituteur du fils de Louis XVI, le cordonnier Simon, se présentaient au Temple, pour soumettre les deux enfants qui y étaient enfermés à un interrogatoire en règle. Voici un extrait du procès-verbal des interrogatoires subis par le Dauphin, la Dauphine et Mme Élisabeth : les trois pièces sont conservées aux Archives nationales ; nous n'en reproduisons que les passages essentiels.

Le Dauphin est soumis le premier à la question : jamais expression ne fut plus de circonstance.

Le quinzième jour du premier mois de l'an second de la République française, une et indivisible.

Nous, Maire, Procureur Syndic, et Membres de la Com-

Antoinette avait perdu l'usage de ses yeux, par suite de l'humidité du cachot où elle avait été enfermée (Cf. notre question, signée des initiales A. C., dans l'*Intermédiaire* du 10 décembre 1888.)

[1] V. aux PIÈCES ANNEXES la note A.

[2] Nous les donnons *in extenso* aux PIÈCES ANNEXES (Note B).

mune de Paris, nommés par le Conseil général de la dite
Commune pour prendre des renseignements sur différents faits qui se sont passés au Temple, et recevoir les
déclarations à cet égard ; nous nous sommes rendus au
Temple, et arrivés dans la dite Tour et nous étant présentés au Conseil du Temple, sommes montés à l'appartement du premier occupé par Louis-Charles Capet pour
entendre ses déclarations au sujet des propos et des événements dont il peut avoir connaissance, il nous a déclaré
que...

Ayant été surpris plusieurs fois dans son lit par Simon
et sa femme, chargés de veiller sur lui par la Commune,
à commettre sur lui des indécences nuisibles à sa santé,
il leur assura qu'il avait été instruit dans ses habitudes
pernicieuses *par sa mère et sa tante* et que différentes fois
elles s'étaient amusées à lui voir répéter ses pratiques
devant elles et que bien souvent cela avait lieu lorsqu'elles
le faisaient coucher entre elles ; que de la manière que
l'enfant s'est expliqué, il nous a fait entendre qu'une fois
sa mère le fit approcher d'elle, qu'il en résulta une copulation et que il en résulta un gonflement à un des testicules connu de la citoyenne Simon pour lequel il porte
encore un bandage et que sa mère lui a recommandé de
n'en jamais parler, que cet acte a été répété plusieurs fois
depuis ; il a ajouté que cinq autres particuliers nommés
Moelle, Lebœuf, Beugnot, Michonis et Jobert conversaient
avec plus de familiarité que les autres commissaires du
Conseil avec sa mère et sa tante... Le citoyen et la
citoyenne Simon nous déclarent avoir appris ces faits de
la bouche de l'enfant, qui les leur a répétés plusieurs

fois, et qu'il les pressait souvent de le mettre à la portée de nous en faire la déclaration. Après avoir reçu la présente déclaration, y avons posé notre signature conjointement avec le citoyen Hébert, substitut du Procureur Syndic de la Commune qui est survenu.

A Paris, dans la Tour du Temple le jour et an que dessus.

On passe ensuite à l'interrogatoire de « Thérèse Capet[1] », et, entre autres questions, lui sont posées les suivantes :

[1] « ... L'enfant sortait de la salle où David avait demandé à revoir le fils de son ancien bienfaiteur et à entendre de sa bouche qu'il reconnaissait pour exact et vrai ce qu'on lui avait fait signer la veille. L'enfant inquiet avait fait un signe affirmatif, et sur l'injonction de son maître, avait répondu : « Oui. » Sa sœur fut introduite. Pache, le premier, l'interrogea sur les prétendues intelligences de ses parents avec les princes étrangers, intelligences qu'il l'accusait d'avoir connues. Les réponses de la jeune fille furent si nettes et si fermes, que les commissaires ne poussèrent pas plus loin ces banales imputations, et que Chaumette en vint sur-le-champ aux questions qui étaient l'objet sérieux de l'interrogatoire. Marie-Thérèse écouta d'abord sans rien comprendre, puis la rougeur lui monta tout à coup au visage, et les paroles de Chaumette, devenues plus horriblement claires et plus clairement horribles, soulevèrent d'indignation tout ce qu'il y avait de sang filial et de sang chrétien dans cette angélique enfant. Elle ne répondit d'abord que par des larmes, puis par la dénégation la plus absolue ; mais Chaumette, insistant avec une cynique persévérance, le mot infamie sortit de la bouche de Mme Royale pour caractériser ces insinuations. » De BEAUCHESNE, *Louis XVII*, t. II, 1894, pp. 132-133.

D. — Si lorsqu'elle jouait avec son frère il ne la touchait pas où il ne fallait pas qu'elle fût touchée; si on ne faisait pas sauter son frère sur une couverture et si ses mère et tante ne le faisaient pas coucher entr'elles.

R. — Répond que non.

Et de suite avons fait venir Charles Capet. — Et l'avons invité à nous déclarer si ce qu'il a dit hier relativement aux attouchements sur sa personne était vrai.

R. — A persisté dans ses dires, les a répétés et soutenus devant sa sœur et a persisté à dire que c'était la vérité.

D. — Interpellé une seconde fois de déclarer si cela était bien vrai, a répondu : *Oui, cela est vrai*, sa sœur a dit ne l'avoir pas vu.

A elle observé que son frère nous a paru avoir déclaré la vérité; qu'étant presque toujours ensemble il était impossible qu'elle ne se fût pas aperçue de tout ce qu'avait déclaré son frère.

R. — Qu'il peut se faire que son frère ait vu des choses qu'elle n'a pas vues, attendu qu'elle était occupée pour son instruction...

Signé : Thérèse CAPET, Louis-Charles CAPET, CHAUMETTE, LAURENT, PACHE, HEUSSÉE, DAVID, DAUJON.

Vient le tour « d'Élisabeth Capet », la sainte femme qui, après avoir entendu les déclarations de son neveu, répond :

Qu'une pareille infamie est trop au-dessous et trop

loin d'elle pour pouvoir y répondre, que d'ailleurs l'enfant avait cette habitude de longtemps auparavant et qu'il doit se rappeler qu'elle et sa mère l'en ont grondé plusieurs fois.

Charles, interpellé de s'expliquer à ce sujet, atteste qu'il a dit la vérité.

A elle lu le reste de la déclaration de Charles sur le même sujet, et dans laquelle il persiste, ajoutant qu'il ne se rappelle pas les époques, mais que cela arrivait fréquemment.

Répond que comme cela ne regarde qu'elle, elle n'y répondra pas plus qu'au reste, et qu'elle croit devoir être, par sa conduite, à l'abri du soupçon.

Charles, interpellé de déclarer qui l'avait instruit le premier dans cette pratique.

R. — Les deux ensemble.

Et sur l'observation à lui faite par sa tante qu'il avait commencé une autre phrase, répond *toutes deux ensemble.*

D. — De déclarer si cela arrivait le jour ou la nuit.

R. — Qu'il ne s'en souvient pas mais qu'il croit que c'était le matin...

Procès-verbal signé : Élisabeth CAPET. Louis-Charles CAPET, SEGUY, DAVID, PACHE, CHAUMETTE, DAUJON, HEUSSEY, D. E. LAURENT.

Ainsi il s'est trouvé des hommes, pour avoir eu le triste courage de faire signer par un enfant cette épouvantable déclaration, dans laquelle il accusait sa mère et sa tante de lui avoir donné des habitudes vicieuses et de l'avoir provoqué à consommer un inceste !

Malgré ce qu'avait d'invraisemblable une telle déposition, Hébert n'hésita pas à s'en emparer. Appelé à témoigner devant le tribunal révolutionnaire, le mercredi 15 octobre 1793, Jacques-René Hébert, quatrième témoin, substitut du procureur de la Commune, dépose qu'en sa qualité de membre de la Commune du 10 août, il fut chargé de différentes missions importantes, qui lui ont prouvé la conspiration d'Antoinette, et il ajoute :

... Le jeune Capet, dont la constitution physique dépérissait chaque jour, fut surpris par Simon dans des pollutions indécentes, et funestes pour son tempérament : celui-ci ayant demandé qui lui avait appris ce manège criminel, il répondit que c'était à sa mère et à sa tante qu'il était redevable de la connaissance de cette habitude funeste.

De la déclaration, observe le déposant, que le jeune Capet a faite en présence du maire de Paris et du procureur de la Commune, il résulte que ces deux femmes le faisaient souvent coucher entre elles deux; que là, il se commettait des traits de la débauche la plus effrénée; qu'il n'y avait même pas à douter, par ce qu'a dit le fils de Capet, qu'il n'y ait eu un acte incestueux entre la mère et le fils.

Il y a lieu de croire, poursuit le témoin avec une stupéfiante inconscience,

Que cette criminelle jouissance n'était point dictée par le plaisir, mais bien par l'espoir politique d'énerver le physique de cet enfant, que l'on se plaisait encore à croire destiné à occuper un trône, et sur lequel on voulait, par cette manœuvre, s'assurer le droit de régner alors sur son moral, que, par les efforts qu'on lui fit faire, il est demeuré attaqué d'une descente, pour laquelle il lui a fallu mettre un bandage ; et, depuis que cet enfant n'est plus avec sa mère, il reprend un tempérament robuste et vigoureux.

Un juré, prenant alors la parole, interpelle l'accusée en ces termes :

Citoyen président, je vous invite à vouloir bien observer à l'accusée qu'elle n'a pas répondu sur le fait dont a parlé le citoyen Hébert, à l'égard de ce qui s'est passé entre elle et son fils.

Le président transmet l'observation, et c'est alors que, bondissant sous l'outrage, Marie-Antoinette lance l'exclamation fameuse, que la légende a légèrement embellie :

Si je n'ai pas répondu, c'est que la nature se refuse à répondre à une pareille inculpation faite à une mère (ici l'accusée paraît vivement émue). J'en appelle à toutes celles qui peuvent se trouver ici[1].

On sait comment Robespierre accueillit la nouvelle, quand on vint lui rapporter la déposition d'Hébert : « Cet imbécile d'Hébert, s'écria-t-il en fureur, ce n'est pas assez que Marie-Antoinette soit réellement une Messaline, il faut qu'il en fasse une Agrippine et qu'il lui fournisse à son dernier moment ce triomphe d'intérêt public[2] ! »

Ce qui n'empêcha point Fouquier-Tinville de reproduire, dans son *Acte d'accusation*, la monstrueuse déclaration qu'Hébert avait fait signer au fils de Louis XVI :

... La veuve Capet, immorale sous tous les rapports et nouvelle Agrippine, est si perverse et si familière avec tous les crimes, qu'oubliant sa qualité de mère et la démarcation prescrite par la nature, elle n'a pas craint de se livrer, avec Louis-Charles Capet, son fils, et de l'aveu de ce dernier, à des indécences dont l'idée et le nom seuls font frémir d'horreur.

Il est probable, a-t-on écrit[3], que lorsque Hébert

[1] Le compte rendu *in extenso* du procès, auquel nous nous sommes référés, se trouve dans un ouvrage intitulé : *Procès des Bourbons* (Hambourg, 1798), t. II, p. 278 et suivantes.

[2] CAMPARDON, *op. cit.*, p. 144 (note).

[3] Henri PROVINS, *Le dernier Roi légitime de France*, t. I, p. 51 (note).

conçut le dessein d'amener le jeune Dauphin à diffamer sa mère, le cordonnier Simon lui prêta son concours le plus effectif, en troublant l'esprit de l'enfant par un excès de boisson [1] et en le pervertissant de toutes les manières [2].

Ce rôle de Simon n'est pas, à l'heure actuelle, complètement éclairci [3].

Des historiens, se prétendant informés, ont

[1] «... Quoique le jeune Roi eût le vin en horreur, Simon le forçait d'en boire, quand il voulait l'enivrer. C'est ce qui lui arriva le jour où il lui fit dire, devant Mme Royale et Mme Elisabeth, les horreurs dont il fut question dans le procès de notre malheureuse Reine. A la fin de cette scène atroce, le malheureux petit Prince, commençant à se désenivrer, s'approcha de sa sœur et lui prit la main pour la baiser. L'affreux Simon, qui s'en aperçut, lui envia cette légère consolation, et l'emporta sur-le-champ, laissant les Princesses dans la consternation de ce dont elles venaient d'être témoins... » *Récit des événements arrivés au Temple*, par la duchesse d'Angoulême.

[2] V. aux PIÈCES ANNEXES la note C.

[3] « Nous l'entendions (le Dauphin) tous les jours chanter avec Simon la Carmagnole, l'air des Marseillais, et mille autres horreurs. Simon lui mit le bonnet rouge et une carmagnole sur le corps; il le faisait chanter à une fenêtre, pour être entendu par la garde, et lui apprenait à prononcer des jurements affreux contre Dieu, sa famille et les aristocrates. » *Récit des événements arrivés au Temple*, par la Duchesse d'Angoulême, p. 51. « Cet homme était membre du Conseil général de la Commune, qui l'avait envoyé à poste fixe au Temple, pour y remplir en quelque sorte les fonctions de factotum; c'était un malheureux cordonnier sans éducation ni instruction, mais qui ne paraissait pas d'un caractère aussi méchant que des historiens ont voulu le peindre. Les princesses le faisaient

accrédité la légende de Simon, « perpétuellement
furieux, toujours ivre, cruel par plaisir et sanguinaire par dévouement pour la République [1] ». La
vérité est que la plupart des scènes qui se sont
passées au Temple n'ont pas eu de témoin et que
l'on a pu imaginer les fables les plus invraisem-
blables, sans craindre de les voir démentir.

C'est ainsi que l'un de ces brodeurs fantaisistes,
le premier biographe en date de Louis XVII, ce
qui ne signifie pas le mieux renseigné, Simien

appeler assez souvent, pour avoir ce dont elles pouvaient
avoir besoin ; il paraissait devant elles d'un air délibéré : « Que
désirez-vous, Mesdames ? », leur disait-il, et aussitôt il cherchait à les satisfaire. Si ce qu'elles demandaient ne se trouvait
pas dans les magasins du Temple, il courait chez les marchands.
J'ai entendu la Reine dire : nous sommes fort heureuses de
ce bon M. Simon qui nous procure tout ce que nous deman-
dons. » Un jour, comme il avait dit que sa femme était malade à l'Hôtel-Dieu, la Reine lui en demanda des nouvelles :
« Dieu merci, elle va mieux, répondit-il, en ajoutant : c'est un
plaisir de voir actuellement les dames de l'Hôtel-Dieu, elles
ont bien soin des malades ; je voudrais que vous les vissiez,
elles sont aujourd'hui habillées comme ma femme, comme
vous, Mesdames, ni plus ni moins. » Les princesses parais-
saient s'amuser de la naïveté de cet homme, auquel, par la
suite, Robespierre, après s'être emparé du Temple, fit, dit-on,
jouer un rôle affreux auprès du jeune Prince, ce dont je n'ai
rien vu, n'étant même plus membre du Conseil général à cette
époque depuis un certain temps. » *Relation du municipal Goret*
reproduite par LENOTRE, *Marie-Antoinette* (La captivité et la
mort), pp. 149-150.

[1] Henri PROVINS, *op. cit.*, t. I, p. 46.

Despréaux, invente, à cette occasion, une mise en scène ridicule. D'après lui, Simon aurait soumis d'abord le prince à un jeûne rigoureux. Puis il serait entré tout à coup dans sa prison et aurait déposé sur la table « des gâteaux, de beaux fruits, des liqueurs douces et des spiritueux ». L'enfant se mit à boire et s'enivra.

Qui a pu raconter cet épisode à Simien Despréaux? Louis XVII? Il ne le vit jamais. Simon? Il était mort depuis vingt ans[1]! La cause est entendue, n'est-ce pas?

Pour donner corps aux accusations portées par le Dauphin contre sa mère (accusations dont son jeune âge suffirait à démontrer l'invraisemblance, si l'écriture tremblée de sa signature ne révélait déjà un trouble évident[2]), on a tiré prétexte des confidences de Simon lui-même, à un espion au service de l'Angleterre, qui séjourna à Paris dans les premiers mois de l'année 1794[3].

[1] *Le dernier Roi légitime de France*, auct. cit., t. I, p. 51 (note).

[2] Voir aux Pièces Annexes la note C.

[3] C'est le Marquis de Nadaillac qui, dans le *Correspondant* des 10 et 25 juillet 1896, a signalé, le premier dans la presse française, ce curieux ouvrage. Après lui, M. Emmanuel des Essarts en a parlé, dans le journal *La Révolution Française*, du 14 octobre 1896, et M. Aulard, dans cette même revue, n° du 14 février 1897. Il nous a paru que M. Aulard se montrait bien sévère pour les documents renfermés dans le volume anglais, qu'il juge « indignes de l'attention de l'historien »; mais aux-

Ces confidences ont été rapportées dans un volume d'une assez grande rareté, publié par les soins de la Commission anglaise des manuscrits historiques.

Les *Dropmore papers*[1] comprennent, entre autres documents, des dépêches confidentielles, qui constituent la partie la plus importante de la correspondance diplomatique adressée à lord Grenville, ministre des Affaires étrangères de l'Angleterre, de 1791 à 1801. Après avoir résigné ses fonctions, lord Grenville s'était retiré au château de Dropmore, où il classa ses papiers avec le plus grand soin.

quels il consacre néanmoins une étude critique des plus étendues. Tout en étant de l'avis de l'honorable professeur de la Sorbonne, qu'il faut user de la plus grande circonspection, quand on veut utiliser les renseignements fournis par des bulletins de police, nous ne pensons pas, néanmoins, devoir rejeter *de plano* cette source de documentation. M. Aulard ne parle, du reste, pas, dans son travail, si consciencieux, de la lettre que nous reproduisons plus loin et qui a trait au rapport de Simon sur le Dauphin. Devons-nous conclure, de ce que M. Aulard ne souffle mot des propos de Simon, qu'il attribue une certaine vraisemblance à ces racontars? nous n'irons pas jusqu'à le prétendre. Mais d'autres que M. Aulard, M. G. Lenotre, pour n'en citer qu'un, d'ordinaire si minutieusement informé, en ont tenu compte et, à leur exemple, nous n'avons pas cru devoir les passer sous silence.

[1] Le titre exact du volume est le suivant : *The manuscripts of J. B. Fortescue, preserved at Dropmore*, tome II (Bibliothèque nationale, Ng 563).

Les bulletins, transmis de Paris au plus fort de la Terreur (du 2 septembre 1793 au 22 juin 1794), étaient inspirés ou écrits par un secrétaire du *Comité des neuf* (sans doute le Comité de Salut public), et par des agents royalistes. Avant d'arriver à lord Grenville, ces lettres passaient sous les yeux de Sir Francis Drake, résident à Gênes, à qui elles étaient adressées, afin de détourner les soupçons.

Entre autres questions dont s'était occupé le Comité, on avait agité celle de la « mort d'Antoinette ». Il paraît prouvé que ce fut le 3 septembre 1793 que fut résolue la mort de la Reine, d'après la date de la lettre de l'espion. Hébert aurait prononcé à cette date ces paroles de sinistre augure :

J'ai promis la tête d'Antoinette. J'irai la couper |moi-même si on tarde à me la donner. Je l'ai promis de votre part aux sans-culottes qui la demandent, et sans qui vous cessez d'être...

Fouquier-Tinville, introduit au sein du Comité, aurait ajouté qu'il fallait renouveler les jurés, car cinq étaient résolus à la servir (Marie-Antoinette); que lui résoudrait (*sic*) avec le Comité l'acte d'accusation comme on voudrait [1].

Voilà donc un premier point à peu près fixé ;

____

[1] *The manuscripts*, etc., t. II, p. 460.

mais les suivants nous importent davantage.

Dans une lettre du 13 novembre, écrite par le correspondant de lord Grenville, nous relevons ce détail : « Après avoir appris au Roi toutes les impuretés imaginables, Hébert lui apprend maintenant toutes sortes de blasphèmes. Sa santé cependant s'affaiblit chaque jour et il a un dévoiement presque continuel[1]... » Et le 28 décembre : « ... Le roi est toujours malade d'une espèce de dévoiement...[2] »

Ce qui va suivre est plus explicite.

Le 14 mars 1794, Sir Drake envoie deux lettres, qui lui ont été expédiées de Paris, à lord Grenville : l'une portant les dates des 8, 10, 12 et 14 février ; l'autre, datée du 12 février : c'est celle que nous reproduisons, d'après l'édition originale de l'ouvrage anglais.

1794, *le* 12 *février, Paris.* — Depuis à peu près un mois, on ne cessait de demander quelques détails, quelques nouvelles sur la situation des prisonniers de la famille royale qui sont au Temple. On répond enfin, dans une lettre du 8, que l'on a pu donner des détails de ce qui se passoit au Temple, parce que depuis longtemps avant sa retraite, le nommé Simon qui d'abord avoit été utile, avoit été si effrayé par le danger qu'il couroit, qu'il

[1] *Op. cit.*, p. 466.
[2] *Op. cit.*, p. 488.

se prêtoit à tout ce que vouloient les scélérats, ne rendoit plus compte de rien, et ne travailloit qu'à sortir de cette place. Depuis qu'il en est sorti, on a eu le moyen d'avoir deux conférences avec lui, et le 6 et le 7, on est venu à bout de faire monter la garde au Temple par deux gardes nationaux qui sont entièrement dévoués à la bonne cause, qui nous ont donné des détails sur la position actuelle. Il (résulte) de ce que Simon a dit qu'il est impossible de traiter avec plus de dureté qu'on traite Mlle (*sic*) Élisabeth et Mme Royale.

On leur a refusé constamment, pendant plus de deux mois, des femmes pour les servir. Pendant le courant de janvier, Mme Élisabeth présenta une espèce de requête à la municipalité de Paris pour lui demander une femme pour la servir ainsi que sa nièce. La réponse qui lui fut faite, signée par Pache et Hébert, fut que la requête ne pouvoit être admise, que si elles avaient besoin de quelque service, elles pouvoient s'adresser au geôlier.

Depuis la mort de la Reine, elles sont très mal nourries. On leur a refusé des vêtements de deuil. Souvent on les laisse manquer de linge. Hébert, à qui Simon lui-même faisoit des représentations à cet égard, répondit qu'il en agissoit ainsi pour forcer ces deux (femmes) à présenter des requêtes à la municipalité. Le Roi, à ce que dit Simon, était un peu mieux tenu et soigné, grâce à lui, à ce qu'il dit. Il convient, cependant, qu'on lui a donné l'usage de boire des liqueurs fortes, et qu'il n'a aucune espèce d'éducation; que Hébert et les soldats dont on l'entoure, ne lui apprennent que des ordures et des impiétés. Il prétend avoir voulu plusieurs fois lui donner des leçons contraires, et avoir couru par l'indiscrétion de cet enfant les plus grands dangers. Ceux qui me donnent cette nouvelle m'ajoutent qu'ils ne croient pas un seul mot de ce fait-là. *Simon ne doute pas, quant à lui, que le Roi ne soit infecté du mal vénérien,* quoique depuis la mort de la Reine on ne lui ait plus présenté de prostituées ; mais il croit que ce qu'on fit à cette époque pour le faire déposer contre sa mère, et prouver, par l'état de sa santé, la vérité des dépositions, a suffi pour le corrompre et le gangrener. Il prétend donc très décidément qu'il a du mal et qu'on ne fait rien pour l'en guérir. On ne lui donne pour l'amuser que des livres les plus infâmes, et enfin, depuis la mort du Roi, il n'est rien qu'on ne fasse pour le corrompre. Il prétend que, de temps en temps, il sent sa position, pleure et se désespère ; alors les commissaires l'étourdissent avec de l'eau-de-vie, et en le faisant jouer au billard. Il prétend aussi que plusieurs fois Hébert l'a menacé de le faire guillotiner et que cette menace l'effraye si horriblement qu'il a vu souvent cet enfant s'évanouir à cette menace. Les deux gardes nationaux ont appris à peu près des détails semblables, mais ils ont ajouté que l'un d'eux ayant été de garde au vestibule de la prison de Mme Élisabeth et de Mme Royale, ils avaient vu que les commissionnaires forçoient ces princesses à laisser toujours leur porte ouverte, que tous ceux qui vouloient les voir entraient dans leur appartement jusqu'à quatre heures du soir, que les commissaires fermaient sous clef, qu'ils avoient vu et entendu qu'on tenoit à ces princesses les propos les plus exécrables, et que lorsque leur porte était close, ou chantoit des chansons infâmes sans égards pour leur sommeil, et que nommément eux ayant témoigné improuver ces cruautés, le nommé Carpentier, commissaire du jour, les avoit inscrit pour qu'on ne les envoyât plus monter la garde au Temple. Tels sont les détails effroyables qu'on a de ce qui se passe dans ces prisons [1].

Si on a lu avec attention l'important document que nous avons reproduit dans son intégralité [2], on a pu voir que Simon a essayé de séparer sa cause de celle d'Hébert, qu'il charge de son mieux pour la raison que le *Père Duchesne* ne pouvait plus lui répondre : Hébert avait été, en effet, arrêté peu de jours après la date présumée de l'interview de Simon, et guillotiné.

Il n'y a donc plus aucun doute à conserver : c'est Hébert qui a eu l'idée de faire accuser la Reine par son fils ; c'est Hébert qui, par ses terribles menaces, a hypnotisé le jeune Prince, au point de lui faire soutenir ses affirmations devant Mme Royale et Mme Élisabeth. C'est lui encore, lui surtout, qui a expliqué à l'enfant tous les

[1] *The manuscripts*, etc., t. II, p. 528-529.

[2] Lenotre, dans son intéressant ouvrage (*Captivité et Mort de Marie-Antoinette*), n'en a reproduit qu'un fragment et a traduit certains passages en latin, le latin dans les mots bravant, etc. Nous ne nous sommes pas cru tenu aux mêmes réserves ; d'autant que le livre anglais donne *en français* la lettre qu'on vient de lire dans son entier.

mystères du mal, les paroles obscènes et les chansons libertines. Mais, dans ce rôle, Simon a été son complice[1] : Hébert a été le bras, Simon a été l'instrument[2].

Instrument inconscient, peut-être ; et cependant savait-il qu'il mentait, quand il racontait à l'espion

[1] Cf. *La Légitimité*, 1897, p. 513.

[2] Voici la lettre que Simon écrivait à Hébert :

LE RÉPUBLICAIN SIMON AU BOUGREMENT PATRIOTE,

LE PÈRE DUCHESNE

« Du Temple, le 30 septembre 1793, l'an II de la République une et indivisible. Salut. — Viens vite, mon ami, j'ai des choses à te dire et j'aurai beaucoup de plaisir à te voir. Tâche de venir aujourd'hui, tu me trouveras toujours franc et brave républicain. » Puis Simon avait ajouté de sa main : « Je te coitte bien le bon jour moie   mon est pousse Jean Brasse tas cher est pousse et mas petiste bon amis la petiste fils cent ou blier ta cher sœur que jan Brasse. Je tan prie de nes pas manquer a mas demande pour te voir ce las presse pour mois.

« SIMON, ton amis pour la vis. »

M. Dauban, qui a publié cette lettre (*La Démagogie en* 1793, p. 429), l'a fait précéder de ces mots : « L'interrogatoire du Prince eut lieu le 6 octobre 1793 ; mais, dès le 30 septembre, le cordonnier se crut assuré du triomphe. Ce jour-là, il fait entendre un rugissement de joie et de rage satisfaite. Il appelle le père Duchesne à la curée ; la victime est prête, son intelligence est obscurcie, ses sens sont égarés, le sang (ah ! bien pis que le sang, bien pis que le blasphème), le crime va s'échapper de ses lèvres. Hâte-toi, Hébert, Simon t'attend ! La Révolution française, dans ses annales, ne compte pas une page plus hideuse que celle-ci ».

anglais que *l'enfant était atteint d'une maladie vénérienne?*

Il mentait, a-t-on écrit, parce que le petit garçon n'avait que huit ans et quelques mois ; que la copulation n'était pas possible ; et que les médecins ont fait au dauphin, à cette époque, plus de cent visites, et n'ont jamais constaté ni soupçonné rien de semblable ; l'un d'eux, Pipelet, médecin herniaire, aurait même déclaré que l'enfant « n'avait aucune apparence de vice du sang, et qu'il était parfaitement sain ».

Avant de nous expliquer sur ce point, commençons par déclarer que nous ne croyons, en aucune manière, à la réalité de l'accusation odieuse portée par Hébert et exploitée par Fouquier-Tinville. Nous avons donné un de nos arguments : le tremblement de l'écriture, sur laquelle nous avons appelé l'attention des graphologues[1] ; mais il nous reste d'autres preuves à produire.

Après M. Campardon[2], qui a eu, avant nous, sous les yeux, la pièce originale conservée aux Archives, nous avons fait cette remarque : l'ac-

---

[1] L'étude graphologique que nous avons demandée à un expert des plus autorisés, M. Depoin, se trouve reproduite un peu plus loin (Pièces annexes, C'.)

[2] Campardon, *Histoire du Tribunal révolutionnaire*, t. I, p. 112, édition de 1866.

cusation d'inceste n'existe *qu'en renvoi non signé* dans le document autographe et *non pas dans le texte même de l'acte*. L'observation a son importance ; ne l'exagérons pas toutefois : les accusations énoncées dans le texte sont déjà, par elles-mêmes, suffisamment claires.

Il y a, en outre, le témoignage de Daujon. Ce Daujon [1], qui remplissait les fonctions de secrétaire, lorsqu'on fit subir l'interrogatoire au jeune prince. Voici comment il le rapporte : « Le jeune prince était assis sur un fauteuil, il balançait ses petites jambes dont les pieds ne posaient pas à terre. Interrogé sur les propos en question, on lui demanda s'ils étaient vrais ; il répondit par l'affirmative. Aussitôt Mme Élisabeth, qui était présente, s'écria : « Ah ! le monstre ! »

— Pour moi, ajoute Daujon, je n'ai pu regarder cette réponse de l'enfant comme venant de lui-même, je ne l'ai regardée, ainsi que tout l'annonçait, dans son air inquiet et son maintien, *que comme lui ayant été suggérée*, et le résultat de la

---

[1] C'est à tort que M. de Beauchesne (*Louis XVII*, t. I, p. 282, note), le nomme Danjou et l'identifie avec Jean-Pierre-André Danjou, prêtre et instituteur. Notre municipal s'appelait bien *Daujon*, comme toutes les éditions de Cléry le portent, sauf l'édition des commissaires du Temple — c'est-à-dire la contrefaçon — qui met *Danjou*. Son collègue Charles Goret (*Mon témoignage sur la détention de Louis XVI*, p. 62) nous apprend que Daujon était sculpteur.

crainte des châtiments ou mauvais traitements, dont on avait pu le menacer, s'il ne le faisait pas. J'ai pensé que Mme Élisabeth n'avait pu s'y tromper non plus, mais que la surprise de cette réponse de l'enfant lui avait fait jeter son exclamation [1].

Ce même Daujon conte ailleurs : « ... Je jouais un jour avec lui à un petit jeu de boules (c'était après la mort de sa mère et de sa tante par ordre du Comité du salut public). La salle où nous étions était au-dessous d'un des appartements de sa famille et l'on entendait sauter et comme traîner des chaises, ce qui faisait assez de bruit au-dessus de nos têtes. Cet enfant dit avec un mouvement d'impatience : « Est-ce que ces sacrées p....s là ne sont pas encore guillotinées ? « Je ne voulus pas entendre le reste, je quittai le jeu et la place [2]. »

Par contre, on ne saurait méconnaître la réalité bien avérée de la machination ; et puis, comment tenir pour vraisemblable cette accusation d'un enfant contre sa propre mère, contre sa propre sœur ! Personne n'y a ajouté foi, du reste, parmi les contemporains, pas même Robespierre, qui ne le pardonna pas à Hébert.

Cela dit, comment expliquer les propos du cordonnier Simon ?

[1] LENOTRE, *Captivité et mort de Marie-Antoinette*, p. 48.
[2] LENOTRE, *op. cit.*, pp. 66-67.

Nous n'avons pas à démontrer que les rapports sont possibles chez les enfants de l'âge du dauphin [1] : nous sommes convaincu qu'il serait aisé de trouver, dans les annales de la médecine légale, des exemples de copulation pratiquée par des sujets qui n'ont pas atteint la dixième année [2]. Quant au phénomène physiologique de l'érection, il a été constaté dès la première enfance [3].

Mais Simon parle expressément de « mal vénérien [4]. » Il est bien vrai que les médecins qui ont soigné le dauphin n'en font pas mention, et

[1] V. la consultation médico-légale du docteur Descouts (PIÈCES ANNEXES, I).

[2] Voici une observation peu banale, que M. C. Jarvis analyse en ces termes dans la *Presse médicale* (1904) : « Une petite fille de neuf ans, présentant des lésions vulvaires, fut amenée à un médecin, qui diagnostiqua une syphilis : les parents se récrièrent et refusèrent d'agir en conséquence. Peu après, cette jeune fille persuada à un garçonnet de dix ans de pratiquer le coït avec elle. Le résultat ne se fit pas attendre, et, quand l'auteur vit l'enfant, il présentait les lésions suivantes : chancre du prépuce, syphilides papulo-érythémateuses généralisées, adénites généralisées, plaques muqueuses sur les deux amygdales. »

[3] A en croire Héroard, dès son plus jeune âge, Louis XIII promettait plus qu'il n'a tenu. (Cf. le *Journal de Jean Héroard*, t. I, p. 30).

[4] A la rigueur, on pourrait admettre que l'enfant avait un écoulement de nature gonococcienne. Nous discutons plus loin le diagnostic différentiel.

cependant il en est parmi eux qui pouvaient tout dire. Peut-être leur attention n'a-t-elle pas été attirée de ce côté ; peut-être n'ont-ils pas jugé utile de signaler ce symptôme ? Les faits qui nous restent à relater vont permettre de préciser la valeur de ces hypothèses.

Dans les premiers jours de mai (1793), le Dauphin avait commencé à se plaindre d'un point de côté ; il ne pouvait rester couché parce qu'il étouffait aussitôt. La Reine, inquiète, envoyait une réclamation à la municipalité[1] ; on lui répondit que sa tendresse maternelle s'alarmait à tort.

Sur l'insistance de Marie-Antoinette, les municipaux demandèrent au Conseil, qu'on fît appeler auprès de l'enfant le médecin Brunier. Mais Hébert, ayant prétendu avoir vu l'enfant sans fièvre le même jour à cinq heures, la demande fut rejetée.

[1] MUNICIPALITÉ DE PARIS DU 9 MAI 1793, II° DE LA RÉPUBLIQUE FRANÇAISE, I° DE LA MORT DU TYRAN.

Extrait du registre des délibérations du Conseil général.

Le Conseil général, délibérant sur la maladie annoncée du fils de défunt Capet, et sur la demande de Marie-Antoinette d'un médecin pour la soigner.

Arrête que demain il entendra à ce sujet les commissaires qui sont aujourd'hui de service au Temple.

PACHE, Maire.

DORAT-CUBIÈRES, Secrétaire-greffier, adjoint.

(*Revue rétrospective*, 2° série, t. IX, p. 256.)

Cependant la fièvre augmentait. On éloigna la sœur du petit malade, afin qu'elle ne couchât pas « dans l'air de la fièvre ». Celle-ci continua plusieurs jours ; les accès étaient plus forts le soir[1].

On fut encore quelque temps à faire droit à la requête de la Reine. Enfin, un dimanche, arriva Thiéry, médecin des prisons, nommé par la Commune[2] pour soigner le Dauphin. Comme il vint le

[1] *Récit des événements arrivés au Temple*, p. 38-39.

[2]   LIBERTÉ   EGALITÉ

La Commission des Secours Publics.

Les administrateurs au Département de Police adressent au citoyen Thiéry, médecin ordinaire des Prisons, l'extrait de l'arrêté du Conseil général de la Commune, et l'invitent à vouloir s'y conformer.

Extrait du Registre des délibérations du Conseil général,
du 10 mars 1793, 2ᵉ de la République.

Après avoir entendu la lecture d'une lettre des Commissaires qui sont de service au Temple, et qui annonce que le petit Capet est malade, le Conseil arrête que le médecin ordinaire des prisons ira soigner le petit Capet, attendu que ce serait blesser l'égalité, que de lui en envoyer un autre.

Signé : PACHE, Maire,
DORAT-CUBIÈRES, Secrétaire-greffier.

Les administrateurs au Département de la Police. Signé :
SOULÉS, D. E. C. LAURENT.

Pour copie conforme.
(*Revue rétrospective*, loc. cit.)
Convention Nationale.
Le Comité de Sûreté générale.

matin, il trouva peu de fièvre à l'enfant ; mais la
Reine lui ayant dit de revenir après le dîner, il
constata beaucoup plus de fièvre et désabusa les
municipaux de l'idée qu'ils avaient que Marie-
Antoinette s'inquiétait pour rien ; il leur dit, au
contraire, que c'était plus sérieux qu'elle ne le
pensait. Il eut l'honnêteté d'aller consulter Brunier sur la maladie de l'enfant et sur les remèdes
qu'il fallait lui donner, parce que Brunier connaissait son tempérament [1]. Il lui donna quelques

Du 17 floréal l'an trois de la République française une et indivisible.

Le Comité de Sûreté générale, instruit par les rapports des
gardiens de l'enfant Capet, qu'il éprouve une indisposition
et des infirmités qui paraissent prendre un caractère grave,
arrête que le premier officier de santé de l'Hospice d'Humanité,
se transportera auprès du malade pour le visiter et lui admi-
nistrer les remèdes nécessaires ; il ne pourra faire ses visites
qu'en présence de ses gardiens.

Les Représentants du Peuple composant le Comité de Sûreté
générale.

   Signé : PEMARTIN, AUGUIS, MATHIEU, MONMAYOU, KER-
  VELEGAN, GUYOMAR, SEVESTRE, PERRIN ET CALÈS.

   Pour copie conforme, certifiée par le Représentant du peuple, Secrétaire du Comité,

    C. Alexandre YSABEAU, Secrétaire.

[1] « On fit venir au Tribunal le médecin Brunier. On lui demanda s'il connaissait ma mère. — Oui. — Depuis quand? —
Depuis 1788, que la Reine m'a confié la santé de ses enfants.
— Quand vous alliez au Temple, avez-vous procuré aux détenus des correspondances du dehors? — *Le médecin Brunier,
comme vous le savez, n'est jamais venu au Temple qu'accompagné
d'un municipal, et ne nous a parlé qu'en sa présence.* » Récit

médicaments, qui lui firent du bien. Le mercredi, il lui fit prendre médecine.

La Reine avait beaucoup d'inquiétude à cause de cette médecine, parce que la dernière fois que l'enfant avait été purgé, il avait eu des convulsions affreuses ; elle craignait qu'il en eût encore. Elle ne dormit pas de la nuit. Le petit Dauphin prit cependant sa médecine, et elle lui fit du bien, sans provoquer aucun accident.

Quelques jours après, il en prit une seconde, qui lui fit le même bien, excepté qui (*sic*) se trouva mal, mais c'était l'effet de la chaleur. Il n'eut plus que quelques accès de fièvre, de temps en temps, et souvent son point de côté [1].

L'enfant eut « une fièvre continue avec redoublement tous les soirs » ; cette fièvre dura vingt et un jours [2].

Le 11 juin, on s'aperçut que le jeune prince s'était blessé en jouant avec un bâton [3] ; il en était

des événements arrivés au Temple, par la duchesse d'Angoulême, pp. 61-62. Lors du procès de Marie-Antoinette, on reprocha à Brunier de ne s'être approché des enfants de l'accusée qu'avec toutes les bassesses de l'ancien régime. « C'était bienséance et non bassesse », répondit courageusement Brunier (V. aux Pièces annexes, la note D.)

[1] *Récit des événements*, etc., pp. 39-40.

[2] V. aux Pièces annexes la note E.

[3] Rapport au duc Decazes, cité par Chantelauze, *Louis XVII*, p. 171.

résulté « un relâchement au témoin gauche », qui s'accompagna « de mauvaises digestions [1] ». C'est alors qu'il fut fait appel à un bandagiste-herniaire [2].

[1] Ce qui n'était pas surprenant avec le régime qu'il suivait : « Le petit prince portait au Temple un habit à la matelot d'un drap couloir ardoise ; il avait la tête nue. Son dîner se composait d'un *potage noir*, dans une écuelle de terre rouge, couvert de quelques lentilles ; dans une assiette de la même espèce, était un petit morceau de bouilli noir, de mauvaise qualité, une seconde assiette était remplie de lentilles, une troisième contenait six châtaignes brûlées ; sur la table, on voyait un couvert d'étain ; point de couteau, point de vin. » Extrait d'une brochure de J.-P. Harmand, de la Meuse, 1820.

[2]   COMMUNE DE PARIS

Le 11 juin 1793, l'an II de la République française.

Extrait du registre des délibérations du Conseil Général.

Le Conseil Général arrête que le bandagiste des prisons visitera le fils de Marie-Antoinette.

Arrête en outre qu'il sera écrit à cet effet au bandagiste des prisons, pour qu'il se rende au Temple dans le plus court délai.

DESTOURNELLES, vice-président.
DORAT-CUBIÈRES, secrétaire-greffier.

(*Revue rétrospective*, loc. cit., p. 257.)

LIBERTÉ   EGALITÉ

La Commission des Secours Publics.

Un arrêté du Conseil Général, citoyen, nous charge de faire donner au fils d'Antoinette, attaqué d'une hernie, les soins qui lui sont nécessaires par le Bandagiste des Prisons. Comme nous croyons qu'aucun de ces artistes n'est attaché particuliè-

du nom de Pipelet[1], demeurant rue Neuve-des-Bons-Enfants.

Pipelet se rendit donc au Temple, où il devait s'adjoindre à Thiéry, médecin de la prison, et à Soupé, chirurgien[2]. Les consultants déclarèrent que l'enfant avait un « engorgement » au testicule gauche, pour lequel il fut décidé qu'il serait fait

rement au Service des Prisons, nous vous prions de vous charger de ce soin, ou de commettre quelqu'un à cet effet.

Les administrateurs du Département de Police,

Signé : SOULÈS et MUZEL.

Pour copie conforme,

11 juin 1793, an 2ᵉ de la République.

[1] V. aux PIÈCES ANNEXES la note E.

[2] Le médecin Soupé, sans doute plus éclairé que le bandagiste Pipelet, avait diagnostiqué une « maladie du cordon du testicule gauche ».

LIBERTÉ   EGALITÉ

La Société des Secours Publics.

D'après les arrêtés ci-joints du mois de juin 1793, je me suis transporté à la Tour du Temple avec le citoyen Thiéry, médecin, pour donner des soins au fils du cy-devant roi à l'occasion d'une maladie du cordon du testicule gauche, que dans le cours du traitement nous avons requis le citoyen Pipelet pour lui faire des suspensoirs, lesquels soins ont consisté environ cinquante visites y compris celles faites pour la citoyenne Tison.

Vu le laps du temps que nous étions obligés de passer, tant pour attendre que l'on vint nous prendre à la porte du Temple que pour nous conduire à la Tour et nous ramener, j'estime qu'il m'est légitimement dû une somme de

Pour copie conforme.

Signé : SOUPÉ.

usage de « bandages-suspensoirs », dont l'exécution fut confiée au sieur Pipelet[1].

Thiéry ne rendit pas moins de *cent sept* visites, tant au fils qu'à la fille du feu roi et de Marie-Antoinette, et à la femme Tison[2].

[1] Le plus ancien des Pipelet était membre de l'Académie de chirurgie et chevalier de l'ordre de Saint-Michel ; le dernier, Jean-Baptiste, mort en 1823, a passé sur cette terre sans bruit et sans éclat. Mais sa femme, Mme Constance Pipelet, fut une des muses les plus choyées du premier Empire, bas-bleu émérite, membre de nombreuses Académies départementales, etc. L'union des Pipelet ne fut pas heureuse : un divorce s'en suivit. Mme Pipelet devint, en secondes noces, la princesse de Salm-Kyrbourg, tandis que le docteur Pipelet s'éteignait tristement. Eugène Sue, fils et petit-fils de médecins, chirurgien lui-même, aurait-il, dans son enfance, entendu prononcer le nom de Pipelet ? C'est plus que probable, et voilà, croyons-nous, la véritable origine du sobriquet qui met en fureur nos modernes Cerbères.

[2]   LIBERTÉ   ÉGALITÉ

La Commission des Secours Publics.

Citoyen,

Le Conseil Général nous a fait connaître ses intentions relativement à la citoyenne Tison de service auprès des détenus, en conséquence vous êtes invité à vous rendre au Temple pour ordonner ce que vous croirez convenable à son état.

   Salut et fraternité, Vos concitoyens,

  Signé : LESCUWRE, LELIÈVRE et MERCIER.

Du Conseil du Temple, ce 30 juin 1793. L'an 2 de la République une et indivisible.

     Sur l'adresse.

  au citoyen Soupé, chirurgien, place du Pont-Neuf.

«... Tison ne fut point sourd à ses plaintes. Placé comme

Quant au chirurgien, il réclama le paiement de 50 visites pour le même objet. Le bandagiste voulut bien se contenter d'une somme de 600 livres[1] — qu'on réduisit de moitié — pour la fourniture de douze suspensoirs ; sans préjudice des honoraires dus pour ses visites.

Le jeune Louis XVII avait été atteint d'une

espion auprès des Princesses, il avait à la longue été séduit par la grandeur de leur caractère et par leur résignation. Leur ennemi au début, peu s'en fallut qu'il ne devint leur complice. Sa femme, désavouant plus que lui encore, et plus tôt que lui, tout son passé, s'était un jour précipitée aux pieds de la Reine, en s'écriant devant les municipaux et sans faire attention à leur présence : « Madame, je demande pardon à Votre Majesté, je suis cause de votre mort et de celle de Mme Elisabeth. » Les Princesses la relevèrent avec bonté et tâchèrent de la calmer ; mais la crise nerveuse à laquelle elle était en proie se prolongea. Dès lors, ce n'était plus seulement un pardon, c'était des soins que les Princesses lui prodiguaient. « Oui, je les plains, disait un jour la malade à Meunier ; c'est une famille généreuse que les pauvres ne remplaceront pas. Si vous pouviez comme moi les voir de près, vous diriez qu'il n'y a rien d'aussi grand sur la terre. Qui les a vues comme vous aux Tuileries n'a rien vu ; il faut les avoir vues comme moi au Temple. » Les remords de cette pauvre femme l'avaient rendue folle. Elle tomba dans d'affreuses convulsions ; on la transporta dans une chambre du palais. Il fallait plusieurs hommes pour la contenir. Six jours après, on la conduisit à l'Hôtel-Dieu. Elle ne reparut plus au Temple. On mit auprès d'elle une femme de la police pour recueillir tout ce que, dans son délire, elle pourrait laisser échapper sur la famille royale. » DE BEAUCHESNE, *Louis XVII*, tome II (1894), pp. 89, 91.

[1] V. aux PIÈCES ANNEXES la note G.

« fièvre vermineuse [1] », pour laquelle il prit force remèdes [2] : c'est ce qui donne l'explication des visites nombreuses que lui firent les médecins, car l'engorgement du testicule avait disparu après trois ou quatre semaines de traitement.

De ce que l'enfant avait été soigné par un « bandagiste herniaire », on a inféré qu'il avait une hernie ; et certains d'entre les partisans de la survivance, relevant qu'il n'était pas fait mention de cette « hernie » dans le procès-verbal d'autopsie de « l'enfant mort au Temple », en ont voulu tirer

[1] Il devait être assez sujet aux vers, et l'on trouverait peut-être, dans le prurit causé par ces parasites incommodes, l'explication de certaines habitudes vicieuses, sur lesquelles nous revenons plus loin. Dans un ouvrage contemporain du dauphin, il est dit : « La docilité du Prince subit peu de jours après, une assez rude épreuve. Lorsqu'il n'avoit encore que cinq ans, son déjeuner étoit très frugal, et ne se composoit que d'un morceau de pain et d'un verre d'eau ; il venoit de faire, aux Tuileries, son petit repas, lorsque le médecin entra pour lui faire prendre de la *poudre contre les vers.* L'auguste enfant opposa de la résistance, refusa d'abord ; mais se souvenant de la promesse qu'il avoit faite, enfin il avala le remède qu'on enveloppa dans de la conserve de confiture, et quoiqu'il eût été contrarié par sa femme de chambre autant que par le médecin, cependant il ne fit point difficulté de céder à leurs instances. « Allons, Monseigneur un peu de complaisance, et chantez pour M. le médecin. » Le Dauphin, sans se faire prier, chanta fort joliment une petite romance, en s'accompagnant sur le forte-piano... » *Louis XVII,* par Siméon DESPRÉAUX, pp. 39-40; Paris, 1817.

[2] V. aux PIÈCES ANNEXES la note H.

argument contre l'identité du cadavre avec le dauphin.

Ceux qui plaident pour l'évasion ont heureusement d'autres preuves à faire valoir. Le procès-verbal *post mortem* ne pouvait constater l'existence d'une hernie, puisque ce n'était qu'une orchite traumatique, ou une orchite ourlienne[1] ; ou, à la rigueur, une hernie congénitale, mais qui aurait disparu au bout de quelque temps sans laisser de traces[2].

---

[1] L'enfant avait eu de la fièvre, coexistant avec son engorgement testiculaire.

[2] Pour démontrer que, lors de l'examen du corps de Louis XVII, il ne pouvait exister aucune trace de hernie, il suffira de rappeler cette observation de Pipelet, contenue dans une lettre du comte Anglès, préfet de police, adressée le 10 mai 1817 au ministère de la police générale : « Par l'examen qu'il a fait des parties malades, il (Pipelet) a reconnu que le jeune prince avait joué sur un bâton, comme font les jeunes enfants et qu'il s'était blessé ; qu'il avait suivi pendant un mois le traitement de cette incommodité, *qui avait disparu au bout de ce temps.* » Archives nationales, carton 6808 (cité par Bégis, *Intermédiaire des chercheurs et des curieux*, 20 septembre 1894 et 10 juillet 1896). Cf. aux PIÈCES ANNEXES la note I (Consultation du docteur Descoust).

PIÈCES ANNEXES

A

HORRIBLE PROJET CONTRE L'HONNEUR DE LA REINE [1]

Le lecteur attentif n'a point retrouvé, parmi les griefs annoncés contre Mᵐᵉ Elisabeth, au tribunal révolutionnaire, l'affreuse accusation *d'avoir corrompu et perverti son neveu*. Cette accusation, qu'Hébert dirigea, le 15 octobre, sur les princesses, devenues solidaires, avait été foudroyée par l'éloquence de la Reine, en présence du public. Hébert venait de mourir sur l'échafaud; le gouvernement, toujours versatile et inconséquent dans ses moyens, parut avoir mis cette accusation au rang des armes affaiblies; il la laissa, comme dit le peuple, pour ce qu'elle était.

Je me garderai bien de terminer cet ouvrage sans ré-

---

[1] Nous donnons, seulement à titre de document curieux, le récit ci-dessus, extrait des *Mémoires secrets et universels des malheurs et de la mort de la Reine de France*, par LAFON D'AUSONNE, pp. 393-394.

véler à mes contemporains, et par conséquent aux races
futures, l'épouvantable dessein qu'avaient formé les comi-
tés de gouvernement pour avilir la Reine sans ressource, et
la tuer dans l'esprit de la multitude, avant son exécution.

Ces pervers, expérimentés dans les ressources du crime,
se procurèrent un jeune homme, d'une taille accomplie et de la plus rare beauté. S'adressant à son ambition,
ils lui promirent, pour récompense, les grades rapides de
lieutenant, de capitaine et de colonel dans la gendarmerie, et puis les dignités d'apparat, avec une brillante fortune, proportionnée à son élévation.

Simple gendarme, pendant quelques jours, il allait être
promu au grade de brigadier; et, alors, on devait l'instal-
ler, comme gardien militaire, chez la Reine. Il s'engageait à feindre dans ses conversations un dévouement des
plus extraordinaires, des plus passionnés, pour l'auguste
captive, afin de l'amener à quelque confidence essentielle,
ou tout au moins à quelque lettre ou billet pour l'extérieur. Tout à coup, il devait se précipiter à ses pieds, baiser ses mains avec transport, imiter les emportements
d'un cœur tombé en délire, et attirer, par cette agitation
romanesque, et nécessairement combattue, les regards de
la sentinelle placée en dehors. La sentinelle à ce signal,
aurait frappé dans le vitrage, pour constater que ses yeux
voyaient tout.

Le brigadier aurait été saisi sur l'heure, mis entre les
mains de la justice militaire; il se serait déclaré coupable
d'un violent amour pour une femme belle encore, qu'il
aurait déshonorée par d'impudiques récits, transformés
en aveux formels.

On lui aurait fait grâce, en faveur de son ingénuité, de sa beauté, de sa jeunesse ; et s'il avait consenti, plus tard, à soutenir ces mêmes déclarations devant la Reine, mise en jugement, il aurait gagné l'avancement promis, et le trésor dont on éblouissait se crédule scélératesse.

Le beau gendarme, au moment d'entrer chez la Reine, comme son gardien, et de commencer le rôle effronté qu'avait accepté son imprudence, fit, apparemment, de graves réflexions, ou se laissa donner d'utiles conseils ; tout à coup, son ambition rétrograda. Il fit comme ces acteurs consciencieux, qui se décomposent en mettant pour la première fois le pied sur la scène. Loin de songer à perdre une Reine captive, il se perdit lui-même, en refusant son emploi.

Les hautes confidences sont terribles. Le gouvernement *fit disparaître* un homme qui se montrait plus scrupuleux que ses maîtres, et qui pourrait un jour maudire et répandre le plus important des secrets.

Il serait beau que le président du Comité de sûreté générale, Vadier, voulût ne point mourir sans donner à l'univers ses Mémoires sincères : si de tels Mémoires étaient jamais publiés sans lacunes, le fait qu'on vient de lire s'y trouverait amplement rapporté.

Le gouvernement se voyant abandonné par le timide gendarme, tourna ses vues d'un autre côté : Chaumette et son suśbtitut Hébert, dressèrent (par son ordre) une déclaration du jeune Dauphin contre sa Mère et contre sa Tante. Les deux malfaiteurs lui lurent un modèle de requête ou de pétition, par laquelle ce jeune Captif demandait à être remis à sa famille. L'aimable enfant crut si-

gner cet acte.., et il signa l'arrêt de mort de deux personnes, que son cœur et sa voix demandaient nuit et jour.

L'épouse d'Hébert, plongée dans les cachots par la tra-
hison et le despotisme de Robespierre, mêlait à ses fureurs
les révélations les plus effrayantes. On assure que Chaumette et son camarade Hébert observaient un profond
silence, et qu'abattus pas le coup de foudre, ils écoutaient
les imprécations des prisonniers royalistes, sans lever les
yeux, sans répliquer un mot.

B

PROCÈS-VERBAL [1] DES INTERROGATOIRES

SUBIS AU TEMPLE PAR

LE DAUPHIN, LA DAUPHINE ET Mme ÉLISABETH

6 ET 7 OCTOBRE 1793 (N° 1381 du Musée

des Archives).

Le Quinzième Jour du Premier mois de l'an second de
la République française, une et indivisible.

Nous, Maire, Procureur-Syndic et membres de la Commune de Paris, nommés par le Conseil Général de la dite
Commune pour prendre des renseignements sur différens
faits qui se sont passés au Temple, et recevoir les déclarations à cet égard: nous sommes rendus au Temple et
arrivés dans la dite Tour et nous étant présentés au Conseil du Temple, sommes montés à l'appartement occupé

---

[1] Reproduit dans le *Procès des Bourbons*, t. II, pp. 236-244.

par *Louis-Charles Capet*[1] pour entendre ses déclarations au sujet des propos et des événements dont il peut avoir connaissance : *Il nous a déclaré que l'yver dernier pendant qu'il habitait l'appartement de sa mère, tante et sœur, un particulier nommé Dangé étant de garde auprès d'eux en qualité de commissaire du conseil, un jour qu'il l'accompagnait à la promenade sur la plate-forme de la Tour, il le prit dans ses bras, l'embrassa, et lui dit je voudrais bien vous voir à la place de votre Père.*

Nous a *déclaré pareillement qu'un autre* nommé *Toulan étant aussi de garde à la Tour à la même époque, les dites femmes l'enfermèrent, lui déclarant, avec sa sœur dans une des Tourelles pendant une heure et demie un peu avant que l'on allumât la chandelle, et que pendant ce tems il s'est entretenu avec les dites femmes, et qu'il n'entendit pas le sujet de leur conversation ; que dans une autre circonstance il entendit dire par le dit Toulan* à sa Mère et sa Tante *que tous les soirs il enverrait aux environs du Temple un colporteur à dix heures et demie du soir pour lui faire crier toutes les nouvelles qui pourraient les intéresser ; que par suite de cette promesse pour preuve de ce fait, il s'aperçut que les dites femmes, un soir, ne se couchèrent qu'à onze heures passées et montrèrent de l'humeur de n'avoir point entendu les cris accoutumés du dit* colporteur ; il a déclaré encore que quatre particuliers nommés *Lepître, Bruneau, Toulan et Vincent, pendant la durée de leur service dans les*

---

[1] Tous les passages mis en italique sont soulignés dans le texte manuscrit.

appartemens, avaient coutume *d'approcher des dites femmes et de tenir des conversations avec elles,* à voix basse ; et déclare *en outre qu'ayant été surpris plusieurs fois dans son lit par Simon et* sa femme chargés de veiller *sur lui par la Commune à commettre sur lui des indécences nuisibles à sa santé,* il leur avoua *qu'il avait été instruit dans ses habitudes pernicieuses par sa Mère et sa Tante,* et que *différentes fois elles s'étaient amusées* à lui *voir répéter ces pratiques* devant elles et que *bien souvent cela avait lieu lorsqu'elles le faisaient coucher entr'elles ;* que de la manière que l'enfant s'en explique, il nous a fait entendre qu'une fois sa mère le fit approcher d'elle qu'il en résulta une copulation et que il en résulta un gonflement à un de ses testicules connu de la citoyenne Simon pour lequel il porte encore un bandage et que sa mère lui a recommandé de ne jamais en parler, que cet acte a été répété plusieurs fois depuis, *il a ajouté que* cinq autres *particuliers nommés Moëlle, Lebeuf, Beugnot, Michonis* et *Jobert conversaient avec plus de familiarité que les autres commissaires du conseil avec sa mère et sa tante ;* que *Pétion, Manuel, Bailly et La Fayette s'étant comportés très mystérieusement aux Thuilleries* avec les *femmes il estimait qu'il existait une correspondance directe avec ces quatre hommes et les commissaires du Temple, que dans l'intervalle de ces conférences on l'éloignait ;* il nous a déclaré *qu'il n'avait rien de plus à nous faire connaître. Le citoyen et la citoyenne Simon nous déclarent avoir appris ces faits de la bouche de l'enfant, qu'il les leur a répétés plusieurs fois, et qu'il les pres-*

sait souvent de le mettre à portée de nous en faire la déclaration.

Après avoir reçu la présente déclaration y avons posé notre signature conjointement avec le Citoyen Hébert, substitut du Procureur Syndic de la Commune qui est survenu.

A Paris dans la Tour du Temple les jours et an que dessus. Treize mots rayés comme nuls.

LOUIS CHARLES CAPET.

PACHE	CHAUMETTE	
HÉBERT	FRÉRY	SÉGUY
substitut	*commissaire du*	*commissaire de*
	Conseil G¹.	*service au Temple.*

HEUSSÉE

SIMON	D. E. LAURENT
	commissaire du
	Conseil général.

Et le seizième jour du premier mois une heure de relevée, l'an second de la république française une et indivisible, nous sômes transportés comme dessus, avec le citoyen David député à la Convention nationale et membre du comité de sûreté générale : avons appelé Thérèse Capet, laquelle nous avons interpellé de dire vérité, ce qu'elle a promis.

D. — Si elle connaît le citoyen Daugé, *officier municipal.*

R. — *Qu'elle a entendu prononcer son nom par ses collègues, mais qu'elle ne le connaît pas.*

D. — Si elle ne l'a pas vu embrasser son frère vers la fin de l'année dernière.

R. — *Qu'elle ne l'a pas vu.*

D. — Si elle a vu et connaît Jobert, membre du conseil et si elle se rappelle lui avoir vu tenir une boîte remplie de petites figures de cire.

R. — Que oui, et que Simon même était présent.

D. — Si Jobert lui parlait souvent en particulier.

R. — Que non.

D. — Si elle se rappelle d'une soirée où il faisait fort froid, où on les enferma elle et son frère, tandis que les membres du conseil ci-dessus désignés s'entretenaient avec la fâme Capet et sa belle-sœur dans une tourelle.

R. — *Que c'était pour les accoutumer* au froid et qu'ils s'occupaient à y jouer.

D. — Si elle se rappelle avoir entendu un colporteur qui criait les nouvelles à dix heures et demie du soir aux environs du Temple.

R. — Qu'elle a bien entendu des colporteurs, mais qu'à dix heures environ elle était toujours couchée.

D. — Si elle se rappelle avoir entendu Toulan promettre à sa mère et à sa tante de leur envoyer un colporteur tous les soirs à dix heures et demie pour crier les nouvelles qui pourraient les intéresser.

R. — Qu'elle *ne s'en est pas aperçue.*

D. — Si lorsqu'elle jouait avec son frère il ne la touchait pas où il ne fallait pas qu'elle fût touchée ; si on ne faisait pas sauter son frère sur une couverture et si ses mère et tante ne le faisaient pas coucher entr'elles.

R. — *Répond que non.*

Et de suite nous avons fait venir Charles Capet et l'avons invité à nous déclarer si ce qu'il a dit hier relativement aux attouchements sur sa personne était vrai.

R. — *A persisté dans ses dires, les a répétés et soutenus devant sa sœur et a persisté à dire que c'était la vérité.*

D. — Interpellé une seconde fois de déclarer si cela était bien vrai ; a répondu *oui, cela est vrai*, sa sœur a dit ne pas l'avoir vu.

A elle observé que son frère nous a paru avoir déclaré la vérité ; qu'étant presque toujours ensemble, il était impossible qu'elle ne se fût pas aperçue de tout ce qu'avait déclaré son frère.

R. — *Qu'il peut se faire que son frère ait vu des choses qu'elle n'a pas vues*, attendu qu'elle était occupée *pour son instruction.*

D. — Si elle était constamment avec sa mère et sa tante.

R. — *Presque toujours.*

D. — Si les deux femmes ci-dessus ne *s'enfermaient pas très souvent avec des officiers municipaux.*

R. — Qu'elle *ne se souvient que de la* fois qu'on les enferma *dans la tourelle pour jouer.*

D. — Combien elle a resté dans cette tourelle.

R. — Qu'elle *ne s'en souvient plus*, et Charles interpellé répond *à peu près une heure.*

D. — A quel jeu elle jouait dans cette tourelle.

R. — Qu'ils *causaient des effets du froid dans les pays du Nord et de la mort qui pourrait s'ensuivre si l'on s'endormait au froid.*

D. — Si elle se rappelle comment elle est sortie du château le jour qu'ils sont partis pour aller à Varennes et si elle a vu La Fayette.

R. — Cette question a trait à une déclaration verbale faite hier par Charles en notre présence et qui se trouve ici développée. Qu'elle a *vu la voiture de Lafayette* ou du moins qu'elle crut que c'était lui parce qu'il y avait deux gendarmes devant ; sur ce Charles lui a observé qu'il y *avait des flambeaux et qu'il a eū peur.*

R. — *A quelle heure ils sont sortis du château,* répondent l'un et l'autre vers dix et onze heures du soir, que *lui était couché et qu'on l'avait habillé en fille presqu'endormi,* observent *tous les deux que tout cela s'est passé dans le silence, qu'ils sont descendus par un escalier d'une femme de garde robbe de sa mère nommée Rochereüil, et elle Thérèse reprend la parole pour dire que la femme Rochereüil ne l'a pas su.*

D. — Comment étaient habillés ses père, mère et tante.

R. — *Tout simplement, qu'elle ne se souvient plus des noms qu'ils portaient l'un et l'autre, mais que sa mère avait pris le titre de femme de chambre de Mme de Tourzel et qu'eux enfans* passaient pour les enfans *de la dite dame* de Tourzel, laquelle se faisait appeler *baronne de Corf* ou à peu près. A eux observé que l'un des deux veut cacher la vérité vu qu'ils ne s'accordent pas ; répondent tous les deux ensemble : ce n'est pas moi.

Charles observe *à sa sœur qu'elle a vu les officiers municipaux causer à sa tante et à sa mère et qu'il peut se faire qu'elle l'ait oublié ;* Thérèse répond qu'elle *peut l'avoir oublié*, car elle ne s'en souvient pas. *Charles reprend, lui rappelle* l'anecdote des *tourelles où on les avait enfermés*, ce dont elle se souvient très bien, mais elle observe que son frère ayant plus d'esprit qu'elle, et observant mieux, elle *peut avoir échappé ce qu'il a saisi.* Charles *observe que même lorsqu'ils furent sortis de la Tourelle, Toulan et Lepître* désigné côme boîteux causaient encore avec *leur mère et leur tante;* sur ce Thérèse répond qu'elle prit un livre, mais *elle se rappelle avoir* entendu Toulan causer de son pays avec ses collègues un jour durant le souper.

A elle observé qu'elle nous a dit de ne pas connaître Toulan et que, cependant, elle prouve actuellement le connaître. Répond *qu'elle se le rappelle en ce moment. Interpellés l'un et l'autre* de dire s'ils connaissent Renard, architecte, *Thérèse* répond qu'elle ne le connaît pas. *Charles* répond *en la regardant qu'il le* connaît et Thérèse *reprend qu'elle se souvient de lui.* A eux demandé si Renard allait souvent au château, *répondent qu'il y allait quand on avait* quelque chose *à faire faire dans les appartemens.*

Lecture à eux faite du présent interrogatoire ont déclaré, qu'il contenait vérité y persistent et ont signé et paraphé avec nous.

Le présent clos à deux heures le jour que dessus.

THÉRÈSE CAPET

LOUIS CHARLES CAPET

CHAUMETTE   PACHE   DAUJON

DAVID   *Off. Municipal*

D. R. LAURENT   HEUSSÉE.

Et de suite avons fait descendre Élisabeth Capet et lui avons demandé si elle connaît les citoyens *Dangé, Toulan, Lepître, Brunot, Vincent, Lebœuf, Beugnot, Michonis* et *Jobert.*

R. — Répond qu'elle les connaît de vue et de nom comme *Laurent, Seguy, Simon, Heussée* ci-présents.

D. — Demandé si elle se rappelle avoir vu Dangé prendre Charles dans ses bras, l'embrasser en lui disant je voudrais vous voir à la place de votre père.

R. — *Qu'elle ne s'en est pas aperçue.*

D. — Si elle se rappelle une soirée où il faisait froid et que l'on avait enfermé les deux enfants dans une des tourelles, tandis qu'elle s'entretenait avec Toulan et Lepître.

R. — Qu'elle ne s'en rappelle pas.

D. — A quelle époque, à peu près, Toulan avait promis de faire venir un colporteur aux environs de la tour, à l'effet d'y crier les nouvelles qui pourraient les intéresser.

R. — Que jamais Toulan, ni aucun autre ne leur a fait une pareille promesse.

D. — Sur ce Charles Capet amené et interpellé de déclarer les faits, a dit persister dans ses dires. Alors il s'élève une dicussion entre les deux et l'enfant soutient qu'il a dit la vérité.

A elle lue la déclaration de Charles au sujet des indécences mentionnées en la pièce en date du quinze présent mois.

R. — *Qu'une pareille infamie est* trop au-dessous et *trop loin d'elle pour pouvoir* y répondre, que d'ailleurs *l'enfant avait cette habitude longtemps auparavant et qu'il doit se rappeler qu'elle et sa mère l'en ont grondé plusieurs fois.*

Charles *interpellé de s'expliquer* à ce sujet atteste *qu'il a dit la vérité.*

A elle lu le reste de la déclaration de Charles sur le même sujet, *et dans laquelle* il persiste, *ajoutant qu'il ne se rappelle pas* les époques, *mais que cela arrivait fréquemment.*

Répond que *comme cela ne regardait qu'elle,* elle n'y répondra *pas plus qu'au reste,* et qu'elle croit devoir être, *par sa conduite,* à l'abri du soupçon.

Charles interpellé de déclarer qui l'avait instruit le premier dans cette pratique.

R. — *Les deux ensemble.*

Et sur l'observation à lui faite par sa tante, qu'il avait commencé une autre phrase, répond *toutes deux ensemble.*

D. — De déclarer si cela arrivait le jour ou la nuit.

R. — *Qu'il ne s'en souvient pas* mais qu'il croit que *c'était le matin.*

A elle demandé si c'était Renard architecte qui conduisait la marche à travers le corridor lors de la fuite pour Varennes.

Répond *qu'elle est descendue par l'escalier* de son appartement ; *qu'elle n'a point traversé* de corridor et que Renard n'était pas avec elle, à elle demandé si elle a vu la voiture de Lafayette, Charles *dit qu'elle ne peut l'avoir vue parce qu'elle* n'était pas *encore dans la voiture ;* elle répond qu'elle l'a *vue en passant à pié, au moment* où elle sortait *de la petite cour appelée* des princes, *pour gagner sa voiture.*

A elle demandé si elle se rappelle avoir vu entre les mains de Jobert, officier municipal, une petite boîte remplie de figurines de cire qu'il disait être l'ouvrage de sa fille.

Répond *qu'elle s'en souvient.*

Lecture à elle faite du présent interrogatoire, a déclaré contenir vérité ; y a persisté et signé et paraphé avec nous le présent clos le jour et an que dessus trois heures et demie de relevée, avec trois ratures approuvées.

ÉLISABETH CAPET

LOUIS CHARLES CAPET

DAVID	PACHE	CHAUMETTE
SÉGUY		DAUJON
HEUSSÉE	D. E. LAURENT	

C

Parmi les livres qui furent accordés au Dauphin, était *Manon Lescaut,* le roman de l'abbé Prévost.

« Ce volume, qui a été longtemps en la possession du prince et qui fut annoté de sa main au Temple, est aujourd'hui conservé par M. le baron Pichon, écrivait il y a quelques années M. de Reiset. Il lui fut cédé en 1874 par M. Coinchon, statuaire, qui l'avait découvert par hasard au milieu des livres de toutes sortes mis en vente sur les quais de Paris. Nous étant adressé à l'obligeance bien connue du savant bibliophile, M. le baron Jérôme Pichon, pour savoir ce qu'il y avait d'exact dans cette découverte, nous avons reçu de lui les renseignements suivants :

J'ai bien l'exemplaire de *Manon Lescaut* dont vous me parlez ; il est sans titre, et en fort mauvais état ; il y a deux notes écrites d'une main d'enfant, toutes deux dans le premier volume, page 36 et au verso de la page 186 :

Moi Capet Louis est (sic) *jeté les yeux sur ce livre dans ma prison du Temple, Louis-Capet roi des Français.*

> *Je pardonne à mes ennemis que Dieu*
> *leurs face grâce.*
> Louis roi des Fra.....

Page 187 :

> Le roi de France.

Comme plusieurs personnes ont élevé des doutes sur ce livre, je ne sais trop qu'en penser, mais il paraît difficile qu'on ait l'idée d'écrire de pareilles choses sur un livre si mal conditionné ; il n'y a rien dans le tome II. Ainsi le pauvre petit Roi-Martyr n'aurait bien fait que *jeter les yeux* sur ce livre.

On dit qu'on lui donna de mauvais livres à lire : celui-là aurait été un acheminement pour l'habituer à lire des livres plus légers, car si *Manon Lescaut* n'est pas un

livre édifiant, ce n'est pas non plus ce qu'on appelle un
mauvais livre.

Je vous montrerai ce volume avec plaisir…; j'ai aussi
un magnifique livre de la Reine, et plusieurs autres in-
téressants venant également de sa bibliothèque. REISET,
Modes et Usages au temps de Marie-Antoinette, t. II,
pp. 493 et suiv.

Désireux d'être fixé sur le sort de cet exemplaire, nous avons écrit à M. G. Vicaire, que M. le
baron Pichon honorait de sa confiance, et qui
avait été chargé de rédiger la préface du catalogue de vente d'ouvrages provenant de la bibliothèque du riche bibliophile. Voici les deux lettres
que M. Vicaire a bien voulu nous adresser. Elles ne
nous apprennent malheureusement pas grand'-
chose sur l'objet de nos sollicitations.

Paris, le 10 mars 1898.

Monsieur,

Avant de répondre à la lettre que vous m'avez fait
l'honneur de m'adresser, j'ai voulu voir M. Leclerc, successeur de Techener.

J'ai vainement cherché dans les catalogues de vente du
Baron Pichon la *Manon Lescaut*, annotée par le Dauphin, au sujet de laquelle vous désireriez avoir quelques
renseignements; j'ai revu le catalogue de la vente de
1869, celui de la vente de l'année dernière, et enfin celui
de la vente qui vient d'avoir lieu. Il y a bien des *Manon
Lescaut*, mais aucune annotée. M. Leclerc n'en a pas connaissance non plus.

Quant à moi, je puis vous dire que je n'ai jamais vu ce livre chez le baron Pichon et qu'il ne m'en a jamais parlé. Il y avait, dans sa chambre, certaine bibliothèque où il renfermait tous les exemplaires précieux qu'il possédait, précieux soit par leur provenance, soit par leur rareté, soit par leur reliure. La *Manon Lescaut* en question aurait certainement été dans cette bibliothèque.

Je n'ai pas sous les yeux l'ouvrage de M. le comte de Reiset ; je vais voir tout à l'heure, en allant prendre mon service à la Mazarine, si j'y trouve ce livre et peut-être le passage que vous m'indiquez me fournira-t-il un renseignement utile ?

Je n'ai connu le baron Pichon qu'en 1889 ; peut-être, s'il a possédé le livre dont vous voulez bien me parler, s'en est-il défait à l'amiable avant le début de nos relations ? Une date me permettrait néanmoins de faire une recherche à ce sujet, puisque le Baron Pichon m'a légué le journal sur lequel, depuis 1870, il notait, au jour le jour, ses achats et ses échanges.

J'aurais, Monsieur, le vif désir de pouvoir vous être agréable ; si donc vous pouviez me fournir un renseignement complémentaire (m'envoyer, par exemple, la copie du passage du livre de M. de Reiset, pour le cas où je ne le trouverai pas à la Mazarine), je serais peut-être en mesure de faire une recherche utile.

Veuillez agréer, je vous prie, Monsieur, avec mes regrets de ne pouvoir satisfaire votre désir, l'expression de mes sentiments les plus distingués.

Georges VICAIRE.

51, rue Scheffer.

Les *Modes et Usages*, de M. le comte de Reiset, ayant paru en 1885, le baron Pichon aurait donc possédé la *Manon Lescaut* en question antérieurement à cette date et depuis 1869, puisqu'il n'a pas figuré à la première vente de mon regretté ami.

Deux jours après, nous recevions cette nouvelle lettre de M. G. Vicaire :

Paris, le 12 mars 1898.

Monsieur,

La date de 1874 que donne M. le Comte de Reiset comme celle de la cession de la fameuse *Manon Lescaut* au baron Pichon, par M. Coinchon, doit être erronée. J'ai lu, page par page, le journal du baron Pichon et n'y ai rencontré aucune trace de l'acquisition du livre. Or, étant donné les habitudes de mon savant ami, il aurait, *sans aucun doute*, consigné quelques notes sur cette *Manon Lescaut*. J'ai vu aussi l'année 1873 ; rien non plus.

Je n'ai pu retrouver, dans d'autres documents, la lettre par laquelle M. de Reiset demande les renseignements ; cette lettre a été reçue par le baron Pichon, le 1er juin 1884 ; il y a répondu le jour même, ainsi que j'en trouve la mention sur son journal, au 1er juin 1884. Mais il y a simplement : *Écrit à M. de Reiset.*

De lettres de M. Coinchon, je n'en possède pas une seule ; de même, je n'ai que cette seule et unique lettre de M. le comte de Reiset.

Le livre a donc certainement appartenu au baron Pichon : il ne peut y avoir de doute à ce sujet. Quand l'a-t-il acheté? je l'ignore. S'en est-il défait par échange ? c'est possible.

Ce qui est certain, c'est qu'il n'a figuré dans aucune vente. Il est possible que ce volume que vous m'apprenez être incomplet du titre et dépareillé soit encore à la librairie Techener. Tous les volumes incomplets seront vendus à la fin de la vente qui se fait actuellement, c'est-à-dire le 24 mars. L'attention des libraires a été appelée par moi sur cette *Manon Lescaut*, qui serait bien précieuse, si les notes étaient bien du pauvre Louis XVII. La semaine prochaine, on procédera à l'examen minutieux de ces incomplets et si le volume que vous me signalez s'y trouve, vous en seriez aussitôt informé, soit par les libraires, soit par moi. S'il ne s'y trouve pas, c'est que le baron Pichon l'aura cédé de son vivant.

Combien je regrette, Monsieur, de ne pouvoir vous renseigner ; mais vous pouvez avoir *la certitude* qu'il n'existe aucune mention sur cette *Manon Lescaut* dans le journal du baron Pichon, ni en 1873, ni en 1874. N'ayant pas une date approximative, il m'est impossible de continuer mes recherches ; la collection comprend 43 volumes (de 1870 à 1896); et je vous avoue que, malgré tout mon désir, le temps me manque pour relire ces 43 volumes en ce moment. Toutefois, croyez bien, Monsieur, que si vous pouviez me mettre sur une nouvelle piste, je m'efforcerais de vous être agréable.

Connaissez-vous l'ouvrage suivant, ainsi annoncé au catalogue de la vente du baron Pichon (N° 214), faite l'année dernière :

L'art de former l'esprit et le cœur d'un prince. Seconde édition (par le P. de Foix, jésuite). Paris, Vve Cl. Thiboust, 1688, in-8, pap. réglé, 2 belles vign. de Sévin, grav. par Boudon, mar. rouge, fil, dos orné, tr. dor. (anc. rel.) Aux armes du duc de Saint-Aignan.

Au verso du titre sont tracés, de la main d'un enfant, des caractères informes, qu'une note de M. le baron J. Pichon attribue à l'infortuné Louis XVII.

Vendu 11 fr., acheté par Lemallier, libraire, rue de Châteaudun.

Pour la *Manon Lescaut*, je vais suivre la chose de près et si l'ouvrage se trouve dans les incomplets restants, vous serez avisé.

Veuillez agréer, je vous prie, Monsieur, avec mes bien vifs regrets, l'expression de mes sentiments les plus distingués et dévoués.

Georges Vicaire.

C'

CONSULTATION GRAPHOLOGIQUE SUR L'ÉCRITURE

DE LOUIS XVII

Par M. Depoin, *Vice-président de la Société
de Graphologie.*

Nous avons soumis à M. Depoin, un graphologue dont les avis font autorité, deux spécimens de l'écriture du Dauphin : l'un est la signature de « Louis-Charles Capet », apposée au bas du procès-verbal de l'interrogatoire de l'enfant, et dont nous avons reproduit ailleurs [1]

---

[1] *Chronique médicale*, 15 mars 1898.

un fac-simile photographique ; l'autre, un devoir d'écriture de Louis XVII, signé Louis Dauphin, provenant de M. Jourdan-Dumesnil, qui fut le propre maître d'écriture du Dauphin. Ce précieux document figure page 13 des *Lettres autographes composant la collection de M. Alfred Bovet*, ouvrage paru chez MM. Charavay frères, rue de Furstenberg, 4, en 1887.

C'est grâce à l'obligeance de M. Bovet et de MM. Charavay, que nous avons pu reproduire la gravure de cet autographe, qui, rapproché du précédent [1], a permis à M. Depoin de composer l'étude qui suit :

OBSERVATIONS GRAPHOLOGIQUES SUR L'ÉCRITURE
DE LOUIS XVII

Comme pièce de comparaison avec la signature du procès-verbal de 1793, nous avons examiné le fragment de devoir écrit par le jeune prince et signé *Louis Dauphin*, reproduit dans le catalogue Bovet (t. I, p. 13), d'après l'autographe provenant de M. Jourdan-Dumesnil maître d'écriture de Louis XVII. La signature du devoir prouve qu'il a été fait avant le 22 septembre 1792, date où la royauté fut abolie, ainsi que le titre de Dauphin. Il est donc antérieur de plus d'un an à la signature donnée au Temple. Des réserves seraient à faire en raison du caractère appliqué de cette écriture, mais dans l'espèce, à un an d'intervalle et par comparaison avec une signature également appliquée, ces réserves ne sauraient porter préjudice aux observations qui vont suivre.

[1] Cf. *Chronique*, n° cité.

Les ressemblances entre l'écriture du devoir et la signature du procès-verbal sont assez concluantes pour permettre de les identifier. Le devoir montre que le prince avait adopté une écriture verticale, qui suppose l'emploi d'une plume d'oie taillée pour écrire en ronde. Or, bien que la plume qui a servi à la rédaction du procès-verbal et à l'apposition des signatures fût taillée, au contraire, pour écrire en anglaise (le texte et toutes les signatures autres que celles du prince sont tracées ainsi), le dauphin conserve dans sa signature l'allure verticale et les habitudes graphiques résultant de l'usage d'une plume taillée pour la ronde. Elles sont très visibles dans la position, tout à fait anormale, du délié de l'*o* du mot *Louis*, que le prince, écrivant alors avec une plume fine, a pourtant réussi à faire à l'endroit où la plume de ronde l'eût placé.

La forme des *s*, des *h*, se repliant au moyen d'une petite boucle ou d'un crochet, et surtout la forme spéciale de l'*r*, — un idiotisme bien caractéristique — sont à relever. Le *t* final de *Capet*, avec sa hampe très basse, sa barre courte aux deux tiers de la hampe, se retrouve, médial ou initial, dans le devoir. Dans les deux écritures, les *r*, les *o*, les *a* sont toujours détachés, l'*s* lié au contraire à la lettre précédente. Les *a* et les *o* sont soigneusement refermés.

L'écriture du devoir est empreinte d'une fermeté remarquable chez un enfant de sept ans à peine. La sobriété des tracés, l'égalité des lettres, la simplicité élégante des *c*, la tournure gracieuse du *v*, dans le mot *vie*, indiquent une nature noble, loyale, esthétique, sans affectation. Aucune trace d'orgueil ; sauf un *G* du début, tracé avec une véritable contrainte, pour obéir à un modèle ou aux leçons du maître, toutes les phrases du devoir, et les mots *louis dauphin* qui le terminent, commencent par des minuscules.

Dans la signature donnée au Temple, cette absence de majuscule constitue une nouvelle similitude avec le document de comparaison.

A côté de tous ces rapprochements, la pièce du Temple présente un phénomène qui forme un contraste saisissant ; cette écriture, la même que la précédente dans toute son essence, est frappée d'un déséquilibre absolu ; elle est tremblée, déchiquetée, cabriolante ; les lettres titubent sur leur base, ou semblent atteintes de claudication. De prime abord, on dirait la signature chevrotante et rustaude d'un paysan presque illettré, arrivé aux dernières limites de la vieillesse. Mais si l'on y regarde de près, on remarque que les lettres sobres, aux finales écourtées dans l'écriture du devoir, qui donnent chez un enfant une impression grave et plutôt sévère, prennent comme l'*a* et l'*e* de *Charles*, des déliés ascendants développés, empreints d'une gaîté inconsciente et folle ; l'*s* final de *Charles* perd tout aplomb, presque toute forme : il s'étale en zigzaguant avec des heurts et des soubresauts, sur une surface double de celle qu'occupe l'*s* de *Louis* qui précède.

Ce graphisme incohérent n'est pas causé par l'inhabileté du sujet. Nous avons vu qu'un an plus tôt il possédait déjà une excellente main pour son âge. Traduirait-il un état pathologique, physique ou moral, un trouble artificiel de la raison, ou les secousses de révolte de la main sous l'effort d'une contrainte brutale ?

Si le graphisme se ressentait d'un état pathologique physique, sa gravité serait extrême. Ce ne serait plus un peu de faiblesse ou de nervosité, comme dans le *G* du devoir ; il donnerait l'idée de la dernière décrépitude. Cette supposition est contredite par la rigidité de l'*r* qui contraste avec tout ce qui l'entoure. La souffrance physique serait manifestée dans cette lettre comme dans toutes les autres.

Une affection cérébrale n'est pas plus admissible. Outre qu'elle est contredite par l'histoire, elle aurait dû revêtir un caractère effrayant : l'omission d'une lettre essentielle dans le tracé primitif du mot *Charles* et la forme extravagante de certaines lettres feraient entrevoir l'amnésie et la folie.

Mais il n'en est rien ; et la singulière étourderie qui a failli faire orthographier *Carles* le second prénom, est en même temps une preuve que la main du jeune écrivain n'a pas été tenue pour lui faire tracer une signature involontaire. On ne s'expliquerait pas alors, en effet, l'omission primitive de l'*h*.

Tout dans le tracé de cette signature du Temple révèle une dissociation d'idées, résultant d'une perturbation passagère des fonctions du cerveau. *L'ivresse, avec ses caprices, ses inconséquences, ses fuites dans la mémoire, apparaît visiblement.*

J. DEPOIN.

D

(Inédit)

Toulon, le 9 février 1818.

Monseigneur,

Un tapissier de cette ville nommé *Desmolins* entendant souvent parler du prétendu Dauphin est allé trouver *M. Desperon*, président du tribunal civil de Toulon, pour lui donner quelques renseignements qui pourraient être utiles. M. Desperon, en les transmettant à Monseigneur le garde des sceaux, est venu m'en faire part ; quoique je pense qu'ils sont désormais fort inutiles, je dois à votre Excellence de lui en rendre compte, j'ai fait appeler M. Desmolins qui m'a répété ce qu'il avoit dit à M. Desperon ; le voici.

M. Desmolins a beaucoup connu un médecin du Roi nommé *Brunyer*, mort à Versailles, il y a dix à onze ans. Peu de tems avant sa mort il lui a souvent parlé du Dauphin. Il lui dit qu'il étoit médecin à Versailles, qu'il venoit souvent jouer chez lui ; que lorsque le Dauphin fut au Temple, c'est lui qui le voyoit et qui l'avoit traité pour un abcès à la cuisse, que le linge qu'on fournissoit au jeune prince pour le pansement, étant d'une nature trop grossière, *M. Brunyer* en cachoit de plus fin sous ses habits quand il entroit au Temple et s'en servoit pour le pansement. Il ajoutoit que ce n'étoit pas lui qui l'avoit soigné dans sa dernière maladie.

M. Desmolins croit qu'en questionnant le prétendu Dauphin sur M. Brunyer, les juges auroient un moyen de plus pour le convaincre de ses absurdes prétentions et M. Desperon écrit en ce sens à Monseigneur le garde des sceaux.

M. Desmolins m'ajouta que M. Brunyer lui avoit donné une boîte de bois recouverte en cuir et ornée de fleurs de lys avec le nom de M. Brunyer, ainsi qu'une vingtaine de petites colonnes de cristal qui étoient les débris d'un petit château en cristal, qui appartenoit au jeune prince qui jouoit souvent avec cette boîte et avec ce château, il les avoit toujours gardés par respect et par attachement pour cet auguste enfant à qui il étoit extrêmement attaché.

M. Desmolins est venu me les offrir en me disant que si *Mme de Tourzel*, ou quelqu'une des Dames qui étoient auprès du Dauphin se rappeloient ce petit château et qu'on le désirât, il s'empresseroit de l'offrir, que ces objets n'auroient d'autre valeur que d'avoir appartenu au jeune Prince et que malgré qu'ils lui eussent servi quand il n'avoit que cinq ans, il seroit possible qu'on eût quelque souvenir, en les revoyant.

Quelques insignifians sous tout autre rapport que soient ces objets, j'ai cru devoir accepter son offre, au cas que Votre Excellence le désire et qu'elle me fasse un mot de réponse à cet égard.

Je suis avec un profond respect, Monseigneur,
de Votre Excellence
le très humble et très obéissant serviteur,
Le Commissaire Général de Police,
La Boissière.

A son Excellence le Ministre de la Police Générale.

(Archives Nationales)

E

(Inédit)

Médecins, chirurgiens et autres individus qui ont donné des soins aux Rois Louis XVI et Louis XVII et aux autres membres de la famille Royale détenus au Temple. (Archives Nationales, F 6808).

PRÉFECTURE DE POLICE

Paris, le 10 mai 1817.

Monsieur le Comte,

Votre Excellence, par la lettre qu'elle m'a fait l'honneur de m'écrire, le 4 avril dernier, m'invitait à faire prendre des informations à l'égard des particuliers qui se sont signalés avantageusement par leur conduite, à l'époque de la captivité du fils de Louis XVI. Votre Excellence désignait nommément les sieurs Gomin, ancien gardien du Temple, Dumangin, médecin de la Charité, retiré, Thierry, médecin des prisons, les sieurs Soupé et Supalès chirurgiens, le sieur Pipelet, bandagiste, et enfin les sieurs Gomier, Laurent et Lemoine qui ont successivement gardé le Dauphin.

Je m'empresse de communiquer à Votre Excellence le résultat des recherches qui ont eu lieu à ce sujet :

M. Dumangin, médecin de la Charité, vit retiré dans une propriété qu'il a acquise à Saint-Prix, petit village de la vallée de Montmorency. Il est âgé de 74 ans et jouit d'une très bonne réputation acquise par une conduite pure et des travaux longs et honorables. Conjointement avec M. Pelletan, il a eu le douloureux avantage de donner des soins au fils de Louis XVI, à une époque où il n'y avait plus aucun espoir de lui conserver la vie. Il a prouvé du moins par ses égards et par son ton respectueux envers son malade combien il était éloigné de partager les principes de ceux qui l'avaient réduit à un pareil état de dépérissement. Il a concouru avec M. Pelletan à l'ouverture du corps de ce prince et il se rappelle que son confrère, à la fin de l'opération, mit dans sa poche quelque chose qu'il avait soigneusement enveloppé. Quoique M. Dumangin n'ait pas remarqué alors ce que ce pouvait être, il pense qu'on doit ajouter foi à la déclaration qui en a été faite depuis par M. Pelletan. M. Dumangin n'a jamais reçu aucune faveur du dernier gouvernement. Les sentiments dont il est animé ne permettent pas de douter qu'il ne soit très sensible aux récompenses honorifiques qu'il pourrait plaire à S. M. de lui accorder.

M. Pipelet, aujourd'hui existant, est âgé de 58 ans; depuis sept années, il a cédé son établissement à Paris et *s'est retiré à Tours* où il exerce également la chirurgie. Son grand-père et son père ont été chirurgiens herniaires de l'école royale militaire de Paris depuis sa formation jusqu'à sa suppression. Le Docteur était en outre attaché à la maison du Roi et à celle des princes du sang. En 1792, il se retira dans son pays, à Coucy-le-Château près de Soissons, où il est mort en octobre 1809.

S. M. la reine, lors de sa captivité au Temple, croyant M. Pipelet père à Paris, l'avait fait appeler parce que le jeune Prince souffrait d'un engorgement dans les testicules. En l'absence de ce chirurgien, son fils s'empressa de se rendre à la municipalité de Paris, afin d'obtenir la permission d'entrer dans la tour du Temple. Renvoyé devant l'assemblée de la Commune, il y exposa l'objet de sa demande. Pendant qu'il était à la tribune, une foule de voix le menacèrent de la lanterne, lui reprochant d'avoir été le chirurgien herniaire de la famille Royale ; mais ces cris ne l'épouvantèrent pas, il défendit sa cause avec chaleur et il obtint enfin ce qu'il désirait sous la seule condition qu'il ne serait payé que comme un simple prisonnier.

Arrivé au Temple, ses manières respectueuses envers ces augustes prisonniers ne plaisant point aux officiers municipaux qui se trouvaient présents, l'un d'eux lui ordonna aussitôt de remplir son ministère et de constater que l'enfant avait un vice dans le sang et qu'il en périrait, mais M. Pipelet, n'écoutant que sa conscience, déclara dans son procès-verbal que le Prince n'avait aucune apparence de vice dans le sang et qu'il était parfaitement sain.

Il s'occupa ensuite de l'engorgement et tant par les renseignements qu'il se procura, que par l'examen des parties malades, il reconnut que le jeune prince avait joué sur un bâton, comme font les enfants, et qu'il s'était blessé. Il suivit pendant un mois le traitement de cette incommodité qui disparut au bout de ce temps.

Les officiers municipaux lui reprochaient souvent le ton de respect avec lequel il se présentait devant la famille Royale. Un jour ils voulurent le contraindre à garder son chapeau, mais il se dispensa d'obéir, en faisant observer qu'il lui était plus commode d'avoir la tête découverte. Depuis ce moment, pour éviter de nouvelles discussions, il eut soin, chaque fois qu'il venait au Temple, de laisser son chapeau au bas de la Tour.

La reine eut, dit-on, la bonté, en la présence de M. Pipelet, d'instruire *Madame* qu'il était connu de la famille Royale et que son père avait eu l'honneur de donner des soins à Mme Louise de France, ainsi qu'à LL. AA. RR. les ducs d'Angoulême et de Berry.

Cet homme a traversé la révolution en conservant ces puretés de principes et une réputation intacte ; son plus grand désir serait, assure-t-on, d'être rappelé à Paris, en qualité de chirurgien herniaire de S. M. et des Princes du sang. En 1814, il sollicita cette grâce de S. A. R. Monseigneur le Duc d'Angoulême qui accueillit son mémoire avec bienveillance, cette démarche toutefois ne fut suivie d'aucun succès.

MM. Thierry et Soupé, attachés au service des prisons, le premier comme médecin, le second comme chirurgien, ont donné, en même temps que M. Pipelet, les soins les plus empressés au fils de Louis XVI. Tous deux sont morts : M. Thierry était célibataire ; M. Soupé a laissé une fille, aujourd'hui veuve de M. Dubos, décédé sous-préfet de Saint-Denis. Elle réside à Mouchi près Compiègne et paraît être dans l'aisance.

*
* *

MINISTÈRE DE LA MAISON DU ROI

Paris, le 22 avril 1818.

Monsieur le Comte,

J'ai reçu avec la lettre que Votre Excellence m'a fait l'honneur de m'écrire la réclamation du sieur Pipelet, chirurgien herniaire qui sollicite les bienfaits du Roi. J'aurai l'honneur de mettre cette demande sous les yeux de Sa Majesté.

Agréez, je vous prie, monsieur le Comte, avec mes remerciements, l'assurance de ma haute considération.

Le Directeur Général ayant le Portefeuille.

Comte de PRADEL.

*
* *

POLICE GÉNÉRALE

Secrétariat, n° 4347.

Paris, le   mars 1818.

Monsieur,

Le Sieur Pipelet, Docteur en Médecine, demeurant à Tours, rue de l'Ecouerie, n° 8, sollicite une récompense pour les soins qu'il dit avoir été appelé à donner à Louis XVII, après la mort de son père. Ce fut, dit-il, à la demande de la feue Reine qu'il se rendit auprès du jeune Prince; et ce ne put être, à ce qu'il ajoute, qu'au péril de sa propre vie. Sa belle-mère (Julie-Alexandre

Joran, veuve Blain-Descormiers), est, dit-il encore, veuve d'un officier de Marine ; il désire, si c'est une pension qui doit lui être accordée, que le tiers en soit assigné sur la tête de cette dernière, et les deux tiers sur celle de sa femme (Perrine-Marie-Thérèse Blain-Descormiers). Je vous invite à prendre des informations sur le Sieur Pipelet, sur sa conduite et sur les titres qu'il peut avoir à la bienveillance du Gouvernement. J'attendrai le résultat de ces informations, avec votre opinion particulière.

Recevez, Monsieur l'assurance de ma considération distinguée.

Le Ministre Secrétaire d'État au Département de la Police Générale.

A M. le Préfet d'Indre-et-Loire.

NOTE POUR SON EXCELLENCE

Au mois d'avril 1817 le Roi parut désirer obtenir des renseignements sur les personnes qui avaient rendu des soins à la famille royale au Temple et qui n'avaient pas encore reçu des preuves de la reconnaissance de sa Majesté.

Parmi les personnes sur le compte desquelles son Excellence chargea M. le Préfet de Police de prendre des informations, se trouvait M. Pipelet, chirurgien-herniaire aujourd'hui retiré à Tours, et qui, dans cette ville, écrit à son Excellence pour exprimer ses désirs sur la manière dont serait établie la pension dont il suppose que le Roi aurait intention de le gratifier. Cette lettre parlant d'un rapport fait à son Excellence ne laisse aucun doute sur les informations prises à Tours par M. le préfet de Police.

Elles sont, au surplus, toutes en sa faveur ; elles prouvent son dévouement constant à la famille Royale, les soins empressés et respectueux qu'il rendit, au péril de sa vie, au Dauphin, au Temple, et rappellent les expressions obligeantes que daigna, dans des circonstances aussi cruelles, lui adresser sa Majesté la Reine. M. Pipelet a épousé la fille d'un officier de Marine dont la mère, âgée de 64 ans, avait une pension accordée par Louis XVI et que la Révolution lui a fait perdre.

On a l'honneur de prendre les ordres de son Excellence relativement à M. Pipelet.

.*.

M. le comte de Pradel, Directeur général au Département de la Maison du Roi.

Monsieur le Comte,

J'ai l'honneur de vous transmettre :

1° Une réclamation qui m'a été adressée par le sieur Pipelet, Chirurgien herniaire, domicilié à Tours.

2° Le résultats des informations prises au mois de mai dernier sur les anciens services du sieur Pipelet, par M. le Ministre d'État, Préfet de Police.

Cet objet m'a paru concerner uniquement vos attributions.

E

LIBERTÉ   ÉGALITÉ

La Commission des Secours Publics.

Le citoyen Thiéry, médecin, à commencer du 11 mai 1793, a fait deux visites par jour au fils du ci-devant Roi qui a eu une

fièvre continue avec un redoublement tous les soirs, fièvre qui
a duré 21 jours . . . .   42 visites.
Pendant la convalescence   15   »
Pendant le temps qu'il a éprouvé un relâchement
   au témoin gauche accompagné de mauvaises
   digestions.   8   »
Pendant la maladie vermineuse à la suite de la-
   quelle il a rendu une prodigieuse quantité de
   vers.   15   »
Après la séparation   16   »
A la fille du feu Capet   8   »
A la citoyenne Tison   6   »

N.. La chèreté des voitures, moindre, il est vrai, qu'à présent, la distance, tout le temps qu'il fallait mettre pour arriver
à l'appartement, pour rentrer et pour sortir du Temple, tous
les rendez-vous avec le citoyen Soupé, cinq à six avec le citoyen Pipelet et cent douze marches, plus ou moins à monter,
d'où il résulte qu'une seule visite nous prenait près de deux
heures. Mes dernières visites datent des premiers jours de janvier 1794.

   Total 107 visites.   (*Archives Nationales.*)

F

*Secours Publics. Rapport au Comité de sûreté générale,
       section de la police de Paris.*

   Sur la réclamation de trois officiers de santé qui ont donné
leurs soins au fils du feu Louis Capet.
   Les citoyens *Thiéry* médecin, *Soupé* chirurgien et *Pipelet*
bandagiste, réclament de la Commission des Secours le paye

ment des honoraires à eux dus pour les soins qu'ils ont donnés au fils du feu Louis Capet pendant les neuf derniers mois de 1793 vieux stile.

Ces citoyens furent requis par l'administration de Police d'alors, par suite d'un arrêté du ci-devant conseil général de la commune de Paris du 10 mai 1793.

Le médecin réclame le payement de 107 visites, par lui faites tant au fils qu'à la fille du feu Louis Capet et à la femme Tison dans les différentes maladies qu'ils ont eues.

Le chirurgien réclame le payement de 50 visites pour le même objet.

Et le bandagiste six visites par lui faites au petit Capet, pour lui appliquer les bandages jugés nécessaires d'après les citoyens Thiéry et Soupé.

Ce citoyen réclame en outre une somme de 600 francs pour la fourniture de douze suspensoirs.

Examen fait des pièces que produit chacun des réclamants la commission se serait empressée de faire droit à leur demande si les soins donnés par ces officiers de santé l'eussent été depuis le temps qu'elle se trouve chargée de l'administration du Temple ; mais comme ils sont bien antérieurs et qu'ils ont été requis par suite d'un arrêté du ci-devant conseil général de la Commune, la Commission sollicite du Comité de sûreté générale, une autorisation pour faire acquitter à chacun d'eux ce qui leur revient.

Elle estime que le quantum des honoraires à allouer au citoyen Thiéry, médecin, peut être portée à une somme de 1.000 francs, en évaluant ses visites sur le pied de 10 francs.

Celui du citoyen Soupé, chirurgien, à la somme de 500 francs, en évaluant ses visites au même prix.

Et au citoyen Pipelet, bandagiste, pour la fourniture de douze suspensoirs, ainsi que pour les différentes visites qu'il a faites pour les poser et en suivre l'effet, une somme de 300 francs.

La commission des secours invite le Comité à lui faire connaître la décision qu'elle prendra sur cette réclamation. Elle
joint au présent rapport les copies des différents titres et mémoires des réclamants.

DENISEAU.

G

LIBERTÉ   ÉGALITÉ

La Commission des Secours publics.

Le citoyen Pipelet, chirurgien-herniaire, rue Neuve-des-
Bons-Enfants, n° 1604 et 1.

Requis en vertu des ordres aux citoyens Thiéry et Soupé,
s'est transporté avec eux au Temple, dans le courant de juin
1793, pour y visiter le fils du ci-devant Roi et consulter avec
les citoyens Thiéry et Soupé sur les moyens à employer relativement à un engorgement qu'il avait au testicule gauche, ils
convinrent d'employer entr'autres moyens l'usage des Bandages-suspensoirs que le citoyen Pipelet fut chargé d'exécuter,
ce qu'il fit, et les appliquât ; en conséquence, il demande pour
ses visites qui lui emploient chacune une matinée, tant à
cause de l'éloignement qu'à cause des formalités à remplir
pour arriver jusqu'au prisonnier, une somme de...

Et pour douze suspensoirs la somme de six cents livres.

Paris, ce   fructidor, an 3.

H

Robert, pharmacien du Temple, fournit les médicaments, « bouillons faits au bain-marie, composés avec
du veau, cuisses et reins de grenouilles, sucs de plantes,
lavements et sirops vermifuges, etc. » ARCHIVES NATIO
NALES, F 7.439, d'après Provins et E 629, d'après M. de

la Rocheterie. (V. *Louis XVII*, de Beauchesne, t. II,
pp. 492-495 ; édition de 1894.)

*Mémoire des médicaments fournis au Temple pendant le
mois de may, pour Marie-Antoinette, ses enfants et sa
sœur, par le citoyen Robert, apothicaire authorisé par la
Commune et par les ordonnances du citoyen docteur
Thierry.*

Pour Marie-Antoinette : 1793, Mai, 1er . . . . .

Un bouillon médicinal fait au bain-marie composé de veau, poulet et plantes diverses . . .   5 liv.

2. 3. 4. 5. 6. 7. 8. 9. 10. Chaque jour, le même
bouillon réitéré . . . .   45 »

Plus une boëtte de gomme pectorale. . . .   3 »

11. 12. 13. 14. 15. 16. 17. 18. 19. 20. Chaque
jour le bouillon cy dessus réitéré . . . . .   50 »

Pour le fils de Marie-Antoinette : Mai, 12. Douze
onces de miel de Narbonne . . . .   3 » 12 s.

13. Deux bouteilles de petit lait clarifié. . . .   2 »

14. Deux bouteilles idem . . . .   2 »

15. 16. Bouteilles idem . . . .   4 »

17. Une médecine composée de follicules de
manne choisis, coriandre et sel de Glauber. .   3 »

La même médecine de précaution. . . . .   3 »

Une bouteille de petit-lait . . . .   1 »

Quatre onces de bayes de genièvre . . . . .   1 »

Une bouteille de petit lait . . . . . .   1 » 4 »

Une livre de miel de Narbonne . . . . . .   4 » 16 »

Pour le fils de Marie-Antoinette :

May, 19. 20. 21. 22. 23. 24. 25. 26. 27. 28. Chaque jour une bouteille de petit lait. . . .   10 liv.

29. La médecine du 17 réitérée. . . . . . .   3 »

Idem la même médecine de précaution . . . .   3 »

30. 31. Le petit lait réitéré . . . .   2 liv.

Un cornet de bayes de genièvre . . . . . .   1 » 4 s.

Une boëtte de parfums . . . .   2 »

Pour Marie-Thérèse-Charlotte, fille de Marie-Antoinette :

Mai 1ᵉʳ. Un bouillon médicinal fait au sel de Glauber, avec sucs de plantes, bain-marie composé, etc . . . .   4 »

2. 3. 4. 5. 6. 7. 8. 9. 10. 11. Chaque jour le même bouillon réitéré. . . . .   40 »

12. 13. 14. 15. 16. 17. 18. 19. 20. 21. . . . Chaque jour le bouillon idem . . . . . .   40 »

22. 23. 24. 25. Le bouillon réitéré. . . . . .   16 »

Plus douze onces d'eau de rose . . . . .   3 »

26. 27. 28. 29. 30. 31. Chaque jour le bouillon idem. . . . .   24 »

Pour Élisabeth, sœur de Marie-Antoinette :

May 25. Quatre grands rouleaux de sparadrap de diapalme . . . .   20 »
                                          ____
                                          296 » 16 s.

Mémoires des médicaments fournis au Temple pendant le courant du mois de juin pour Marie-Antoinette, ses enfants et sa sœur, par le citoyen Robert, apothicaire authorisé par la Commune et par ordonnance du citoyen docteur Thierry.

Pour le fils de Marie-Antoinette : 1793.

Juin 1ᵉʳ. Une bouteille de petit lait clarifié . .   1 liv.

2. 3. 4. 5. Chaque jour le petit lait réitéré. . .   4 »

Plus fourni un thermomètre pour les bains . .   4 »

6. 7. 8. 9. 10. 11. 12. Chaque jour une bouteille de petit lait . . . .   7 »

13. Un bouillon médicinal fait au bain-marie, composé avec cuisses et reins de grenouilles, avec addition de sucs de plantes, et terre foliée minérale. . . . . 5 liv.

14. 15. 16. 17. 18. 19. 20. Chaque jour le bouillon réitéré . . . . 35 »

21. 22. 23. 24. 25. 26. 27. 28. 29. 30. Chaque jour le bouillon idem . . . . 50 »

Pour Marie-Thérèse-Charlotte, fille de Marie-Antoinette :

Juin 1er. Un bouillon médicinal fait au bain-marie, composé avec sucs de plantes, de sel Glauber, etc.. . . . . 4 »

2. 3. 4. 5. 6. 7. 8. Chaque jour le bouillon réitéré. 28 »

Plus douze onces d'eau de roses . . . . 3 »

9. 10. 11. 12. 13. Chaque jour le bouillon. . . 20 »

14. 15. 16. 17. 18. 19. 20. Chaque jour le bouillon réitéré. . . . . 28 »
                                                    ————
                                                    489 liv.

Mémoires des médicaments fournis au Temple pendant le mois de juillet pour Marie-Antoinette, ses enfants et sa sœur par le citoyen Robert apothicaire, authorisé par la Commune et par ordonnances du citoyen docteur Thierry.

Pour Marie-Antoinette, sa fille et Élisabeth :

1793, l'an IIe de la République.

Juillet 12. Une chopine d'eau de fleurs d'oranges double distillée au bain-marie . . . . 12 liv.

Trois flacons de sel volatil de vinaigre camphré. 18 »

Un cornet de genièvre . . . . 0 » 12 s.

Pour le fils de Marie-Antoinette :

Juillet 1. Un bouillon médicinal fait au bain-
marie avec veau, cuisses et reins de grenouil-
les, suc de plantes et terre foliée . . . . .   5 liv.

2. Le bouillon réitéré.   5   »

Douze onces de miel de Narbonne   4   » 16 s.

3. 4. 5. 6. 7. 8. 9. 10. 11. 12. Chaque jour le
bouillon ci-dessus réitéré. . . . .   50 »

23. 24. 25. Le bouillon idem . . . .   15 »

26. Un lavement composé avec coralline de
Corse, suc de citron et huile d'olive   1   » 10 »

Plus fourni une seringue, avec son canon d'y-
voir. . . . .   14 »

27. Un lavement   1   » 10 »

28. Le lavement idem   1   » 10 »

Plus 4 onces de sirop vermifuge.   1   » 04 »

29. 30. 31. Chaque jour le lavement.   4   » 10 »

Plus 5 onces de sirop vermifuge   1   » 4 »

Pour la citoyenne Tison :

Juillet 4. Une potion calmante   2   »

5. La potion idem   2   »

Plus deux pintes de petit lait avec le sirop de
violettes   4   »

6. Un rouleau d'orgeat   2   » 10 »

Deux pintes de petit lait réitéré   4   »

La potion double réitérée   4   »

7. Une pinte de petit lait   2   »

La potion double réitérée   4   »

8. et 9. Chaque jour le petit lait   4   »

Plus deux potions.   4   »

                                          ____
                                          168 » 6 s.

(Archives nationales, série E, n° 6207.)

I

LE CAS DU DAUPHIN AU POINT DE VUE
MÉDICO-LÉGAL

(Opinion de M. le docteur DESCOUST.*)*

Vu la nature et l'importance du sujet que nous traitons, nous avons pensé qu'il ne serait pas superflu de demander à un des maîtres de la médecine légale ce qu'il pensait, non pas du cas du Dauphin en particulier, mais de cas similaires. Nous avons donc soumis à M. le docteur Descoust, dont tous nos lecteurs savent l'indiscutable compétence, quelques questions dont la solution importait au plus haut point, pour éclairer et au besoin fortifier notre conviction.

Et d'abord, avons-nous demandé à M. Descoust, la copulation est-elle *possible* chez l'enfant ?

« Le plus souvent, nous dit notre interlocuteur, l'enfant est provoqué à l'acte. Il est beaucoup plus rare que celui-ci soit spontané ; cela dépend à la fois et de l'éducation, entendez perversion de l'enfant, et du milieu, de la promiscuité, des exemples qu'il a sous les yeux, etc., etc.

« Mais ce qui vous intéresse surtout, c'est de savoir quelle affection ou inflammation des organes génito-urinaires peut provoquer un écoulement simulant un écoulement vénérien ? Vous me citez les excès d'onanisme : c'est, en effet, une des causes habituelles, surtout chez

l'enfant. Mais il en est d'autres : l'accumulation des urines ou du smegma entre le prépuce et le gland peut
aussi faire naître une balanite, et le pus peut cheminer
très aisément jusqu'au canal uréthral : d'où suintement,
et même écoulement, qui donne le change pour un mal
vénérien [1].

« Vous savez comme moi que, dans le peuple, dès
qu'on aperçoit des taches sur la chemise d'un enfant, on
ne songe pas à autre chose qu'à une contamination. Et
alors, c'est le voisin, ou le monsieur d'en face, que les
commères accusent d'avoir eu des rapports avec l'enfant;
les parents s'emparent de l'accusation, la justice est
mise en mouvement... C'est l'histoire de tous les jours !
Bien souvent, cependant, il ne s'agit que d'une balanite
ou d'une vulvo-vaginite, dont une hygiène moins défec-
tueuse, de simples soins de propreté auraient préservé
l'enfant [2].

« C'est surtout chez les enfants strumeux que les accidents se produisent de préférence. Je n'ai pas besoin de
vous en donner la raison : c'est un fait d'observation
journalière.

« Ainsi donc, pour me résumer, l'enfant peut avoir,
simulant un écoulement gonococcien, un état inflamma-
toire, le plus souvent localisé à la muqueuse préputiale

---

[1] La blennorrhagie est très rare chez les enfants du premier
âge. On en a pourtant cité des cas (V. notamment, dans la
Gazette des Hôpitaux, 1899, p. 271, une très curieuse observation
rapportée par M. le docteur Louis Rouher (d'Artonne).

[2] L'état de malpropreté dans lequel était tenu le Dauphin
nous ferait assez pencher vers cette hypothèse, bien plus que

et provenant ou de tentatives faites pour découvrir le gland (masturbation pratiquée par l'enfant ou par une personne étrangère), ou de malpropreté, ou d'un état général scrofuleux.

« Vous me demandez encore quels accidents peuvent résulter d'un coup porté sur un testicule, chez un enfant? Il faut penser tout d'abord soit à une *orchite*, soit à une *hématocèle*, soit à une *hydrocèle*, traumatiques. Mais l'enfant peut avoir une de ces hydrocèles en bissac qu'a si bien décrites le docteur Bazy (*hydrocèle congénitale*), ou une hydrocèle de la tunique vaginale, qui se révèle à l'occasion d'un traumatisme et non consécutivement à lui.

« Mais, outre ces hydrocèles congénitales, il peut exister une hernie congénitale : encore une hypothèse à discuter [1]. Si la poche est transparente, il y a des chances pour qu'on ait affaire à une hydrocèle ; si elle n'est pas translucide, on songera plutôt à la possibilité d'une hématocèle ou d'une hernie. Il y a bien d'autres caractères, mais il me paraît inutile de vous les développer plus longuement...

« Il est un autre point sur lequel vous avez appelé mon attention : « Une mère, ou une femme d'un certain âge,

vers celle, tout à fait invraisemblable, d'un mal communiqué à la suite de rapports.

[1] On avait, disons-nous plus haut, appliqué à l'enfant des bandages-suspensoirs. Peut-être, en effet, s'agissait-il d'une hernie ; cela n'infirme en rien nos arguments, puisque la hernie congénitale tend à disparaître et disparaît d'ordinaire spontanément.

couchant avec son enfant, et affectée de leucorrhée, ne peut-elle, sans qu'il y ait de sa part la moindre tentative de corruption, contaminer son enfant ? Assurément : il suffit qu'il y ait contact, même involontaire, pour que la contagion se produise ; dans ce cas, l'écoulement peut ressembler à un écoulement blennorrhagique, et il n'y a que l'examen microscopique, la constatation du gonocoque de Neisser, qui permette de trancher la difficulté ; encore faut-il être singulièrement prudent dans ces questions délicates... »

Après ce qu'on vient de lire, *la preuve scientifique nous semble désormais établie, que la Reine Marie-Antoinette est innocente du crime contre nature dont elle a été accusée.*

LES DERNIERS JOURS D'UNE REINE DE FRANCE

Dans les dernières semaines qui précédèrent
son exécution, la santé de Marie-Antoinette s'était
profondément altérée. Jusqu'alors elle n'avait guère
été sujette qu'à des malaises passagers [1].

Sa plus grande maladie était la bronchite, qui
l'incommodait assez fréquemment. La reine s'en-
rhumait facilement, mais elle se délivrait de son
rhume par des moyens anodins [2].

[1] Dans le livre de comptes de Mme Eloffe, on trouve inscrits,
à maintes reprises, des « doigtiers de taffetas noir pour la
Reine ». Ces nombreux doigtiers de taffetas noir étaient faits
pour envelopper, chaque jour, la blessure ou le mal blanc que
la Reine avait alors à la main et qui dura plusieurs semaines
(Cf. l'ouvrage du comte de REISET, *Modes et Usages*, etc., t. II,
pp. 171-173.)

[2] Elle se traitait généralement par le lait d'ânesse et absor-
bait des boules de gomme, qu'elle conseillait, à l'occasion, à
ses amies ; au mois de juin 1780, elle écrivait à la princesse
Charlotte de Hesse-Darmstadt, alors à Paris, rue Jacob, Hôtel
de Bourbon : « J'ai tant souffert de mon rhume et je vois tant

Rarement on avait recours à la saignée, à laquelle l'auguste malade se soumettait, d'ailleurs, sans trop de résistance.

Son médecin, Lassone, prétendait qu'elle était « d'une complexion sanguine »; il lui prescrivait, à cet effet, l'usage du petit-lait, mêlé à une décoction de laitue. La reine prenait également des eaux de Vals, pour dissiper les embarras d'entrailles dont elle se plaignait.

Lassone[1] lui avait conseillé, une année, un voyage aux eaux de Forges, rendues célèbres par

d'enrhumés, que je ne suis occupée que de cela; pour prévenir ou guérir votre rhume, je vous envoie, ma chère princesse, une petite provision de gomme; j'espère qu'elle vous réussira aussi bien qu'à moi, qui me porte beaucoup mieux; je commence à avoir une très belle voix. (*Lettres inédites de Marie-Antoinette et de Marie-Clotilde de France*, par le comte de REISET, p. 49.)

[1] Lassone faisait partie de la *maison de la reine*, qui était ainsi constituée : un perruquier-baigneur-étuviste, Léonard François, premier coiffeur; deux coiffeurs par commission : Léonard aîné et Villanoue; une baigneuse; une femme de garde-robe d'atours; un garçon de garde-robe; un tailleur ordinaire pour les habits d'amazone; deux portefaix de la chambre; deux feutriers; un lavandier du linge de corps; une porte-chaise d'affaire, Mlle Ronchereuil; deux frotteurs et un aide; un bibliothécaire, M. Moreau; un lecteur, M. l'abbé de Vermond; une lectrice, Mme la comtesse de Neuilly; une lectrice adjointe, Mlle de Laborde; un médecin ordinaire, M. de Lassone fils; un premier chirurgien, M. Chavignat; un chirurgien ordinaire; deux du commun; un chirurgien-accoucheur, M. de Vermond; un apothicaire; une garde-malade (REISET, t. II, p. 142).

le séjour que firent dans cette station Anne d'Autriche et Louis XIII, accompagnés du grand Cardinal.

Une autre année, on voit Marie-Antoinette se livrer à un nouvel exercice, ordonné sans doute par son médecin : elle se met à jouer à la paume. Dès lors, on trouve, tous les ans, dans les comptes, pour le quartier de juillet, cette mention : « *Masson, paumier du Roi* : 720 livres [1] ».

Le 8 janvier 1790, la Reine se donnait une entorse, qui la retenait chez elle pendant trois semaines.

Quand elle fut enfermée à la Conciergerie, soit le manque d'air, soit le défaut d'exercice vinrent rapidement à bout de ses forces. Bientôt se produisirent des pertes de sang, de véritables hémorrhagies, qu'elle essaya d'arrêter du mieux qu'elle put, avec les chemises et les linges qu'avait coupés à son intention la fille dévouée, préposée à sa garde [2]. On comprend quel état d'anémie profonde devait en résulter, d'autant que l'infortunée captive ne prenait, depuis quelques semaines, que de l'eau [3] comme boisson et de *l'eau de poulet* pour tout remède.

[1] G. Desjardins, *le Petit-Trianon, histoire et description*, p. 320.

[2] Rosalie Lamorlière, dont le récit est si émouvant.

[3] Voici deux pièces qui se rapportent à cet objet

L'estomac de la Reine ne pouvait supporter que de l'eau de Ville-d'Avray. Pendant sa captivité au Temple, on n'avait pas cessé de lui apporter cha-

Département de la Police.
Commune de Paris.

« Le 5 août 1793, l'an II de la République française une et indivisible.

« Nous, administrateurs au département de la police, après « en avoir conféré avec le citoyen Fouquier-Tinville, accusa- « teur public du Tribunal révolutionnaire, invitons nos col- « lègues les membres du Conseil général de la Commune, for- « mant le Conseil du Temple, à faire porter chaque jour « deux bouteilles d'eau de Ville-d'Avray à la veuve Capet, « détenue à la maison de justice de la Conciergerie, et sur la « provision qui vient tous les jours de cette eau au Temple.

« Nous les invitons également à envoyer à la veuve Capet « trois fichus de linon pris dans la garde-robe qu'elle a au Tem- « ple, ainsi que tout ce qu'elle fera demander par la citoyenne « Richard, concierge de la Conciergerie, et à faire cacheter « chaque bouteille d'eau du cachet du Conseil du Temple.

« Signé : BAUDRAIS et MARINO. »

(ARCHIVES NATIONALES, Cart. E, n° 6206.)

En lisant la réponse qui va suivre, on verra de quelle subti- lité se sont avisés les gardiens du Temple, pour se donner le plaisir de priver la prisonnière d'un objet de première nécessité.

Municipalité de Paris.
Conseil du Temple.

Du cinq août 1793, 2ᵉ de la République une et indivisible.

Un arrêté pris par le Conseil, le trois du présent et commu- niqué sûrement à nos frères les administrateurs de police, les a sans doute déterminés à nous envoyer aujourd'hui une invita-

que jour une provision d'eau venant de cette source. La femme du concierge Richard était autorisée à venir à la Conciergerie, où était alors la Reine, chercher au Temple des bouteilles de cette eau.

Le médecin des prisons, Souberbielle, touché de compassion à la vue des souffrances de la Captive [1], avait fait ses efforts pour que l'administration accordât à Marie-Antoinette un séjour moins humide [2] et plus sain. Ne pouvant y réussir, il lui

lion relative à l'envoi de deux bouteilles d'eau de Ville-d'Avray à la veuve Capet détenue à la Conciergerie.

Mais nous observons à nos frères que, sur l'observation d'un membre du Conseil que la veuve Capet n'était plus sous la surveillance du Conseil du Temple, le dit Conseil avait rapporté un précédent arrêté relatif à l'envoi des dites eaux, que, de plus, ce matin, le Conseil avait présenté le même objet au Maire et au procureur de la Commune présents, que le Conseil ainsi composé avait de nouveau maintenu le dernier arrêté.

Quant au surplus le Conseil du Temple envoie les trois mouchoirs de linon demandés dans la lettre à nous remise.

En conséquence, les dits mouchoirs enfermés dans du papier et cachetés du sceau du Conseil ont été remis à la femme Richard ainsi qu'il était requis.

Les Commissaires du Conseil du Temple
DUFOUR   FORESTIER.

[1] Au moindre changement de température, elle souffrait de douleurs rhumatismales, qui ne pouvaient que s'aggraver sous l'influence de l'humidité.

[2] L'insalubrité de la chambre de la Reine était telle, à la Conciergerie, que la robe noire de cette princesse, la seule qu'elle mettait alternativement avec une robe blanche apportée

avait ordonné, pour rafraîchir son sang, de l'eau de poulet; tous les matins, le vieil apothicaire Lacour, logé à deux pas de la Conciergerie, exécutait avec soin la potion et envoyait exactement cette ordonnance à neuf heures, dans un flacon cacheté, que son premier garçon remettait au concierge.

Le 15 octobre, jour du jugement, M. Lacour, guidé par ses pressentiments et son bon cœur, eut la présence d'esprit d'envoyer le flacon quelques minutes avant huit heures. La Reine, entraînée par les huissiers et la gendarmerie, était déjà sortie de son cachot, et allait monter à jeun vers la salle des audiences, lorsque l'apothicaire se présenta. Ce jeune homme supplia les satellites d'accorder quelques minutes à la Princesse, qui suspendit sa course, pour boire, à la hâte, cette dernière prise d'eau de poulet[1].

Pendant son procès, Marie-Antoinette ne cessa de perdre du sang ; une soif ardente la saisit ; elle

du Temple, tombait en lambeaux. La fille aînée de Mme Bault, femme du concierge de la prison, y mit une bordure neuve. Sa mère en recueillit les vieux morceaux et les distribua à plusieurs personnes qui les demandaient avec instance. La jeune fille Bault était sans cesse occupée à raccommoder le linge, les vêtements, les bas, les souliers de la Reine, qui s'usaient complètement (REISET, *op. cit.*, t. II, p. 398).

[1] Extrait des *Mémoires secrets et universels des malheurs et de la mort de la Reine de France*, par M. LAFONT d'AUSSONNE, p. 302.

demanda un verre d'eau à plusieurs reprises. Les huissiers l'entendaient et ne bougeaient pas. Un officier, nommé de Bûne [1], touché de commisération alla se procurer un verre d'eau limpide, et le lui servit avec politesse et respect [2].

A quatre heures quelques minutes, le 16 octobre au matin, la Reine de France entendait l'arrêt qui la condamnait à la peine capitale. On lui apporta un bouillon, dont elle avala à peine quelques cuillerées.

Elle continuait à perdre son sang. Lorsque le jour fut venu, c'est-à-dire à peu près vers les huit heures du matin, l'infortunée prisonnière passa dans la petite ruelle qu'on avait pratiquée entre son lit de sangle et la muraille. Elle déploya elle-même une chemise qu'on lui avait apportée, et pour ôter la vue de son corps au gendarme chargé de surveiller ses moindres gestes, elle se baissa dans la ruelle et abattit sa robe, afin de changer de linge pour la dernière fois. L'officier de gen-

[1] C'est lui qui, en sa qualité de lieutenant de la gendarmerie des tribunaux, accompagna la Reine à l'audience et la reconduisit au cachot (LENOTRE, *Captivité et Mort de Marie-Antoinette*, p. 365).

[2] Le capitaine de Bûne, pour ce verre d'eau présenté à la Reine, avait été destitué sur-le-champ : Marie-Antoinette n'eut pas la consolation de le retrouver dans son cachot funèbre (LAFONT D'AUSSONNE, *op. cit.*).

darmerie s'approcha à l'instant, et, se tenant auprès du traversin, regarda changer la princesse.
Dans un geste de pudeur bien naturelle, la reine
aussitôt remit son fichu sur ses épaules, et, avec
une grande douceur, dit à ce surveillant indiscret:
« Au nom de l'honnêteté, Monsieur, permettez
que je change de linge sans témoin.

« — Je ne peux y consentir, répondit brusquement le militaire, mes ordres portent que je dois
avoir l'œil sur tous vos mouvements. »

La Reine soupira, passa sa dernière chemise
avec toutes les précautions et toute la modestie
possibles, prit pour vêtement non pas sa longue
robe de deuil qu'elle avait encore devant ses juges,
mais le déshabillé blanc qui lui servait ordinaire-
ment de robe du matin, et, déployant son grand
fichu de mousseline, elle le croisa sous le menton.

Elle roula soigneusement sa pauvre chemise en-
sanglantée; elle la renferma dans une de ses man-
ches comme dans un fourreau, puis elle serra ce
linge dans un espace qu'elle aperçut entre l'ancienne toile à papier et la muraille[1].

Il était un peu plus de 10 heures, quand les juges entrèrent dans le cachot, avec le greffier Fa-
bricius. Quand celui-ci eut fini la lecture de l'acte

[1] Récit de Rosalie Lamorlière.

d'accusation, l'exécuteur pénétra à son tour dans la cellule. Il s'approcha de la Reine, lui demanda ses mains et se mit en devoir de les lier. Les mains liées, le bourreau enleva la coiffe de la Reine et lui coupa les cheveux[1].

Ses mains lui avaient été déjà attachées derrière le dos, lorsque la Reine se plaignit d'un besoin pressant, qui obligea de les lui délier, et qu'elle

[1] Les auteurs contemporains s'accordent à dire que les cheveux de la reine ont blanchi en une nuit : ce serait là un exemple de ce que les physiologistes ont appelé la *canitie émotionnelle*.

On a souvent discuté la question de savoir si les cheveux sont sujets à changer subitement de couleur. Le docteur Davy a répondu négativement, dans un travail lu à Manchester, au sein de la *Bristol Association*. L'opinion générale des médecins se prononce cependant pour l'affirmative ; plusieurs naturalistes concluent dans le même sens ; ils citent des exemples de personnes dont les cheveux sont devenus blancs ou gris sous l'influence d'émotions violentes, telles que la douleur, la terreur, etc. Le docteur Davy ne croit pas que le cas de Marie-Antoinette rentre dans cette catégorie. A l'entendre, pendant l'emprisonnement que lui firent subir les Jacobins, la reine avait été privée de l'usage des cosmétiques, avec lesquels elle avait l'habitude de teindre en noir ses cheveux naturellement cendrés, et les historiens, en racontant son exécution, ont répété que sa chevelure passa d'un noir de jais au gris, par suite des tortures morales que la malheureuse reine avait éprouvées. S'il avait été possible qu'une émotion morale, terreur ou chagrin rendît tout à coup ses cheveux gris, assurément le changement aurait été remarqué avant l'époque où la famille royale fut arrêtée en cherchant à sortir de France. Si une métamorphose semblable était admissible, ne devrait-on

satisfit dans un réduit obscur, nommé la *Souricière*, dont l'entrée se trouvait à l'angle gauche du greffe. Après quoi, ses poignets furent de nouveau liés.

La Reine ne sortit du lieu fatal que pour monter sur la charrette qui l'attendait à la porte de la Conciergerie, et qui la conduisit à la place où devaient se terminer ses douleurs. Il était à ce moment précis 11 heures et 15 minutes.

La figure de la reine était pâle et abattue, par suite de métrorrhagies qui l'épuisaient.

La voiture marcha lentement, au travers d'une multitude qui se précipitait sur son passage, sans cris, ni insultes. Ce n'est qu'à l'entrée de la rue Saint-Honoré que les clameurs se firent entendre.

Arrivée sur la place de la Révolution, ses yeux se fixèrent un moment sur le château des Tuileries; puis, tournant sa tête avec dignité, elle dirigea son regard vers les chevaux de la Renommée, et l'échafaud s'offrit à ses yeux.

« A la vue de l'échafaud, écrit Lafont d'Aus

pas la voir se produire chez les militaires engagés dans de terribles expéditions, au milieu des dangers et des horreurs de la guerre? Or le docteur Davy a examiné des milliers de soldats, prématurément épuisés par des climats divers, ayant assisté à de sanglantes batailles et dont beaucoup avaient reçu de terribles blessures, et il déclare n'avoir jamais rencontré un cas de cette espèce.

sonne, les yeux de Marie-Antoinette se fermèrent, la pâleur de la mort couvrit son visage, sa tête tomba sur sa poitrine. Elle avait cessé d'exister. Une *apoplexie foudroyante* termina les jours de la reine et ce fut son triste cadavre et non pas elle-même que les républicains portèrent sur l'échafaud. »

Aucun des témoins du premier acte de cette tragédie ne relate le fait ; nul des contemporains, à quelque opinion qu'il appartienne, ne l'a signalé[1]. Tout au contraire, le *Moniteur, les Révolutions de Paris*, Mercier, Vibert, Guffroy, les indifférents et les ennemis, ont témoigné du sang-froid de Marie-Antoinette[2].

On publia des estampes, des *canards* coloriés : aucun ne la montre chancelante et abattue : partout elle est droite et ferme, aussi bien dans le croquis que David saisit au passage, que dans l'estampe en couleur où on la voit debout sur l'échafaud, entre le prêtre priant et l'exécuteur[3].

Que la reine ait eu une syncope avant la décapitation, la chose est pourtant vraisemblable, sinon

[1] La légende semble avoir pris naissance sous la Restauration (Cf. *Intermédiaire des Chercheurs*, 25 août 1889, p. 483).

[2] V. le récit de la mort de la reine, dans l'Almanach de Rouy l'aîné, le *Magicien républicain*, à la date de 1794. (Cf. le *Bulletin du bibliophile*, nov. et déc. 1857, pp. 573 et suiv.)

[3] Cf. *Revue des Questions historiques*, 1er janvier 1890, p. 203-204.

certaine. Il a pu très bien se produire, à la vue de la guillotine, une commotion cérébrale, qui lui aura fait perdre momentanément la sensation de ce qui se passait autour d'elle. En tout cas, c'est là un phénomène purement physique et qui n'a rien à voir avec le courage de la personne chez qui on l'observe.

Nous avons, du reste, un témoignage formel de la fermeté que montra Marie-Antoinette dans ces circonstances tragiques. Le citoyen La Pierre, du comité révolutionnaire d'Argentan, était venu à Paris pour assister au supplice de la reine. Dans une lettre de quatre pages in-folio, le citoyen rend compte à son comité des mesures qui assurent le triomphe de la liberté ; puis il arrive à la partie de son rapport qui doit intéresser le plus les vrais sans-culottes, l'exécution de la reine :

« La garce, écrit-il, a fait une aussi belle fin que
« le cochon à Godille, le charcuitier de chez nous ;
« elle a été à Le chafau avec une fermeté in Croya-
« bles tout le lon De la rue De St-Honoré ; en fin
« elle a traversé presque tout paris en Regardant
« le monde avec mépris et Dédain ; mais partout où
« elle a passé Les vrais sans-culottes ne Desesaís
« De crier vive la republique et a bas la tiranique ;
« La coquine a eu la fermeté jusqu'à Le Chafau
« sans Broncher, mais quand elle a vue la méde-
« cines a lepreuves devant cest yeux, elle a tombé

« sans forces mais c'est égal on lui a donné des
« vallais de chambres et des garçons perruquiers
« pour lui faire sa toilette et quoiquel n'ut pas de
« barbes on lui a pas moins faitte ; et quoique les
« fames nen aye pas cela nenpeche pas quon les
« rase toujours[1]. »

L'exécution et ce qui en formait l'affreux prélude avaient duré environ quatre minutes. A midi un quart précis, la tête de Marie-Antoinette « tombait sous le fer vengeur des lois ».

Un fidèle royaliste, M. Desclozeaux, avait acheté le cimetière de la Madeleine, afin de pouvoir y conserver les restes de Louis XVI et de Marie-Antoinette, qu'aucun signe extérieur ne faisait distinguer. Point de croix, point de pierres tumulaires.

Ce cimetière n'en était plus un, c'était un simple jardin, le jardin de la maison que M. Desclozeaux occupait rue d'Anjou-Saint-Honoré, n° 48. Ce fut là que, le 18 janvier 1815, M. Dambray, chancelier de France, présida à des recherches qui durèrent deux jours[2].

Dans la première journée, on découvrit la bière de Marie-Antoinette : elle contenait, outre divers ossements, la tête entière, quelques débris de vê-

[1] DE LESCURE, *les Autographes en France et à l'étranger* ; Paris, Jules Gay, éditeur, 1865.

[2] *Le Correspondant* (1880), article d'IMBERT DE SAINT-AMAND.

tements et deux jarretières élastiques assez bien conservées.

Dernier détail, généralement inconnu : la reine avait une jambe dont elle se plaignait à tout changement de temps ; elle souffrait surtout beaucoup du froid à la Conciergerie, et mettait son oreiller sur ses pieds, pour les réchauffer. Les sœurs de la Charité Saint-Roch lui procurèrent des bas plus chauds, et c'est aux fragments de ces bas, qui étaient doublés et d'une épaisseur considérable, que l'on dut de retrouver plus tard les restes de la malheureuse Marie-Antoinette au cimetière de la Madeleine [1].

[1] Comte de REISET, *Lettres inédites de Marie-Antoinette et de Marie-Clotilde de France*, p. 174.

« C'est une croyance assez généralement adoptée, écrit le baron Meneval dans ses *Souvenirs
sur Napoléon*, que les grands hommes ont été ou
doivent être superstitieux. Le vulgaire qui, en
cela, est plus réellement possédé de l'esprit de
superstition qu'il leur reproche, pense qu'ils ne
peuvent accomplir de grandes choses que par des
moyens surnaturels, et qui ne sont point accordés
au reste des hommes ; d'autres ne leur pardonnent
leur supériorité qu'en les rattachant par quelques
points aux faiblesses de l'humanité. »

Quelque sens que l'on prête au terme de « superstition », qu'on entende désigner sous ce nom
la foi à une puissance ou à des moyens surnaturels, des forces occultes que notre esprit conçoit,
mais que nos sens ne perçoivent point ; qu'on
appelle le pouvoir mystérieux qui inspire nos actions, sans qu'intervienne notre jugement, *Fata*

lilé ou *Providence*, il n'en semble pas moins que croire aux pratiques des nécromans ou des tireurs d'horoscopes soit un symptôme, au moins passager, d'abdication de la raison.

« Cette aberration de l'esprit humain — nous reprenons le texte de Meneval, — ne peut s'appliquer au sentiment intérieur qui portait, par exemple, Napoléon à se considérer comme un instrument de la Divinité, comme chargé d'une mission sur la terre, et à marcher sans crainte et avec l'assurance du succès, sous cette puissante égide. »

Nous n'y contredirions pas, si Napoléon, qui avait la conscience d'une mission providentielle à remplir, ainsi que s'accordent à le reconnaître tous ses biographes, s'en était tenu à ces manifestations extérieures de son pouvoir, qui n'étaient appelées, dans son esprit, qu'à faire impression sur les masses. Nous reconnaîtrons même qu'il faisait preuve d'une habileté politique consommée, quand il recommandait à son armée d'Égypte le respect pour la religion des Mahométans[1] ; quand

[1] On lit dans les *Mémoires de Bourrienne* : « Comment a-t-on eu la pensée de représenter Bonaparte comme disposé au mahométisme? Cela ne mérite même pas d'être sérieusement discuté. Non, jamais, il n'est entré autrement que par curiosité dans une mosquée... De quoi était-il question ? d'entrer en Égypte. La politique, le simple bon sens commandait de parler avec beaucoup de ménagement de la religion des habitants. »

lui-même se faisait un devoir d'assister à leurs
cérémonies du culte; toutes les fois enfin qu'il
exploitait, pour la réussite de ses plans, la crédulité populaire, crédulité qu'il faisait naître d'autant mieux qu'il n'était pas très éloigné de la partager, mais qu'il était d'autant plus disposé à
railler chez autrui, qu'il mettait plus d'artifice à
la dissimuler pour son propre compte.

On a paru confondre, peut-être non sans dessein, l'esprit religieux de Napoléon avec ses préjugés. L'Empereur avait, à n'en pas douter, la
conscience qu'il existait au-dessus de lui un Être
suprême dont il se reconnaissait le sujet. Son
attente d'un secours d'en haut dans les situations
désespérées; ses appels réitérés, dans ses pro-
clamations, dans ses allocutions, « *au seul arbitre qui tient dans sa main les combinaisons de
tous les événements* »; l'émotion particulière qu'il
éprouvait au son des cloches[1], qui le plongeait

---

[1] « J'ai toujours aimé le son des cloches, disait-il à Sainte-
Hélène. Il y a deux choses dans cette île hérétique, inhospitalière,
qui me manquent, et dont la privation m'est spécialement in-
supportable : pas de cloches et du pain moisi ! » DE BEAU-
TERNE, *Sentiment de Napoléon sur le Christianisme*, p. 45. « Le
son des cloches, écrit Bourrienne, produisait sur Bonaparte un
effet singulier que je n'ai jamais pu m'expliquer ; il l'entendait
avec délices. Lorsque nous étions à la Malmaison, et que nous
nous promenions dans l'allée qui conduit à la plaine de Rueil,
combien de fois le son de la cloche de ce village n'a-t-il pas

dans des rêveries et des extases sans fin ; ses signes de croix[1] à l'approche du danger, n'étaient autre chose que des reminiscences d'une éducation dont la religion[2] avait constitué le fond ?

L'avenir est dans la main de Dieu était une des formules qu'il se plaisait à répéter.

Il reconnaissait qu'après avoir pris ses dispositions les plus calculées, un jour de bataille, après qu'il avait tout prévu, il y avait un moment où le succès ne dépendait plus de lui ; à ce moment, la fatalité entrait en scène, et si, dans les circonstances critiques, il ne désespéra jamais, c'est qu'il gar-

interrompu les conversations les plus sérieuses ! Il s'arrêtait pour que le mouvement de nos pas ne lui fît rien perdre d'un retentissement qui le charmait. Il se fâchait presque contre moi de ce que je n'éprouvais pas les mêmes impressions que lui. L'action produite sur ses sens était telle, qu'il avait la voix émue et qu'il me disait alors : « Cela me rappelle les premières années que j'ai passées à Brienne, j'étais heureux alors ! J'ai été vingt fois témoin du singulier effet que produisait le son de la cloche sur Napoléon. »

[1] «... Et quand, dans les moments critiques, — et il en vit de plus d'une sorte, — ou même seulement en lisant une assertion imprudente ou cynique, Napoléon faisait, peut-être sans s'en douter, un signe de croix furtif, rapide, il faisait ce que ses compatriotes font encore à l'approche subite d'un danger, à l'annonce d'un malheur ou d'un grave événement... » Extrait d'un article de M. JOSEPH TURQUAN (*Revue bleue*, 19 septembre 1896, p. 370.)

[2] Sur les sentiments religieux de Napoléon, on peut consulter l'ouvrage cité du chevalier de Beauterne.

dait, malgré tout, une confiance invincible dans sa destinée.

Cette confiance, Napoléon l'affirma en toute occasion. Annonçant au Directoire le désastre d'Aboukir, il écrivait :

Les *destins* ont voulu, dans cette circonstance comme dans tant d'autres, prouver que s'ils nous accordent une grande prépondérance sur le continent, ils ont donné l'empire des mers à nos rivaux. Mais si grand que soit ce revers, il ne peut pas être attribué à l'inconstance de la Fortune...

Déjà en 1795, il mandait à son frère Joseph : « Si mes espérances sont secondées par *ce bonheur qui ne m'abandonne jamais dans mes entreprises*, je pourrai vous rendre heureux et remplir vos désirs; » comme il écrira plus tard à Joséphine, en 1807 : « Pourquoi des larmes, du chagrin ? N'as-tu donc plus de courage...? *Je serais humilié de savoir que ma femme puisse se méfier de nos destinées* [1]... »

Ce passage du *Mémorial* de Sainte-Hélène est plus significatif encore :

Tous ceux qui me connaissent savent le peu de soins que je prenais de ma conservation. Accoutumé

[1] GUILLOIS, *Napoléon, l'homme, le politique, l'orateur*, ch. I.

dès l'âge de dix-huit ans aux boulets, aux balles, et sachant toute l'inutilité de vouloir s'en préserver, *je
m'abandonnais à ma destinée*... Depuis, j'ai continué de
m'abandonner à mon *étoile*, laissant à la police le soin
des précautions [1].

Il est bien établi que Napoléon ne prenait pour
lui-même aucune précaution et qu'il montra toujours une bravoure incontestable. Il fut blessé
trois fois, mais il risqua plus de vingt fois la mort,
à Toulon, à Montereau, au combat d'Arcis-sur-
Aube, à Waterloo, et dans bien d'autres batailles.
S'entretenant avec M. de Bausset à Fontainebleau, Napoléon lui dit à la fin de la conversation :

Voyez ce que c'est que la destinée ! Au combat d'Ar-
cis-sur-Aube, j'ai fait tout ce que j'ai pu pour trouver
une mort glorieuse, en disputant pied à pied le sol de la
patrie. Je me suis exposé sans ménagement ; les balles
pleuvaient autour de moi ; mes habits en ont été criblés
et aucune n'a pu m'atteindre [1].

Aux yeux de ses soldats, Napoléon passait pour
invulnérable. Lecœur a entendu raconter dans son
enfance, en Normandie, que Napoléon « charmait
les balles [2] ».
Ce passage des Mémoires du médecin O'Méara

<hr>

[1] *Bonapartiana*, p. 125.
[2] *Esquisses du Bocage*, t. II, p. 369.

est encore une preuve que Napoléon ne redoutait
pas la mort.

Comme je disais (c'est O'Méara qui parle) à Napoléon
qu'il ne devait pas hâter sa mort en refusant de prendre
des remèdes nécéssaires, il a répondu : « Ce qui est
écrit là-haut est écrit », et, jetant les yeux vers le ciel, il
disait : « Nos journées sont comptées [1]. »

On pourra inférer de ces citations que Napoléon était fataliste[2]. Napoléon se défendit toujours
énergiquement de cette imputation ; mais pou-
vait-il être bon juge dans sa propre cause ? Il
avait le légitime orgueil de croire qu'aucun capitaine ne s'était plus servi à la guerre de son esprit
et de sa volonté ; il n'en laissait pas moins échapper l'aveu « qu'on s'agitait vainement à la guerre »,
et que « le mieux est évidemment de se résigner
aux chances de son état ». Mettons que Napoléon

---

[1] BEAUTERNE, *Sentiment de Napoléon sur le Christianisme*, p. 55.
[2] Dans le V⁵ volume du *Mémorial de Sainte-Hélène*, se trouve
implicitement l'aveu même de l'Empereur : « Il faut convenir,
dit Napoléon, que des fatalités se sont accumulées contre moi
sur la fin de ma carrière. Mon malheureux mariage, les perfi-
dies qui en ont été les suites ; le chancre de l'Espagne, sur
lequel il n'y avait pas à revenir ; cette funeste guerre de Russie,
qui m'est arrivée par malentendu ; cette effroyable rigueur des
éléments qui a dévoré toute une armée... Et puis l'univers entier contre moi !... »

avait le fatalisme du soldat[1], il n'en restera pas moins qu'il faisait une large part, dans ses combinaisons militaires, au *hasard* et à *l'imprévu*.

Du hasard au merveilleux il n'y a qu'un pas : une imagination ardente, comme celle de Napoléon, eut tôt fait de le franchir. On a prétendu, pour fournir la preuve que Napoléon n'avait pas sacrifié au merveilleux, qu'il avait toujours stigmatisé les charlatans et les imposteurs ; qu'il avait accablé de son dédain Mesmer, Lavater et Gall, en un mot tous les gens à systèmes ou à idées nébuleuses, dont les utopies répugnaient à son esprit positif. Cela est exact, mais ce qui ne l'est pas moins, c'est que, — et à l'appui de notre thèse vont abonder les faits démonstratifs, — Napoléon était imbu de préjugés, qu'il était superstitieux à l'excès ; ce qui n'a pas trop lieu de surprendre chez un Corse dans les veines duquel coulait du sang italien.

1. « En Égypte, Napoléon courut le danger d'être pris ou massacré par un parti de mameloucks. Il marchait à une assez grande distance des corps d'armée, accompagné seulement de quelques gardes et de plusieurs officiers de son état-major. Le hasard voulut qu'il ne fût point aperçu des mameloucks, dont il n'était cependant séparé que par une élévation de terrain. Napoléon qui, toute sa vie, crut, dit-on, au fatalisme, plaisanta de ce péril en disant : « Il n'est point écrit là-haut que je doive être pris par les Arabes. » *Bonapartiana*, 1854 p. 116-117.

Comment n'aurait-il pas été superstitieux, l'homme dont la légende entourait déjà le berceau ?

Ne rapportait-on pas que la naissance de Napoléon, comme toute celle des héros, s'était accompagnée des plus surprenants prodiges ; que, dans la nuit du 14 au 15 août 1769, l'abbé Martenot avait remarqué une nouvelle étoile[1] dans la constellation de la Vierge, cette étoile qui se représentera à Napoléon dans les circonstances les plus mémorables de sa vie[2], et qu'il cherchera des yeux dans les heures d'anxiété ?

[1] Avant lui, Constantin et Charlemagne avaient eu foi dans leur étoile. De même, après la prise de Damiette, le pieux Saint-Louis remercia Dieu d'avoir fait luire à ses yeux l'étoile *Antaris*. Voici les réflexions qui ont été inspirées au célèbre aliéniste Brierre de Boismont, par les *Étoiles des grands hommes* : « La foi du génie est rare. Les hommes célèbres qui ont la foi croient au surnaturel. Ils se persuadent souvent que leur destinée est liée à un signe sensible qu'ils aperçoivent dans l'air ; aussi beaucoup d'entre eux ont-ils cru à l'existence d'une *étoile*, d'un génie protecteur, et ces apparitions merveilleuses ne les ont-elles pas toujours trouvés incrédules. L'explication de ce phénomène nous paraît toute simple ; l'esprit, sans cesse concentré vers son but, arrive à son plus haut degré d'enthousiasme, à cet état qu'on peut appeler *extase*, *illuminisme*, mais qui n'en est pas moins une faculté intime de notre être, d'où jaillissent les créations animées du génie, et dans lequel la pensée, pour se faire comprendre, revêt les attributs du corps. » *Union médicale*, 1853, p. 213.

[2] « Napoléon, étant à Bayonne, avait chargé le capitaine

Coïncidence étrange : dans la nuit du 15 au 16 août 1769, Frédéric le Grand, étant à Breslau, eut un rêve qu'il raconta en ces termes, le matin du 16 août en se réveillant, à un de ses aides de camp :

Sauriez-vous, lui dit-il, expliquer un rêve dont je suis préoccupé ? Je voyais l'étoile de mon royaume et de mon génie briller au ciel, lumineuse et resplendissante. J'admirais son éclat, sa hauteur, lorsqu'il parut au-dessus de la mienne une autre étoile qui l'éclipsa en s'abaissant sur elle. Il y eut une lutte, je les vis un instant confondre leurs rayons, et mon étoile, obscurcie, enveloppée par l'orbite de l'autre, descendit jusqu'à terre, comme opprimée sous une force qui semblait devoir l'étreindre et l'anéantir. La lutte fut longue et opiniâtre ; enfin, mon étoile s'est dégagée, mais avec beaucoup de peine. Elle a repris sa place et elle a continué de briller dans le firmament, tandis que l'autre s'est évanouie.

d'une corvette de dépêches fort importantes, en lui recommandant de mettre la voile à la suite. Cependant, le lendemain, l'empereur apprit que ce capitaine était encore en ville. Irrité de sa désobéissance, il le fait venir, et lui demande du ton le plus sévère la cause de son retard : « Sire, répond le capitaine, extrêmement troublé par cette réception, les Anglais bloquent le port, et je craignais de mettre en mer, non à cause de mon bâtiment, ni pour moi ou pour mon équipage, mais pour la sûreté des dépêches que vous avez daigné me confier. » Napoléon, adouci par cette explication, répondit : « Ne craignez rien, capitaine, partez ; *mon étoile vous guidera.* » Cette prophétie se vérifia, car l'officier échappa à la vigilance des croiseurs anglais. » *Bonapartiana*, p. 41-42.

Et le chevalier de Beauterne, qui reproduit l'anecdote, ajoute ce commentaire :

L'incrédulité pourra nier le rapport mystérieux de ce songe [1] avec l'existence de Napoléon ; mais elle ne pourra contester la vérité du fait en lui-même [2], ni la

---

[1] Le songe de Charles Bonaparte, père de Napoléon, n'est pas moins curieux. Quelques jours avant sa mort, Charles Bonaparte eut comme une espèce de révélation surnaturelle ; car, dans un moment de délire, il s'écria que tout secours étranger ne pourrait le sauver, puisque ce *Napoléon, dont l'épée devait un jour triompher de toute l'Europe*, tenterait vainement de délivrer son père du dragon de la mort qui l'obsédait (fait rapporté par M. Du Casse, dans son *Histoire anecdotique de l'Empereur Napoléon Ier* ; Paris, Paul Dupont, 1869).

[2] Après la bataille d'Iéna, Napoléon, deux fois vainqueur de la Prusse, dit à Wieland, qui avait sollicité de lui une audience particulière : « Vous connaissez le rêve de Frédéric ? — Oui, Sire. — Eh bien, reprit l'Empereur, croyez-vous aux constellations ? — Le rêve est vrai, Sire, c'est tout ce que je puis dire. — Menace étrange, Monsieur, que le rêve ! il y a là du sinistre pour nous. — Comment cela, Sire, dit le poète. — Oui, du sinistre, car l'*étoile de celui qui est mort doit triompher de celui qui est vivant*, dit, en prenant un accent particulier, Napoléon, qui se souvenait du rêve de Frédéric. »
Cette étoile se présenta à lui dans deux autres circonstances. En 1806, le général Rapp, de retour du siège de Dantzig, ayant un besoin urgent de parler à l'Empereur, était entré dans son cabinet sans se faire annoncer. Il le trouva si absorbé qu'il n'osait lui adresser la parole. Le voyant toujours immobile, Rapp crut qu'il était indisposé et fit du bruit à dessein. Aussitôt Napoléon, se retournant, saisit le général Rapp par le bras et lui dit : « Ne l'apercevez-vous pas ?... *C'est mon étoile !*... Elle est là... devant vous... brillante » ; et s'animant,

coïncidence des dates, puisque tout se trouve écrit dans plusieurs biographies et dans les histoires de Frédéric II, imprimées en Allemagne avant et depuis la mort de ce souverain, quand Napoléon n'était alors qu'à peine élève de Brienne, ou officier d'artillerie.

C'est, en effet, pendant son séjour à l'école de Brienne, par conséquent tout au début de sa carrière, que Bonaparte avait eu l'intuition de son extraordinaire fortune.

Quand il fut premier consul, Bonaparte fit dire à Mme de Montesson de se rendre aux Tuileries. Dès qu'il la vit, il alla au-devant d'elle et la pria de demander tout ce qui pourrait lui plaire.

— Mais, Général, je n'ai aucun droit à tout ce que vous voulez m'offrir.

— Vous ne savez donc pas, Madame, lui dit-il,

par degrés, il s'écria : « Elle ne m'a jamais abandonné, je la vois dans toutes les grandes occasions ; elle m'ordonne d'aller en avant et c'est pour moi un signe constant de bonheur. » Vers la fin de 1811, le cardinal Fesch conjurait l'Empereur de cesser de faire la guerre à la religion, aux peuples et aux éléments : « Voyez-vous là-haut cette étoile », lui dit brusquement Napoléon, en le conduisant près d'une fenêtre ouverte ? — « Non, Sire. — Regardez bien ! — Sire, je ne vois pas. — Eh ! bien moi, je la vois », répliqua vivement Napoléon, qui ne tolérait pas la contradiction. L'anecdote a été contée un peu différemment par M. Passy, qui la fit connaître à Augustin Thierry, à la suite de sa communication à l'Institut sur la vision de Constantin (*Union médicale*, 1853, *loc. cit.*, p. 314.)

que j'ai reçu de vous ma première couronne ?
Vous vîntes à Brienne distribuer les prix, et en
posant sur ma tête le laurier précurseur de quelques autres, vous me dites : « Puisse-t-il vous
porter bonheur ! »

Mme de Montesson allait répondre, Bonaparte
ne lui en laissa pas le temps : « Je suis, dit-on, *fataliste*. Aussi il est tout simple que je
n'aie pas oublié ce dont vous ne vous souvenez
plus. »

Napoléon combla plus tard Mme de Montesson
de biens et d'honneurs et lui fit rendre sa pension,
qui était de 60,000 francs.

Au sortir de l'Ecole de Brienne, en 1785, Napoléon, à la suite de brillants examens, avait été
nommé sous-lieutenant en second au régiment de
la Fère, alors en garnison dans le Dauphiné. Après
être resté quelque temps à Grenoble, il était
venu habiter Valence. Une fois installé, il manda
auprès de lui son frère Louis, de neuf ans plus
jeune que lui. Tous deux logeaient chez une
demoiselle Bon. Au-dessus de la chambre à
coucher que s'était réservée Bonaparte, Louis
occupait une modeste mansarde. Napoléon avait
coutume de réveiller son frère, en frappant le
plancher d'un bâton. Un jour que le jeune Louis
tardait à descendre, Napoléon allait pour la

deuxième fois frapper le plancher, quand son jeune frère parut :

— Qu'y a-t-il donc ce matin ? il me semble que nous sommes bien paresseux ? dit Napoléon.

— Oh! frère, je faisais un si beau rêve!

— Et que rêvais-tu donc?

— Je rêvais que j'étais roi.

— Et qu'étais-je donc alors, moi ?... Empereur? dit, en haussant les épaules, le jeune sous-lieutenant... Allons! à la besogne. Et la leçon journalière de mathématiques fut, comme d'habitude, prise par le futur roi, et donnée par le futur empereur [1].

Bonaparte avait sans doute oublié cet incident quand, neuf ans plus tard, au mois de janvier 1794, étant de passage à Marseille, il recourut, pour la première fois, à une diseuse de bonne aventure.

Cette femme avait été souvent consultée par la sœur de Napoléon, la veuve du général Leclerc, la jolie Paulette, plus curieuse de connaître l'issue de ses intrigues amoureuses [2], que d'être renseignée sur son avenir.

Bonaparte se souciait davantage de sa future

---

[1] Cette scène se passa devant M. Parmentier, médecin du régiment où Napoléon était sous-lieutenant en second.

[2] Général de RICARD, *Autour de Bonaparte* (Paris, 1891), pp. 143-145.

élévation. La bohémienne lui dit en propres termes : « Vous passerez les mers ; vous reviendrez et vous serez plus grand que jamais. »

C'est la même devineresse qui, donnant un soir une représentation en plein vent à la Tourette, distingua, dans le cercle qui s'était formé autour d'elle, les sœurs de Napoléon, Pauline et Elisa, accompagnées d'un riche républicain marseillais, qui avait recueilli la famille Bonaparte : « Vous serez reine un jour, ma belle enfant, dit la devineresse à Pauline. »

Plus tard, celle-ci, qui en était à son deuxième mari (elle était devenue la princesse Borghèse, après avoir été la femme du général Leclerc), vint séjourner au château de Saint-Joseph à une heure de Marseille. Le républicain, qui se trouvait avec elle plusieurs années auparavant et qui avait été un instant son fiancé, lui rappela l'aventure de la bohémienne : « Elle n'a pas dit tout à fait vrai, répliqua Pauline, car je ne suis que princesse. »

Il faut croire que la Fortune est femme et qu'elle a ses caprices, car si Pauline ne vit se vérifier qu'en partie les prophéties qui lui avaient été faites, son frère devait voir se réaliser et au delà tout ce qu'on lui avait annoncé.

Une des prédictions qui produisirent sur l'esprit de Napoléon le plus d'impression lui fut faite

pour la première fois en Égypte[1], dans des circonstances qui ont été souvent, sinon toujours exactement, rapportées.

Bonaparte se promenait un jour au Caire avec
ses officiers, quand une vieille femme, à la mise
négligée et sordide, vint lui barrer le passage, et,
sans autre préambule, s'offrit à lui révéler l'avenir.
Sans attendre la réponse, la sorcière forma une
pyramide de coquillages aux nuances variées, et
de l'arrangement et de la teinte des coquilles elle
tira cet horoscope :

Tu auras, dit-elle à Bonaparte, deux femmes ; tu en
répudieras une *à grand tort* ; ce sera la première. La
seconde ne lui sera point inférieure par ses grandes qua-

---

[1] A bord du bâtiment qui le conduisait en Égypte, « que de
fois (écrit M. Turquan), entouré de Monge, de Berthollet et
autres savants, il posa la question de la vérité ou de la faus-
seté des pressentiments et de l'interprétation des rêves ! Il ne
voulut jamais, quoi que fissent ou disent ces savants, se résoudre à croire que les pressentiments n'avaient aucune signi-
fication réelle pour l'avenir. Ainsi, un peu plus tard, en Égypte,
en apprenant que la plus belle chaloupe de sa flottille du Nil,
l'*Italie*, venait d'être prise par les Turcs et détruite après une
défense héroïque de son équipage, il fut très frappé de cet
événement et s'écria : « L'Italie est perdue pour la France !
C'en est fait, mes pressentiments ne me trompent jamais. »
Son secrétaire, Bourrienne, lui faisant observer qu'il ne pouvait
y avoir aucun rapport entre l'Italie et un petit bâtiment auquel
il avait donné le nom de ce pays, rien ne put faire revenir
Bonaparte de son idée. Mais le plus curieux de l'affaire, c'est

lités. Elle te donnera un fils. Peu après, commenceront
contre toi de sourdes intrigues. Tu cesseras d'être heureux et puissant. Tu seras renversé dans toutes tes espérances. Tu seras chassé par la force et relégué sur une
terre volcanisée, entourée de mer et d'écueils. Garde-
toi de compter sur la fidélité de tes proches ; ton propre
sang doit s'élever contre ta domination.

Bonaparte eut l'esprit d'autant plus frappé par
cette prédiction, que la pythonisse ignorait la qualité du personnage à qui elle venait de s'adresser.
Se tournant vers un des officiers de sa suite, il
fit donner à la vieille vingt-sept sequins, tout ce
qu'il avait sur lui, et se retira tout troublé.

De retour en France, il dut être hanté — si tant
est que l'histoire de l'Égyptienne ne soit pas apocryphe — par le souvenir de cette aventure, le
jour où il signa, devant le notaire Raguideau, le
contrat de mariage [1] avec la veuve du général de

que ce pressentiment devait se réaliser sous peu. L'Italie fut
en effet, évacuée par les armées françaises, après une série de
revers, auxquels mit fin, en 1800, le coup de tonnerre de Marengo. »

[1] Le mariage eut lieu le 9 mars (1796) ; Bonaparte avait donné
à sa femme pour cadeau de noces une bague en émail noir
avec cette légende : « Au destin » (BONDOIS, *Napoléon*, p. 45).
Le 25 octobre 1836, le prince Louis, fils de la reine Hortense
quittait Arenenberg, sous le prétexte d'une partie de chasse
lointaine et depuis longtemps arrangée ; au moment où il pre-

Beauharnais, qui devait tirer si habilement parti des croyances superstitieuses de son époux[1].

On sait dans quelles circonstances, toutes fortuites, s'établirent les premières relations entre Bonaparte et Joséphine.

Après Vendémiaire, Eugène Beauharnais, alors tout enfant, était allé demander l'épée de son père au général en chef de l'armée de l'intérieur (le général Bonaparte). L'aide de camp Lemarrois introduisit l'enfant qui, en revoyant l'épée de son père, se mit à pleurer. Le général en chef, touché par ces larmes, le combla de caresses.

Sur le récit qu'Eugène fit à sa mère de l'accueil qu'il avait reçu du jeune général, elle accourut lui rendre visite et le remercier. « On sait, disait l'Empereur à ce propos, qu'elle croyait aux pressentiments, aux sorciers ; on lui avait prédit dans

nait congé de sa mère, la reine Hortense, sans savoir positivement à quel rendez-vous son fils courait ainsi, mais cédant à quelque pressentiment secret, lui passa au doigt l'anneau du mariage de Napoléon et de l'impératrice Joséphine, en lui disant : « Si quelque danger te menaçait, tiens, voilà un talisman. » Le talisman maternel ne donna pas la victoire, mais, du moins, la vie devait être sauve (de BEAUMONT-VASSY, *Mémoires secrets du XIXe siècle*, p. 325).

[1] Constant dit, dans ses *Mémoires*, que Joséphine se plaisait à répéter à Napoléon : « On parle de ton étoile, mais c'est la mienne qui t'influence ; c'est à moi qu'il a été prédit de hautes destinées. » Et l'Empereur ne demandait qu'à se laisser convaincre.

son enfance qu'elle ferait une grande fortune, qu'elle serait souveraine. On connaît d'ailleurs toute sa finesse ; aussi me répétait-elle souvent depuis, qu'aux premiers récits d'Eugène, le cœur lui avait battu, et qu'elle avait entrevu, dès cet instant, une lueur de sa destinée [1]. »

Tous les historiens se sont plu à répéter que Joséphine, dans les premiers temps de son mariage avec Bonaparte, avait recueilli de la bouche d'une bohémienne cette prédiction « qu'elle serait plus grande qu'une reine, et que cependant elle mourrait à l'hôpital [2] ». Son union avec Napoléon avait réalisé la première partie de la prédiction. Quant à la seconde, elle s'était également vérifiée, puisqu'elle mourut à la Malmaison, qui

[1] *Souvenirs de l'Empereur Napoléon Ier*, p. 175.

[2] D'après CONSTANT (*Mémoires*, t. I, p. 310), la prédiction aurait été faite à Joséphine, au moment de son départ de la Martinique. Une espèce de bohémienne lui dit : « Vous allez en France pour vous marier : votre mariage ne sera point heureux ; votre mari mourra d'une manière tragique ; vous-même, à cette époque, vous courrez de grands dangers ; mais vous en sortirez triomphante ; vous êtes destinée au sort le plus glorieux et, sans être reine, vous serez plus que reine. » Elle a ajouté qu'étant fort jeune, elle fit peu d'attention à cette prédiction ; qu'elle ne s'en souvint qu'au moment où M. de Beauharnais fut guillotiné ; qu'elle en parla alors à plusieurs des dames qui étaient enfermées avec elles, dans le temps de la Terreur, mais qu'à présent elle la voit accomplie dans tous ses points.

était, dit-on, à l'origine, un asile pour des malades[1].

Quand on connaît l'ascendant qu'a exercé Joséphine sur Napoléon, on s'explique comment elle
a pu l'amener, sans trop d'efforts, à partager ses
croyances aux pratiques divinatoires[2].

[1] Lord Holland rapporte, dans ses *Souvenirs diplomatiques*,
(p. 174), qu'il avait entendu souvent raconter cette prédiction en
1802, « par conséquent avant la mort de Joséphine, avant son
élévation à la dignité d'impératrice et lorsqu'on pouvait encore
mettre en doute si la femme du premier consul avait littérale-
ment accompli la première partie de l'oracle ».

[2] Le baron Meneval, qui prétend que Napoléon ne recourut
jamais « aux ridicules pratiques de la nécromancie », n'en
reconnaît pas moins qu' « il est possible que, dans la plus
grande ferveur de son amour pour Joséphine, il se soit laissé
entraîner à assister à une consultation chez une devineresse,
et qu'il ait fait ce sacrifice à l'erreur de l'esprit impression-
nable d'une femme tendrement aimée. » Ce que nous allons
ajouter n'est pas pour infirmer cette opinion. Mlle Lenormand a prétendu qu'elle n'avait été appelée à la Malmaison pour la première fois qu'en 1801 (le 2 mai), mais qu'à cette
entrevue Joséphine lui avait dit qu'en 1795, Bonaparte avait
consulté sur ses destinées *une personne du faubourg Saint-
Germain* ; c'était au moment où il demandait à quitter la France
et à passer à Constantinople. » — « Vous n'obtiendrez ni l'un ni
l'autre, lui aurait répondu la devineresse, mais vous épouse-
rez une femme brune, mère de deux enfants, dont l'époux
aura rempli honorablement sa carrière militaire. » Elle venait
à peine de dire ces mots — c'est toujours Mlle Lenormand qui
parle — que Bonaparte entra et reconnut la sibylle dans sa
devineresse de 1795. Et Mlle Lenormand ajoute, en rapportant
cette anecdote, que Joséphine lui aurait instamment recom-

À force de fréquenter chez Joséphine, Napoléon
en était arrivé à se croire doué d'un certain talent prophétique [1]. Un jour, il eut la fantaisie
de vouloir prédire la bonne aventure.

C'était à une soirée chez Joséphine, qui n'était pas
encore sa femme, et dont le cœur balançait entre
trois soupirants : Hoche, Caulaincourt et Bonaparte. Ce dernier, qui s'était déguisé, résolut de
se faire passer pour un étudiant en chiromancie ;
seule, la maîtresse de la maison était dans la confidence. Après avoir révélé à chacun son avenir,
il en vint au tour de Hoche. Regardant la main
du futur général, il lui prédit « que sa maîtresse
lui serait enlevée par un rival et qu'il ne mourrait
pas dans son lit ». Les esprits malveillants ne
manquèrent pas de rappeler cette prédiction,

mandé de n'en rien révéler, car, lui aurait-elle dit, « les grands
n'aiment point à révéler au public qu'ils sont sujets aux mêmes
faiblesses que la foule du vulgaire ».

[1] Il avait aussi des prétentions à la médecine, traitait facilement tous les médecins de son temps de charlatans, d'igna-
res, etc. Corvisart lui-même ne trouvait pas toujours grâce
devant lui. Napoléon avait la manie de donner des conseils à
tout venant et ce qu'il conseillait, c'était naturellement... *des
remèdes de bonne femme*. Ainsi écrivait-il au prince Eugène, le
30 août 1806 : « Ménagez-vous bien dans votre état actuel et
tâchez de ne pas nous donner une fille. Je vous dirai la recette
pour cela, mais vous n'y croirez pas : c'est de boire tous les
jours un peu de vin pur. » *Mémoires de Mme de Rémusat*, t. III,
p. 177.

quand se répandit le bruit que Hoche venait de succomber prématurément au poison. Hâtons-nous d'ajouter que c'était une calomnie à l'adresse de Bonaparte, que réfutent suffisamment et le procès-verbal de la maladie et la relation des derniers moments de Hoche [1].

En dépouillant Napoléon de son auréole de dieu, pour le faire descendre au rang plus humble des mortels ; en lui prêtant quelques-unes des faiblesses auxquelles notre pauvre humanité est sujette, nous n'avons pas eu dessein de rabaisser systématiquement sa gloire ; ceux-là interpréteraient mal notre pensée qui l'entendraient ainsi. Mais la vérité historique nous oblige à reconnaître que ce génie eut, comme tant d'autres, ses infirmités.

Un des secrétaires de Napoléon, un de ceux qui l'ont défendu avec le zèle le plus passionné, a tenté de nous persuader que non seulement il ne partageait pas les croyances superstitieuses de Joséphine, mais qu'il ne laissait passer aucune occasion de les tourner en ridicule [2].

[1] Nous avons exposé les vraies causes de la mort de Hoche, dans les *Indiscrétions de l'histoire*, 4e série.

[2] A cette affirmation nous opposerons d'abord ce passage des *Mémoires* de Mme de Rémusat (t. I, p. 102) : « Lorsqu'en quittant son cabinet, Bonaparte rentrait le soir dans le salon de Mme Bo-

Il avait été, disait-il, témoin de la défense qu'intima Napoléon à sa femme d'aller consulter Mlle Lenormand, qu'il fit même plus tard arrêter et soumettre à un interrogatoire en règle. Joséphine, ajoute-t-il, enveloppait du plus profond mystère ses rapports avec cette aventurière, et jamais l'intendant de ses dépenses ne connut les sommes dont elle payait ses prédictions[1].

Nous allons, en dépouillant les mémoires des

naparte, il lui arrivait quelquefois de faire couvrir les bougies d'une gaze blanche ; il nous prescrivait un profond silence et se plaisait à nous faire ou à nous entendre conter des histoires de revenants. » Et, en second lieu, ce passage des *Mémoires de Constant* (I, p. 389) : « Elle (Joséphine) dit qu'il est superstitieux ; qu'un jour, étant à l'armée d'Italie, il brisa dans sa poche la glace qui était sur son portrait, et qu'il fut au désespoir, persuadé que c'était un avertissement qu'elle était morte : il n'eut pas de repos avant le retour du courrier. » Il est vrai qu'il est ajouté en note : « A cette époque, l'empereur était encore amoureux de Joséphine. »

[1] Baron MENEVAL, *loc. cit.* Sous le Consulat, le 2 mai 1801, la sibylle fut mandée à la Malmaison par Joséphine. Elle lui annonça, entre autres choses, que le premier Consul échouerait dans sa descente en Angleterre. Bonaparte l'ayant appris, la fit arrêter et conduire à la prison des Madelonettes, où on la garda du 16 décembre 1803 au 1er janvier 1804. Elle envoya le même jour à Fouché ce billet versifié :

> Si le préfet veut bien, en ce moment,
> Par un bienfait commencer cette année ;
> S'il m'ouvre enfin ce triste appartement,
> Je lui prédis heureuse destinée.

La requête fut entendue et Fouché relâcha sa prisonnière.

contemporains, juger de la valeur de ces assertions.

Mlle Avrillon, première femme de chambre de
l'impératrice Joséphine, prétend que les prophéties de Mlle Lenormand n'étaient qu'un tissu
de mensonges[1] ; que Joséphine la connaissait fort
peu, et, quant à Napoléon, qu'il ne la consulta

---

[1] Les « mensonges » de MlleLenormand trouvèrent cependant
crédit auprès des plus grands personnages, car il est avéré que
la « sibylle » a été consultée par Barras, Talleyrand, Tallien,
David, le général Moreau, Denon, le duc de Berry, l'acteur
Talma, le chanteur Garat et d'autres encore. Pour ce qui
est de Napoléon, voici ce que nous pouvons répliquer au témoignage de Mlle Avrillon : Napoléon aurait dit, pendant qu'il
était à Sainte-Hélène, à un Anglais, du nom de W. Kilian, qui
le rapporte dans son livre, les *Prophéties de Napoléon*, ce qui
suit. Le livre en question étant d'une authenticité douteuse,
nous citons ces lignes sous toutes réserves.

« Mlle Lenormand m'a montré Sainte-Hélène et m'a fait le
dessin de cette île sur la boiserie d'un appartement qui existe
encore dans la rue de Tournon. Elle m'avait écrit en différents
lieux : « Plantation-House, Hut'sgate, Long-Wood, Marchand,
Bertrand, The Tower and Hudson Lowe. » Sont-ce des prophéties après coup ? C'est après tout possible, l'ouvrage
n'ayant été livré à la publicité qu'en 1830. Ajoutera-t-on plus
de foi aux assertions de Mlle Lenormand elle-même, qui a publié dans ses *Souvenirs d'une Sybille*, la consultation qu'elle
donna, dit-elle, à une émissaire de l'Empereur, « une fille de
campagne..., qui tenait cette commission d'un inconnu. » Nous
renvoyons ceux qui seraient curieux de connaître les suites de
cette aventure à l'ouvrage dont nous venons de donner le titre
ou, à son défaut, au *Cabinet secret de l'Histoire*, 2ᵉ série de
l'édition originale (Charles, éditeur), pp. 255 et suivantes.

jamais. Elle raconte comment elle eut la curiosité
de se rendre un jour chez la pythonisse de la rue
de Tournon, qu'elle nous décrit, très pittoresque-
ment, « vêtue d'une amazone de drap de couleur foncée », dont les formes étaient très pro-
noncées, et qu'elle eut bien de la peine à ne pas
prendre « pour un homme travesti en femme ».
Elle se contenta ce jour-là du *petit jeu* et se retira
en déposant sur la table un petit écu.

A son retour, Joséphine la pressa de questions
sur son entrevue avec Mlle Lenormand ; et
Mlle Avrillon en conclut, qu'à moins de supposer
l'impératrice douée d'une forte dose de simulation,
il lui parut évident que jusqu'alors Joséphine
n'avait jamais été en relations avec la Sybille.

Joséphine ne se serait, pour la première fois,
ajoute la narratrice, déterminée à consulter
Mlle Lenormand, que peu de temps avant le
divorce, mais ce fut par correspondance et par
l'intermédiaire d'une des dames du palais, « qui
croyait à ses prédictions plus qu'à un article de
foi ». La réponse en fut rapportée à Joséphine par
cette dame. Mlle d'Avrillon reconnaît qu'après le
divorce, Joséphine fit appeler Mlle Lenormand à
la Malmaison, et qu'elle fut chargée par l'impératrice du soin de l'y conduire. Mlle Lenormand
offrit à Mlle Avrillon avec une extrême obligeance
de lui faire, gratuitement cette fois, *le grand jeu*.

Elle crut devoir refuser cette offre gracieuse.

De ce récit il n'y a qu'une chose à retenir, c'est que Joséphine avait été réellement en relations avec Mlle Lenormand. Mlle Avrillon nous assure que Joséphine n'avait pas rendu visite à la devineresse ; encore sur ce point, nous allons la mettre en désaccord avec une parente de Joséphine, qui l'avait, comme la narratrice, approchée de près et qui était, par suite, aussi bien placée qu'elle pour être au courant de ses faits et gestes.

Joséphine, si nous en croyons la princesse de Canino (veuve de Lucien, le frère de Bonaparte), vivait en ce temps-là dans la crainte presque continuelle [1] que le Premier Consul, désirant avoir des enfants, qu'elle n'était plus en état de lui donner, n'en vînt à un divorce ; il en avait été question en rentrant d'Égypte, sous prétexte, non de stérilité, mais de légèreté de conduite. C'est à ce moment que se serait passé l'épisode de la tabatière brisée,

[1] Au moment de son intrigue amoureuse avec la belle Polonaise (la comtesse Walewska), la pauvre Joséphine était tourmentée par les affres de la jalousie. Elle qui, jadis, avait mis tant de résistance à rejoindre Bonaparte en Italie, écrivait lettres sur lettres à Napoléon pour qu'il la fît venir en Pologne. Avec une impatience fébrile, elle attendait un mot du maître lui donnant rendez-vous dans une ville. « Chaque soir, dit la duchesse d'Abrantès, *elle faisait ses réussites*, qui devaient lui apprendre si enfin elle recevrait l'ordre du départ tant désiré. » *Mémoires de la duchesse d'Abrantès*, t. VII, cité par ARTHUR LÉVY, *Napoléon intime*, p. 178.

qui engagea Joséphine à consulter Mlle Lenormand sur son avenir.

Le premier Consul, dans un mouvement d'humeur contre son frère Lucien qui lui adressait des reproches, se laissa aller à lui dire : « Je te briserai, vois-tu, comme je brise cette boîte ! » Et, en même temps, il jetait à terre une tabatière d'or, sur le couvercle de laquelle était le portrait de Joséphine, peint par Isabey. La boîte ne se brisa pas, parce qu'il y avait un tapis sur le parquet, mais le portrait se détacha du couvercle. Lucien ramassa boîte et portrait et les présentant à son frère, lui dit d'un ton frondeur : « C'est dommage, c'est le portrait de votre femme que vous avez brisé, en attendant que vous brisiez mon original. »

Mme Bonaparte, à qui l'on conta l'incident, se montra fort inquiète, en apprenant que son portrait s'était détaché de la boîte : « Oh ! dit-elle, c'en est fait, c'est signe de divorce, Bonaparte se séparera de moi, comme la tabatière s'est séparée du portrait. »

C'est alors que Joséphine, pleine de confiance en Mlle Lenormand, déjà tireuse de cartes en renom, mais que la femme du premier Consul, plus tard Impératrice, contribua beaucoup à mettre à la mode, alla consulter la devineresse. Celle-ci proposa de couvrir le portrait qui avait couru le risque d'être brisé, d'un autre absolument pareil et peint également par Isabey. Et la princesse de Canino ajoute : « En 1819 et 1820, la reine Hortense racontait encore, chez Mme Letizia, sa belle-mère, à Rome, combien Mme Bonaparte avait été alarmée de cet incident si insignifiant en lui-même. »

Déjà quelques jours avant le sacre [1], Joséphine avait eu le pressentiment qu'un malheur lui arriverait. Elle était tombée tout à coup dans une mélancolie que rien n'arrivait à dissiper [2]. Elle

---

[1] A la cérémonie même du sacre, un incident, qui n'eut pas de suites, ne passa pas, toutefois, inaperçu de tous. Comme nous n'avons retrouvé dans les mémoires du temps aucune mention de l'anecdote, nous la reproduisons telle qu'elle a été racontée par Isabey (*Isabey, sa vie et ses mœurs*, par TAIGNY, p. 30). Il paraît qu'au moment de descendre du trône pour se rendre au maître-autel, Joséphine s'aperçut qu'elle avait perdu son anneau. Sur un signe de détresse qu'elle fit à Eugène de Beauharnais, celui-ci accourut. Avec l'aide d'Isabey, il parvint à retrouver l'alliance sous les coussins du trône, et put la remettre à l'Impératrice avant son arrivée à l'autel. L'empereur aurait ignoré cette particularité, qui fit une assez grande impression sur l'esprit superstitieux de Joséphine.

[2] Elle versa, dit-on, des larmes pendant toute la cérémonie qui eut lieu à Notre-Dame (*Souvenirs d'une Sibylle*, p. 280). Bausset a écrit, dans ses *Mémoires*, que le jour du couronnement, lorsque LL. MM. montèrent dans le carrosse qui devait les conduire, elles se trompèrent de côté et se placèrent sur le devant. « Cette observation est sans doute minutieuse, ajoute-t-il, mais je ne sais pourquoi, je n'ai jamais pu en per-

s'était flattée pendant un temps que Napoléon l'aimait trop pour l'abandonner jamais [1], l'événement devait lui donner un cruel démenti.

Quand le divorce fut prononcé, et que la triste cérémonie fut terminée, on reconduisit l'Empereur dans ses appartements intérieurs, où il demeura le reste de la soirée sans recevoir personne ; cette nuit-là, le palais parut silencieux comme tombe.

Les gens qui observent tout remarquèrent que, tandis que la cérémonie s'accomplissait, et malgré la saison, une horrible tempête éclata sur Paris. Des torrents de pluie, d'effroyables coups de vent portèrent l'épouvante dans les esprits ; on eût dit que le ciel voulait manifester sa réprobation de l'acte qui détruisait le bonheur de Joséphine ; et, chose non moins extraordinaire, le même phénomène se reproduisit à Milan le même jour et à la même heure [2].

dre le souvenir. Quelqu'un de plus superstitieux y aurait encore attaché plus d'importance. » BAUSSET, t. I, p. 29.

[1] Elle était convaincue que non seulement Napoléon, mais même ses soldats, la considéraient comme le porte-bonheur de l'Empereur. Parquin écrit à ce sujet, dans ses *Mémoires* (1892, p. 204) : « Le nom de Joséphine est souvent revenu sur leurs lèvres lors de nos désastres. En parlant de l'Empereur, on les entendait dire : « Il ne fallait pas qu'il quittât la vieille ; elle lui portait bonheur et à nous aussi. »

[2] *Anecdotes du temps de Napoléon Ier*, p. 141-142.

Nous arrivons au 1ᵉʳ janvier 1813. Le matin de ce jour, Joséphine était en proie à une véritable terreur.

« Avez-vous remarqué, dit-elle, que l'année commence un vendredi [1] et que c'est l'année mil huit cent treize ? Cela annonce de grands malheurs. »

On eut beau lui représenter que ces signes, s'ils annonçaient véritablement quelque malheur, le pronostiquaient également à tout le monde, tant en France qu'à l'étranger ; on eut beau lui expliquer qu'elle n'avait pas plus qu'une autre sujet de s'en effrayer, rien ne put la faire revenir de sa préven-

[1] Joséphine, dont l'esprit était resté frappé depuis le vendredi, premier jour d'une année qui portait le chiffre 13, ressentit un grand trouble à la nouvelle de la mort de Bessières et ses terreurs se réveillèrent. Pour Duroc, comme elle ne l'aimait pas, elle ne fit pas grande attention à sa perte (TURQUAN, l'*Impératrice Joséphine*). Elle fut plus sensible à la perte de Lannes, dont elle avait pour ainsi dire prévu la fin. Mlle Avrillon a conté qu'au moment de partir pour la campagne d'Autriche, où il devait trouver la mort dans des circonstances si tragiques, le maréchal, soit pressentiment, soit tout autre motif, ne se sépara qu'avec une peine extrême de sa famille, retardant le plus possible son départ. Quand il rendit visite à Joséphine, l'Impératrice, voyant son abattement, ne put s'empêcher de lui en faire la remarque. « Cela est vrai, lui répondit-il ; j'éprouve pour la première fois un sentiment pénible dont je ne puis me rendre compte, mais jamais il ne m'en a tant coûté pour me séparer de ma famille. » Quand on apprit la nouvelle de sa mort, Mlle Avrillon rappela à Joséphine l'entretien qu'elle avait eu quelque temps auparavant avec le maréchal. Celle-ci ne manqua pas d'y voir un avertissement du ciel.

tion. Toute la journée, elle fut sous le coup de cette émotion et elle ne pouvait s'empêcher de faire part de ses craintes à tout le monde.

Sa fille Hortense, à qui elle avait donné pour étrenne une ravissante parure en pierres de couleur, qui lui avait coûté cinquante mille francs, partageait ses terreurs superstitieuses[1].

Les malheurs arrivèrent et Joséphine ne manqua pas de les attribuer à l'influence néfaste du vendredi et du chiffre treize; elle ne pensa pas qu'ils étaient plutôt la conséquence fatale de l'obstination de l'Empereur à ne pas avoir voulu faire la paix, quand il était encore possible de la faire honorablement, et aussi à la mauvaise direction qu'il avait donnée à cette campagne d'Allemagne. Mais, cela, elle ne pouvait pas le savoir.

Il faut rendre cette justice à Napoléon que, soit

---

[1] La reine Hortense resta, toute sa vie, superstitieuse comme sa mère. Elle était allée passer l'été de 1816 avec sa lectrice, dans les montagnes d'Appenzel. « Toutes nos distractions, raconte la lectrice de la reine Hortense, se bornaient à chercher des trèfles à quatre feuilles, en y attachant telle ou telle idée : « Si d'ici là je trouve *un trèfle à quatre feuilles*, ce sera « signe que nous rentrerons en France bientôt ; ou bien, je « recevrai une lettre de mon fils demain, etc. » Les enfants du pays s'unirent à nos recherches. Ils nous apportaient des bouquets énormes de trèfles à quatre feuilles, ce qui ne remplissait pas du tout notre but et diminuait d'autant nos chances de réussite. » *Les Débats*, 11 mars 1898, d'après l'ouvrage *Les Bonaparte en Suisse*.

calcul, soit prévision, il possédait une faculté de divination bien supérieure à celle que s'attribuait Joséphine. Il avait la prescience de ce qui devait lui arriver, et les hésitations qu'on lui a parfois reprochées ne reconnaissaient pas d'autre cause que les avertissements intérieurs, qui tant de fois le préservèrent providentiellement d'un péril auquel il ne cherchait pas à se soustraire.

L'explosion de la machine infernale de la rue Saint-Nicaise, dans la soirée du 24 octobre 1800, fut, avons-nous à le rappeler, l'un des plus grands dangers qui aient menacé, au début de sa carrière, la vie de Bonaparte.

On jouait un oratorio. Joséphine et quelques intimes voulaient absolument l'y faire aller ; il montrait une extrême répugnance pour sortir. Il était tout endormi sur un canapé ; il fallut qu'on l'en arrachât, que l'un lui apportât son épée, l'autre son chapeau, qu'en un mot on lui fit violence. Cette répugnance n'était-elle pas le pressentiment de la catastrophe, bien plus qu'un effet du hasard ?

A Burgos, en 1808, la première nouvelle que l'Empereur reçut, à son arrivée dans la ville, fut une mauvaise nouvelle ; il n'en fallut pas plus pour qu'il eût l'esprit assailli par les plus sombres réflexions[1].

[1] MARCO DE SAINT-HILAIRE, *Histoire de la garde impériale*;

Lors de son mariage avec Marie-Louise[1], en 1810, il avait été péniblement affecté par l'incendie de l'hôtel Schwartzenberg ; pour lui, c'était un présage, et le cri qu'il laissa échapper le jour de la bataille de Dresde, à la vue du désordre qu'un de ses boulets avait produit dans l'état-major autrichien, prouve que cette idée avait pris dans son esprit le caractère d'une véritable obsession : « Schwartzenberg, dit-il avec un air de soulagement sensible, *a purgé la fatalité*. C'est à lui bien évidemment que s'adressait le présage[2]. » Tout l'état-major qui accompagnait Napoléon, le 27 août 1813, entendit cette parole[3].

Dans cette même année 1813, Napoléon avait fait une remarque qui montre les dispositions

Bruxelles, 1846, t. I, p. 35, citée par Alberto Lumbroso, dans sa *Bibliographie de l'époque napoléonienne*.

[1] Il ne cachait pas à Marie-Louise qu'elle était la cause de tous ses malheurs. Un après-midi qu'il revenait à cheval de Saint-Cloud, et que l'archiduchesse le précédait en voiture, son cachemire, couleur de feu, vint à flotter hors de la portière. Le coursier de l'Empereur s'en effraie et renverse son cavalier. On s'arrête ; Napoléon se relève promptement, ne s'étant fait aucun mal. Aussitôt l'Impératrice lui témoigne le plus vif intérêt, mais il lui fait cette réponse peu galante : « Je ne sais, Madame, mais depuis que vous êtes avec moi il ne m'arrive que des malheurs ». L'impératrice fondit en larmes (*Bonapartiana*, p. 98-99).

[2] Guillois, *op. cit.*, p. 190.

[3] Cf. de Ségur et le *Manuscrit de 1813*, du baron Fain.

particulières de son esprit. « Ce qu'il y a de remarquable, écrivait-il plus tard à Sainte-Hélène, est que Saint-Priest a été blessé à mort par le même pointeur qui a tué le général Moreau. C'est le cas de le dire : O Providence ! O Providence ! »

Par contre, la coïncidence de la mort de Desaix avec celle de Kléber ne l'avait pas frappé. La mort de Lassalle, le héros de Wagram, et celle de Cervoni, firent sur lui plus d'impression. Le général Montholon, dans l'*Histoire de la Captivité de Sainte-Hélène*, prête à l'Empereur ce propos:

Paul Ier avait de l'âme, mais toutes ses facultés morales étaient comprimées par les préoccupations inquiètes de cet instinct de fatalité que j'ai souvent remarqué dans mes soldats : Lasalle, par exemple, qui, au milieu de la nuit, m'écrivit du bivouac sur le champ de bataille de Wagram, pour me demander de signer sur l'heure le décret de son titre et de son majorat de comte au fils de sa femme, parce qu'il sentait sa mort dans la bataille du lendemain, et le malheureux avait raison. De même Cervoni, qui se trouvait à Eckmühl au moment où il se trouvait pour la première fois exposé aux coups de canon, près de moi, depuis l'Italie : « Sire, vous m'avez forcé de quitter Marseille que j'aimais, en m'écrivant que pour les militaires les grades de la Légion d'Honneur ne s'acquéraient que devant l'ennemi : me voilà, c'est mon dernier jour » ; et un quart d'heure après, un boulet lui enlevait la tête... »

Parlant du général Laharpe, qu'il caractérisait
par ce trait : « Grenadier par la taille et par le
cœur », Napoléon disait que, toute la soirée qui
avait précédé la mort de ce brave, on avait remarqué son inquiétude, son abattement. « Il ne donnait point d'ordres, privé de ses facultés ordi-
naires, tout à fait dominé par un pressentiment
funeste [1]. »

Mais c'est surtout à l'époque de la fatale campagne de Russie [2], que Napoléon eut véritablement la vision [3] des malheurs qui l'attendaient.

La veille du passage du Niémen, le 23 juin, avant
le jour, Napoléon arrive à la lisière de la forêt
prussienne de Polwiski. L'Empereur, qui est
venu jusque-là en voiture, monte à cheval et part

[1] GUILLOIS, *op. cit.*, p. 191.

[2] « Un Polonais, parfaitement instruit de l'histoire de Russie,
dit un jour à Bonaparte, qu'il existait parmi les Russes un
dictum, « qu'aussi longtemps que la croix serait sur le clocher
de *Jean-Veliki*, les Français ne viendraient pas à Moscou ». Bonaparte fit enlever cette croix pour justifier l'arrivée des
Français, voulant par là faire entendre à la nation russe que
ses destins s'accomplissaient. » *Anti-Napoléon*, par un Corse,
p. 12.

[3] Napoléon, à trois reprises différentes, aurait pu s'échapper de Sainte-Hélène, lisons-nous dans le livre intitulé : *Les
Prophéties de Napoléon*, p. 11 ; il n'a pas voulu quitter Sainte-
Hélène : « *ce n'est pas ma destinée*, dit-il, le soir de la bataille
d'Austerlitz, j'ai su que je mourrai ainsi, dans cette île affreuse
de Sainte-Hélène, dont un chien qui se respecterait un peu
(*an honorable dog*) ne voudrait pas être roi. »

au galop avec le général Haxo et quelques hommes,
pour reconnaître lui-même le fleuve.

A son ordinaire, Napoléon marchait à bride
abattue. Tout à coup le cheval fait un brusque
écart, et tombe dans un fossé, entraînant le cavalier dans sa chute. On se précipite, mais l'Empereur était déjà debout, ne se plaignant que d'une
légère contusion à la hanche.

Dans de pareilles circonstances, il s'emportait,
s'en prenait à tous les gens de son entourage de
sa propre maladresse. Ce jour-là, il ne proféra
pas une parole, agité qu'il était de funestes pressentiments, « car on est superstitieux malgré soi,
dans de si grandes circonstances, à la veille de
grands événements », disait à ce propos l'un des
compagnons de l'Empereur. Au bout de quelques
instants, Caulaincourt se sentit prendre la main
par Berthier, qui galopait près de lui et qui lui
dit : « Nous ferions bien mieux de ne pas passer
le Niémen ; cette chute est d'un mauvais augure[1]. »
L'Empereur s'en montra préoccupé toute la journée, plus tourmenté par son accident que par la
courbature qui en était résultée.

Faisant de son côté un récit de cette campagne,
le baron Denniée[2] écrivait :

[1] *Revue des Deux-Mondes*, 1894, p. 271, article de M. ALB.
VANDAL.

[2] DENNIÉE, *Itinéraire de la campagne de* 1812 (Paris, 1842), p. 17.

Quelques bourgeois de Kowno avaient été conduits devant Napoléon... Il apprit que l'Empereur Alexandre assistait dans la nuit à un bal où, par une singulière coïncidence, le plancher de la salle principale s'écroula vers minuit, heure à laquelle les ponts (sur le Niémen) avaient précisément été jetés. On comprendra sans peine qu'on ne manqua pas de tirer toutes sortes de conjectures de cet événement, et surtout de l'interpréter comme un pronostic heureux ! » Une seule fois peut-être Napoléon eut un pressentiment heureux. C'était quelques jours avant son entrée à Berlin. Napoléon fut surpris par un orage, sur la route de Postdam. Il était si violent et la pluie si abondante que l'Empereur fut obligé de se réfugier dans une maison. Enveloppé dans sa capote grise, il fut bien étonné de voir une jeune femme que sa présence faisait tressaillir : c'était une Égyptienne, qui avait conservé pour lui cette vénération religieuse que lui portaient les Arabes. Veuve d'un officier de l'armée d'Orient, la destinée l'avait conduite en Saxe, dans cette même maison où elle avait été accueillie. L'empereur lui donna une pension de 1.200 francs, et se chargea de l'éducation d'un fils, seul héritage que lui eût laissé son mari. « C'est la première fois, dit Napoléon aux officiers de sa suite, que je mets pieds à terre pour éviter un orage ; j'avais le pressentiment qu'une bonne action m'attendait là [1]. »

Le docteur Foissac a rapporté de son côté une anecdote, qui peint bien le pressentiment de

[1] *Bonapartiana*, p. 29.

l'Empereur sur l'issue funeste de la campagne de
1815.

En compagnie du général Corbineau, longeant de
grand matin les bords de la Sambre, il s'approche du
feu d'un bivouac. Une marmite bouillait, remplie de
pommes de terre ; il en demanda une, la mangea, tout en
paraissant méditer, et prononça, non sans quelque tris-
tesse, ces mots entrecoupés : « Après tout, c'est bon,
c'est supportable... Avec cela on pourrait vivre partout...
L'instant n'est peut-être pas éloigné... Thémistocle... »
Et il se remit en route. Le nom de Thémistocle se trouva
encore dans sa lettre au prince régent, et il est impossible de voir, dans le souvenir du nom de l'illustre pros-
crit athénien, un simple jeu de l'imagination ; mais son
âme trouvait dans cette infortune antique une ressemblance avec la sienne, un pressentiment de celle que lui
réservait le destin [1].

Notre travail sur les superstitions de Napoléon
resterait incomplet, si nous n'ajoutions que l'Empereur avait l'effroi de certaines dates, de certains
jours, voire même de certaines lettres. M. Guillois
cite cette lettre caractéristique, que Napoléon écrivait, le 25 décembre 1805, à Talleyrand, à propos
de la paix avec l'Autriche : « S'il n'y a pas moyen
de signer sur-le-champ, attendez et signez au
nouvel an : car j'ai un peu de préjugés et je suis

[1] *La Chance et la Destinée*, p. 654-655.

bien aise que la paix date du renouvellement du
calendrier grégorien, qui présage, j'espère, autant de bonheur à mon règne que l'ancien. »

Il y a, dans la carrière de Napoléon, une ren-
contre de dates au moins singulière ; le petit Napoléon, fils ainé d'Hortense, que l'Empereur aimait
tant et dont il aurait peut-être fait son héritier, ce
qui eût empêché le divorce, mourut du croup le
5 mai 1805, quatorze ans jour pour jour avant
l'Empereur.

Par contre, il est d'autres dates, comme le
15 août, par exemple, qui lui portèrent plutôt
bonheur, à preuve ce que rapporte Las Cases, sur
une faveur bizarre dont la fortune gratifia Napoléon pendant la traversée de Sainte-Hélène : le soir
on jouait constamment au vingt-et-un ; l'amiral
Cockburn et quelques Anglais étaient parfois de
la partie. L'Empereur se retirait, après avoir perdu
ses 10 ou 12 napoléons ; cela lui était arrivé tous les
jours, parce qu'il ne jouait qu'à la martingale. Un
soir, son napoléon en avait produit une centaine ;
il gagnait à tout coup, et voulait continuer ; mais
il s'aperçut que l'amiral qui tenait la main désirait
cesser la partie. On s'extasiait sur cette faveur
extraordinaire du sort, quand un Anglais fit observer qu'on était au 15 août, jour de la naissance
et de la fête de l'Empereur.

Napoléon aimait à rappeler les dates heureuses de sa carrière : Austerlitz, l'anniversaire du sacre, Friedland, Marengo. A la veille de Friedland, il interpellait ainsi Marbot :

— As-tu bonne mémoire ? — Passable, Sire. — Eh ! bien, quel anniversaire est-ce, aujourd'hui 14 juin ? — Celui de Marengo. — Oui, oui, celui de Marengo, et je vais battre les Russes comme je battis les Autrichiens.

Napoléon considérait certains jours comme néfastes. Il se serait gardé de livrer bataille ou de conclure un traité un vendredi. Il rappelait à Sainte-Hélène, qu'il était entré un vendredi à l'école de Brienne et qu'en voyant son père s'éloigner, il avait versé un torrent de larmes.

Né, disait-il, avec de fortes propensions à être superstitieux, je n'entrepris jamais rien qu'avec crainte un vendredi ; d'ailleurs, je ne sais si c'est un pur hasard ou une suite nécessaire de la mauvaise disposition d'esprit où le vendredi me mettait, mais j'ai toujours mal réussi dans les entreprises commencées ce jour-là. Entre autres choses, je me souviens que la nuit où je partis de Saint-Cloud pour la campagne de Russie, c'était la nuit d'un vendredi.

Ce fut par une superstition de dates qu'en 1815, au retour de l'île d'Elbe, Napoléon voulut rentrer à

____

1. Marbot, *Mémoires*, I, p. 364.

Paris le 20 mars, jour anniversaire de la naissance du roi de Rome. Aucune date ne lui rappelait autant de souvenirs que le 20 mars. Les éphémérides du 20 mars dans la vie de Napoléon sont, en effet, particulièrement remarquables.

Le 20 mars 1779 Charles Bonaparte, le père de Napoléon, vient à Paris avec son fils, pour le faire entrer à l'École de Brienne. Le 20 mars 1785, Napoléon apprend la mort de son père. Le 20 mars 1794, Napoléon arrive à Nice, comme commandant en chef de l'armée d'Italie. Le 20 mars 1800, bataille d'Héliopolis. Le 20 mars 1804, le duc d'Enghien est fusillé pendant la nuit à Vincennes. Le 20 mars 1808, abdication de Charles IV d'Espagne. Le 20 mars 1809, bataille d'Abensberg. Le 20 mars 1811, naissance du roi de Rome. Le 20 mars 1814, prise de Toul. Le 20 mars 1815, retour de Napoléon à Paris. Le 20 mars 1821, Napoléon écrit à Sainte-Hélène son dernier codicille. Et c'est dans la nuit du 19 au 20 mars (1814), qu'étant à Fontainebleau, il avait aperçu devant lui une glace brisée : peu de temps après, il était battu à Waterloo[1].

---

[1] Pendant qu'il était à Sainte-Hélène, M. de M... eut une fille : il avait demandé à l'Empereur s'il consentait à en être le parrain, Napoléon y fit d'autant moins opposition, qu'il avait peut-être bien eu quelque part dans cette paternité. Quand M. de M... fut sorti : « Hélas ! je n'ai pas osé lui dire, s'écria Napoléon, que sa fille naissait dans un jour néfaste : c'est aujourd'hui l'anniversaire de Waterloo. »

Le souvenir de la glace lui revint en mémoire après la bataille ; brusquement il interrompit le silence accablé de son entourage par cette exclamation : « F....e glace ! je l'avais bien prévu [1] ! »

Le nombre *treize* lui causait aussi une appréhension dont il avait peine à se défendre [2]. M. d'Hédouville rapporte combien il écouta avec une attention soutenue le récit qu'il lui fit de la mort d'Esménard, l'auteur du *Poème de la navigation*.

Exilé pour la forme en Italie, Esménard se disposait à rentrer en France. La veille de son départ, étant à Naples, il prit part à un banquet, donné en son honneur par quelques Français, au nombre desquels était M. d'Hédouville. Tout à coup il remarqua qu'on était treize à table et devint soucieux. D'abord, on se moqua de lui, puis on chercha à le raisonner ; rien ne put le distraire, ni chasser ses tristes pressentiments. Il partit le lendemain, et la voiture où il se trouvait ayant été renversée dans les environs de Fondi, il tomba et

[1] *France nouvelle*, 10 septembre 1889.

[2] Le lendemain de la bataille de Magenta, Napoléon III, aussi superstitieux que son oncle, donna un banquet pour célébrer cette journée. La liste officielle des invités a été conservée. Les invités étaient exactement au nombre de quinze et cependant le dernier de la liste porte le numéro 16. La raison en est des plus simples : par ordre supérieur, on avait laissé le numéro 13 en blanc.

[3] Cité par le docteur Foissac, dans *la Chance et la Destinée*.

périt dans un précipice ; on douta s'il n'avait pas été assassiné par des brigands[3].

Napoléon n'attribuait pas seulement qu'aux jours et aux dates une influence cabalistique. Par une bizarrerie qui semble inexplicable, il avait toujours considéré la lettre M comme fatidique[1].

Cette prévention n'était pas aussi injustifiée qu'elle pouvait de prime abord le paraître.

Mortier avait été un de ses meilleurs généraux.

Trois de ses ministres s'étaient appelés *Maret, Mollien, Montalivet.*

[1] On assure que Napoléon III attachait à l'influence mystique de la lettre M une importance au moins aussi grande que son oncle. L'impératrice était une comtesse de *Montijo* ; son plus grand ami fut *Morny.* Dans la guerre de Crimée, la prise du *Mamelon-Vert* et de la tour de *Malakoff* furent des exploits particulièrement français. Il traça le plan de sa première bataille en Italie, à *Marengo. Mac-Mahon* fut nommé duc de *Magenta* ; de même que Pélissier, pour des services analogues, avait été nommé duc de *Malakoff.* Napoléon III fit son entrée à *Milan* et battit les Autrichiens à *Marignan* ; après la terrible bataille, sur le *Mincio*, de Solférino, il tourna ses armes du côté des murailles de *Mantoue.* Depuis 1859, cette lettre semble lui avoir été fatale. Laissant de côté *Mexico* et *Maximilien*, nous voyons combien ont été vaines les espérances fondées sur les trois M de la guerre de 1870 : le maréchal *Mac-Mahon, Montauban* et les *Mitrailleuses. Mayence* devait être l'objectif des opérations de l'armée française, qui, repoussée d'abord sur la *Moselle*, vit sa perte consommée sur la *Meuse*, à Sedan. La chute de *Metz* et les autres désastres furent dus à un ennemi dont le nom commence par un M, de *Moltke* (*Revue des Traditions populaires*, t. IX, p. 532).

Son premier chambellan se nommait *Montesquiou*.

Le duc de Bassano, *Maret*, était son conseiller le plus écouté.

Six maréchaux portaient des noms commençant par la lettre M : *Masséna*, *Marmont*, *Macdonald*, *Mortier*, *Moncey* et *Murat*.

Marbeuf avait été le premier à reconnaître ses capacités à l'École militaire.

Mais *Mallet* conspira contre lui, *Murat* l'abandonna, puis *Marmont*.

Metternich l'avait battu sur le terrain de la diplomatie. Il s'était rendu au capitaine *Maitland* à bord du *Bellérophon*.

En 1814, la résistance de Soissons aurait sauvé l'Empereur, en lui assurant les fruits de sa marche de flanc sur l'armée coalisée ; le général qui commandait cette ville s'appelait *Moreau* ; il en ouvrit trop tôt les portes et Napoléon, voyant échouer son plan, s'écria : « Ce nom de Moreau m'a toujours porté malheur ».

Marengo avait été, il est vrai, la première victoire qu'il avait remportée sur le général *Mélas*, un nom prédestiné. Puis il avait gagné les batailles de *Montenotte*, *Millesimo*, *Mondovi*, *Montmirail*, *Montereau*. Il avait été, par contre, complètement écrasé à *Mont-Saint-Jean* (Waterloo).

Milan fut la première capitale où il entra en vainqueur ; *Moscou* la dernière.

Il avait perdu l'Égypte avec *Menou*, et c'est
Miollis qui, sous ses ordres, fit le Pape prisonnier.

A Sainte-Hélène, deux de ses fidèles étaient le
valet de chambre *Marchand* et le général *Montholon*.

Enfin, n'est-ce pas à la *Malmaison* qu'il passa
les quelques heures de calme et de bonheur
dont son existence si heurtée lui ait laissé le loisir ?

C'est aussi à la Malmaison que lui serait arrivée
l'aventure dont le récit terminera ce chapitre.

Quelque temps après le sacre, l'Empereur
tenait dans ses mains un livre, fort ancien, qui
venait de lui être remis. L'ouvrage portait ce titre :
Livre de Prophéties, par Maître Noël Olivarius,
docteur en médecine.

— Tiens, dit Napoléon, en tendant à l'impératrice le bouquin à couverture de parchemin jauni
par le temps, regarde et lis. Et Joséphine lut à
haute voix :

Prédiction de Maistre Noël Olivarius.

— Eh bien ? demanda Joséphine.

— On dit qu'il est ici question de moi, répondit
l'Empereur.

— Comment ? dans un livre publié en 1542 ?

— Lis donc.

L'impératrice essaya ; mais comme le langage était en vieux français et les caractères mal formés, elle resta quelques instants à parcourir des yeux les trois pages de ce chapitre, puis d'une voix assurée elle lut ce qui suit :

La Gaule Itale verra naître non loin de son sein un être surnaturel : cet homme sortira tout jeune de la mer, viendra prendre langue et mœurs chez les Celtes-Gaulois, s'ouvrira, encore jeune, à travers mille obstacles, chez les soldats, un chemin, et deviendra leur premier chef. Ce chemin sinueux lui baillera force peine, s'en viendra guerroyer près de son natal pays par un lustre et plus...

Outre mer sera un guerroyant, avec grande gloire et guerroyant de nouveau le monde romain...

Donnera lois aux Germains, pacifiera trouble et terreur aux Gaulois-Celtes et sera ainsi nommé mon roy, mais par après appelé *imperator* par grand enthousiasme populaire.

Bataillera partout dans l'empire, déchassera princes, seigneurs, rois, par deux lustres et plus...

S'en viendra dans la ville, ordonnant force grandes choses : édifices, ports de mer, aqueducs, canaux ; fera à lui tout seul par grandes richesses, autant que tous Romains, et tout dans la domination des Gaules. Aura femme par deux..... Et fils un seul.

S'en ira guerroyant jusqu'où se croisent les lignes longitude et latitude cinquante-cinq mois. Là ses ennemis

brûleront par le feu la grande ville et lui y entrera et
sortira avec siens de dessous cendres, force ruines, et les
siens n'ayant plus ni pain ni eau, par grande et décime
froidure, qui seront si malencontre que les deux tierces
parties de son armée périront et en plus par demie et
autres, là n'étant plus sous sa domination.

Loin le grand homme abandonné, trahi par les siens
amis, pourchassé à son tour, à grande perte dans sa propre ville par grande population européenne : à la sienne
place sera mis le vieil roi de la cape.

Lui contraint à l'exil dans la mer dont est devenu si
jeune et proche de son sol natal, y demeurant par onze
lunes avec quelques-uns des siens, vrais amis et soldats,
qui n'étant plus sept fois deux fois de nombre, aussitôt
les onze lunes parachevées que lui et les siens prendre
navire et venir mettre pied sur terre Celte-Galoise.

Déchassé de nouveau par trinité européenne, après
trois lunes et tiers de lune, est remis à la sienne place le
vieil roi de la cape, et lui cru mort par ses peuples soldats, qui dans ce temps garderont pénates contre leur
cœur...

Et lui, sauvant les anciens restes du vieil sang de la
cape, règle les destinées du monde, dictant, conseil souverain de toute nation et de tout peuple, pose base de
fruits sans fin et meurt...

Joséphine, surprise de ce qu'elle venait de lire,
s'arrêta, ferma le livre et interrogea Napoléon sur
cette étrange prédiction. Mais l'empereur ne voulant pas paraître donner de l'importance aux

prophéties de Maître Olivarius en les commentant, se contenta de répondre : « Les prophéties disent toujours ce qu'on veut leur faire dire ; cependant j'avoue que celle-ci m'a beaucoup frappé. » Puis il changea de conversation.

Ce qu'il y a de plus singulier, c'est que l'histoire de cette prophétie n'a pas été écrite après coup, ainsi qu'on pourrait le supposer. Le premier qui mit au jour le livre d'Olivarius fut François de Metz, cousin de François de Neufchâteau et secrétaire général de la Commune de Paris. Un jour du mois de juin 1793, on avait pillé nombre de bibliothèques ; la grande salle dans laquelle on déposait ces papiers était pleine. François de Metz et plusieurs employés procédaient au dépouillement des manuscrits, car il y avait ce jour-là peu de livres imprimés. Ces livres provenaient, pour la plus grande part, des bibliothèques des maisons royales et des monastères.

Les démagogues les avaient apportés en tas ; on conservait les uns, et on brûlait les autres. Les employés de la Commune n'avaient jusque-là catalogué que des livres d'une médiocre importance, quand un petit in-12 attira leur attention. C'était le *Livre des Prophéties*, composé par Philippe-Noël Olivarius, « docteur en médecine, chirurgien et astrologue ». Ce livre contenait plusieurs prédictions, sans nom d'auteur, mais celle-ci était signée. A la dernière page, on lisait en gothique : *Finis*, et plus bas : 1542, en chiffres du seizième siècle.

François de Metz la lut en entier, mais n'en comprit pas le sens, ainsi qu'il l'avoua lui-même à sa fille, Mme de M. Cependant rien que pour la singularité de l'opuscule, il le copia et réunit cette copie à plusieurs autres, qui furent retrouvées plus tard dans ses papiers. La copie textuelle de la prophétie d'Olivarius, écrite de la main même de François de Metz, est datée de l'an 1793 ; il ne peut y avoir aucun doute à cet égard [1].

Bonaparte avait souri, quand il avait lu en 1800 cette prophétie, mais en 1806, il ne pouvait la lire de nouveau sans pâlir. Il fit, dit-on [2], appeler à cette époque un théologien de Saint-Sulpice et lui demanda si la religion obligeait de croire aux prophéties. L'abbé lui répondit par ces mots du Symbole, qui ne le compromettaient guère :

[1] Le *Mémorial de Rouen* de 1840 ayant inséré la prophétie d'Olivarius dans un de ses numéros, une dame demeurant à Rouen, rue Beauvoisine, se présenta aux bureaux du journal et demanda le numéro en question, pour le confronter avec la copie prise par elle-même sur le livret d'Olivarius, au commencement de la Révolution et bien avant qu'il fût question de Bonaparte. A part deux mots, les deux copies étaient d'une identité parfaite (V. le *Mémorial*, du 1er octobre 1840).

[2] *Almanach astrologique*, 1849, pp. 104-109.

« L'Esprit de Dieu a parlé par les prophètes ! »

Cette prophétie fut imprimée en 1815, puis insérée dans les *Mémoires de Joséphine* (éditions de 1820 et 1827). Enfin elle aurait été publiée dans un volume que nous n'avons pu retrouver : le *Recueil de prophéties* du libraire Bricon.

Quoi qu'il en soit, on voit que tout ce qui a trait au règne de Napoléon et au retour des Bourbons s'est exactement réalisé. En torturant les textes, on arriverait à découvrir dans le texte précité les troubles de 1827, les conspirations des libéraux et peut-être même, la Révolution de 1830 [1] !

[1] Depuis la publication de notre première édition, nous avons reçu la lettre suivante qui nous révèle une curieuse particularité :

10 avril 1900.

Monsieur,

Un jeune médecin de mes amis m'ayant prêté votre *Cabinet Secret de l'Histoire*, j'y lis, au t. IIe, un extrait des prophéties de Maître Noël Olivarius. Il serait intéressant, peut-être, de comparer ce passage avec une autre prédiction de la même époque, qu'il vous sera, sans doute, facile de retrouver à la Bibliothèque Nationale. Il s'agit (d'après le Catalogue de la Bibliothèque Taschereau, que j'ai vu vendre en 1875), du *Livre de l'Estat et mutation des temps, prouvant par authoritez de l'Escripture saincte et par raisons astrologales, la fin du monde estre prochaine* [par Richard Rousseau, Chanoine de Langres]. *A Lyon, chez Guillaume Rouillé*, 1550. 8° fig. ast. L'ouvrage, dit le *Catalogue* (p. 175), n'est pas absolument rarissime, puisqu'un exemplaire aurait été vendu 225 francs à la vente Yemeniz; et

Nous ne nous arrêterons pas plus longtemps à ces rêveries mélangées d'extravagances, mais nous avons jugé que nous devions éviter au moins le reproche de ne nous être point armé d'une documentation suffisante, pour établir que Napoléon avait une propension marquée au surnaturel.

Arrivé au terme de ce travail, nous confesserons non sans embarras que nous avons quelque hésitation à formuler des conclusions.

Napoléon, c'est à la fois l'intuitif et l'homme d'action. Admettons que cette faculté d'intuition soit poussée assez loin pour lui faire deviner l'au-

un autre 240 francs, à la vente L. Potier, en 1872. Or, à la p. 162, se trouve le passage suivant : « Venons à parler de la grande et merveilleuse conjonction que les astrologues disent estre à venir environ les ans de Nostre-Seigneur mil sept cens octante et neuf (1789)... ; et oultre, environ vingt-cinq ans après (1814), sera la quatrième et dernière station de l'altitudinaire firmament. Toutes ces choses imaginées et calculées, concluent les susdits Astrologues que, si le monde jusques à ce et tel temps dure, de très grandes, merveilleuses et espouvantables mutations et altérations seront en cestuy universel monde, mesmement quant aux sectes et loix. » C'est la Révolution prédite à heure fixe, tout simplement. L'Astrologie serait-elle autre chose qu'un vain mot ? Et aurait-elle un fondement rationnel, scientifique, comme l'Astronomie ?

Veuillez agréer, Monsieur, je vous prie, l'expression de mes sentiments très distingués.

KERALLAIN.

[M. de Kerallain, Quimper.]

delà, pour lui donner cette vue « *à longue portée* » », qui parfois lui révèlera par avance les événements dans les brumes indécises d'un lointain avenir, et nous nous expliquerons ces pressentiments, ces prophéties que nous aurions été, à un examen superficiel, enclin à assimiler à de creuses rêveries.

Si l'on ajoute qu'il était doué d'une imagination et d'une ambition sans mesure (qu'une prodigieuse fortune n'avait pas peu contribué à développer), et de ce que l'on a si heureusement nommé la *césarite*, c'est-à-dire la folie enivrante du pouvoir, s'étonnera-t-on qu'il ait eu l'illusion de se croire et de se proclamer Dieu, et non pas seulement le prophète de Dieu ?

Napoléon croyait à la Providence et à l'âme immortelle, et ce mélange de fatalisme et de spiritualisme n'est pas aussi incohérent qu'à première vue il apparaît. Pour lui, l'âme n'était pas seulement détachée du corps ; elle pouvait vivre de sa vie propre, dans une atmosphère à elle spéciale, et qui est le domaine que nos sens ne nous permettent pas d'explorer, le domaine de l'occulte et du merveilleux.

Ce hasard tant cité, disait-il en 1816, ce hasard dont les anciens faisaient un dieu, qui nous étonne chaque jour, nous frappe à chaque instant ; ce hasard, après

tout, ne nous paraît si singulier, si bizarre, si extraordinaire, que parce que nous ignorons les causes secrètes
et toutes naturelles qui l'ont amené, et il suffit de cette
combinaison occulte pour créer du merveilleux et en-
fanter des mystères.

Cela ne signifie-t-il pas que le hasard était pour
Napoléon un facteur dont il fallait tenir compte,
comme de tout ce qui produit de grandes choses,
bien que notre intelligence humaine, naturellement bornée, ne réussisse pas toujours à nous
en donner une explication satisfaisante ?

Loin de porter un jugement trop sévère sur les
conceptions d'un cerveau qu'un surmenage in-
tensif a bien pu par instants affaiblir, nous préfé-
rons nous rallier à cette opinion, exprimée par
l'un des panégyristes raisonnables de Napoléon :
que l'homme est nécessairement imparfait et que,
quelque élevé qu'il soit dans la hiérarchie des intelligences, on retrouve encore chez lui, par
suite de prédispositions psychologiques, des caractères de faiblesse, qui rappellent l'origine
commune et inférieure de la créature humaine [1].

[1] Guillois, *op. cit.*, p. 155.

LA NYMPHOMANIE DE PAULINE

Pendant l'hiver de 1806, un dimanche, deux hommes, dont l'un était un grand personnage, une notabilité de l'époque, causaient tranquillement au coin du feu. L'entretien roulait sur les États-Unis, dont l'un des interlocuteurs, qui paraissait bien connaître le pays, parlait avec animation.

Tout à coup, un violent coup de sonnette se fait entendre, un bruit de voix parvient jusqu'à la pièce où conversaient les deux hommes.

L'un d'eux, qui n'était autre que Volney, s'excuse auprès de son visiteur d'aller s'enquérir de la cause de tout ce tapage. Mais à peine a-t-il achevé sa phrase, que la porte s'ouvre brusquement et qu'une femme fait irruption dans le cabinet où se tenaient les deux causeurs. Cette femme, c'était l'épouse de l'Empereur, l'impératrice Joséphine en personne !

— Ah ! mon cher Volney, ah ! mon ami, que je

suis malheureuse ! s'écrie Joséphine, dont les paroles étaient entrecoupées de sanglots.

— Calmez-vous, madame, calmez-vous, implorait Volney, habitué à de pareilles scènes, provoquées par les infidélités de l'Empereur... Il vous aime... il vous reviendra... vous avez pu vous tromper...

— Taisez-vous, interrompit Joséphine ; l'Empereur est un misérable.

Puis, elle ajouta, en articulant plus nettement ses griefs :

— Si vous saviez ce que je viens de voir !... J'ai surpris l'Empereur, l'Empereur, entendez-vous, dans les bras de Pauline !...

Soulagée par cette confidence, elle sortait en coup de vent, laissant les deux amis complètement ahuris.

Volney rompit le premier le silence : « Il en est bien capable, dit-il ; il n'admet pas que rien résiste à ses ordres, à ses caprices ou à ses fantaisies. »

La scène que nous venons de rapporter avait eu deux témoins ; c'est de l'interlocuteur de Volney, M. Hochet, devenu plus tard secrétaire général du Conseil d'État, et président du Conseil des forges de Fourchambault, que tenait l'anecdote celui à qui nous l'empruntons [1].

Ce n'était pas la première fois que Joséphine

[1] Louis Favre, *Le Luxembourg* (Paris, Ollendorff, 1882), pp. 215-217.

s'alarmait des privautés de l'Empereur avec sa
sœur. Sa jalousie avait éclaté, dans une autre circonstance, où Pauline s'était plu sans doute à l'exciter. C'était à la cérémonie du sacre. Napoléon entra
dit-on, dans une telle colère qu'il ne parlait de rien
moins que de se séparer sur-le-champ de sa femme.

On a longtemps prétendu que les rapports incestueux de la sœur et du frère étaient une calomnie, qui avait pris naissance dans les officines
royalistes. Au lendemain des Cent jours, une véritable trombe de pamphlets s'abattit sur celui
qu'on n'appelait plus que l'usurpateur, « Buona-
parte », ou « Nicolas ». Un des plus spirituels,
parmi ces libelles, était intitulé : *le Terme d'un
règne ou le règne d'un terme.* Martainville, son
auteur, y dépouillait Napoléon de son auréole lé-
gendaire. Le grand homme y était présenté comme
l'amant de ses trois sœurs ; il était même accusé
d'autres vices, que personne de son entourage
ne lui avait jamais reprochés, si ce n'est pourtant
le général Foy qui, dans son remarquable livre
sur la guerre d'Espagne et de Portugal, a formulé,
à propos des relations de l'Empereur avec Duroc,
une appréciation tout à fait scandaleuse et qu'aucun historien n'a reprise depuis [1].

[1] Henri Rochefort, *Aventures de ma vie.*

Nous ne chercherons pas à vérifier ces allégations ; à dire vrai, nous les croyons fort suspectes ; nous hésiterons davantage à passer condamnation sur le premier chef d'accusation.

Un contemporain, qui avait vécu dans l'intimité de l'Empereur et avait pu voir de très près la famille impériale, l'auteur anonyme des Mémoires inédits utilisés par Taine, disait de Pauline, que « nulle femme, depuis celle de l'Empereur Claude ne l'a peut-être dépassée dans l'usage qu'elle a osé faire de ses charmes ».

On sait aujourd'hui que cet auteur, resté long-temps anonyme, n'était autre que le chancelier Pasquier, dont, à la prière de son fils, le duc d'Audiffret-Pasquier, Taine n'avait pas révélé le nom. Or, Pasquier, donnait, paraît-il, — toujours au dire de Taine, — « des détails extraordinaires, » sur les empressements et les tentations (*sic*) de Joseph auprès de sa belle-sœur Marie-Louise, en même temps que sur les épanchements fraternels de Napoléon et de Pauline. Seul, M. de Rémusat, qui avait une « mémoire implacable », savait par cœur certaines parties du manuscrit de Pasquier et en récitait des passages suggestifs [1].

---

[1] *La Pharmacie de Pauline Bonaparte*, dans *La Révolution française*, 1904, pp. 428 et suiv.

On pourrait presque dire que le fait était de notoriété publique à la Cour impériale.

Les familiers des Tuileries, lors de la première Restauration, le baron Capelle, Lespérut, le comte Beugnot, qui fut chargé de la police immédiatement après l'Empire, ne nous ont rien laissé ignorer sur ce chapitre de la chronique scandaleuse.

Beugnot, en courtisan adroit qu'il était, connaissait le côté faible de son souverain. Comme tous les impuissants, Louis XVIII aimait les propos salés, les lectures plus ou moins égrillardes. A l'exemple du Bien-Aimé, son aïeul, il s'amusait des rapports de son lieutenant de police, qui avait échangé cette ancienne qualification pour celle, plus moderne, de préfet ou de directeur général, mais n'en continuait pas moins les traditions de l'ancienne monarchie.

Les papiers du comte Beugnot ont été, il y a peu de temps, légués aux Archives : c'est là où M. Pellet les a consultés. Il y a découvert, entre autres, un Rapport destiné au roi et intitulé : Note de la direction générale de la police du Royaume » ; il n'est pas daté, mais, selon toute vraisemblance, il est du 1er ou du 2 décembre 1814.

Bien qu'il ne soit pas écrit de la main de Beugnot, on reconnaît facilement son style et la tournure ironique de son esprit. Or, le rédacteur, ou plutôt l'inspirateur du rapport, s'exprime en termes non équivoques sur le compte de Pauline, laquelle, dit-il, « poussa la lubricité *à un degré où on ne peut plus l'expliquer que par un dérangement des organes.* C'est cette femme, ajoute-t-il, *que Bonaparte a appelée à l'île d'Elbe pour l'y consoler.* Elle s'y morfond d'ennui. Pour y faire diversion, elle s'occupe de quelques liaisons sur le continent. Il est évident par sa correspondance, qu'elle a un amant à attirer à l'île, M. le baron Duchand, colonel du 2ᵉ régiment d'artillerie légère ; un autre à empêcher d'y arriver, celui qu'elle appelle du nom mystérieux d'Adolphe ; et, de plus, des devoirs très étroits à remplir envers son frère. Elle objecte ces derniers à Adolphe pour le retenir sur le continent, et même pour l'effrayer un peu.

« Elle en parle aussi à M. Duchand, mais à celui-ci de manière à le rassurer et à le satisfaire s'il n'est pas difficile, le partage (lui semblant) tout naturel. Le frère aura la journée, le baron aura une partie de la soirée et la nuit tout entière. Il ne doit pas être mécontent.

« Cependant, si le baron connaissait toute cette correspondance, il ne serait pas entièrement rassuré ; car, entre autres commissions que la princesse donne à la dame Michelot, sa femme de confiance à Paris, elle lui demande *six* bouteilles

seulement de Rob L'affecteur (*sic*), c'est-à-dire du
remède le plus actif qu'on puisse appliquer au
virus syphilitique le plus invétéré. Il est à craindre
que la princesse ne donne à son frère des conso-
lations amères, et que M. le Baron ne fasse pas un
voyage fort sain, et c'est dans la prévoyance
de toutes ces fâcheuses conséquences que la princesse fait une provision si ample de Rob Laffecteur. Il y a de quoi guérir toute l'île d'Elbe. »

Ce rapport n'est que la paraphrase d'un propos
attribué à Beugnot. Beugnot aurait dit à Mounier,
le fils du Constituant, que pendant son séjour à
Gand, alors qu'il était chargé de la police du
royaume, on avait intercepté des lettres écrites de
l'île d'Elbe par Pauline et dans l'une desquelles on
lisait :

« Envoie-moi du Rob de Laffecteur. Depuis que
je suis ici, je n'ai affaire qu'à ce *vieux pourri*
(*sic*) [1]. »

On sait, d'autre part, que les lettres écrites par
les réfugiés de l'île d'Elbe étaient ouvertes par
un cabinet noir, qui avait son siège à Livourne. Le
comte de Jaucourt, ministre des Affaires étrangères, en recevait copie et se plaisait à en envoyer
des extraits à Talleyrand, alors au Congrès de
Vienne. Le général Iung a pu retrouver certaines

---

[1] Le Comte d'Hérisson, *Le Cabinet noir*.

de ces dépêches aux archives du quai d'Orsay,
celle-ci particulièrement :

La nymphe Pauline — c'est Jaucourt qui tient la
plume — dont la naïveté ne diminue pas avec l'âge,
écrit à deux colonels de son intimité, à l'un, que Bonaparte est trop jaloux pour qu'il vienne encore ; à l'autre,
qu'il se hâte de venir, que Bonaparte ne la voit que le
jour et qu'il pourra, lui, s'en occuper le soir et toute la
nuit. Elle appelle son auguste frère *vieux pourri* et demande deux bouteilles de rob Laffecteur [1].

Il se peut — commente M. Pellet [2] — que le
comte de Jaucourt ait un peu forcé la crudité des
termes, pour égayer l'ancien évêque d'Autun ;
mais son caractère bien connu ne permet en aucune façon de supposer qu'il n'ait pas eu communication des lettres dont il a fait un résumé si
cynique.

Mais nous avons mieux : ce sont les aveux même
de Pauline.

M. de Sémonville, qui fut un des *mille e tre*
de ce don Juan femelle, aurait rapporté à Mounier,
que Pauline lui avait dit, peu de temps après le
18 brumaire : « Je suis très bien avec mon frère ;

---

[1] *Le Cabinet noir, loc. cit.*
[2] Marcellin PELLET, *Napoléon à l'île d'Elbe*, pp. 39 et suiv.

il a deux fois couché (*sic*) avec moi [1]. » Et M. de Sémonville ajoutait : « Nous étions cinq de la même maison qui partagions ses faveurs, avant son départ pour Saint-Domingue.

« Il ne les a pas nommés, poursuit Mounier ; mais je suppose que lui, Macdonald et Montholon en faisaient trois.

« Pour Macdonald, il nous a dit que Pauline en avait été très éprise ; qu'ils s'étaient enfermés tous deux pendant trois jours à Saint-Leu, avec des provisions choisies *ad hoc*, et sans ouvrir la porte à âme vivante. Peu après, ils se brouillèrent.

« M. de Sémonville nous parlait, comme de chose courante, des rapports de Napoléon et de Pauline, qu'il disait être la plus grande et la plus séduisante coquine qui se puisse imaginer. »

Dans les *Mémoires de Fouché*, publication évidemment apocryphe, mais rédigée d'après des documents authentiques, il est rapporté un fait qui, rapproché de ceux qui précèdent, ne laisse pas que de fortifier notre opinion en faveur de l'accusation d'inceste portée contre Napoléon. Fouché raconte que Pauline vint un jour le consulter sur un cas des plus épineux. « Mon frère, dit-elle, a l'intention de m'épouser ».

[1] *Le Cabinet noir*, p. 129.

Comme Fouché se récriait et lui déclarait qu'une telle union était impossible :

« Pourquoi ? répliqua-t-elle, les rois de Perse épousaient bien leurs sœurs ! »

Ce n'était pas, conte l'auteur des *Mémoires*, Pauline qui avait découvert cet argument ; elle n'était, en la circonstance, que l'écho fidèle de son frère.

Taine a écrit que « Napoléon était un Italien du quinzième siècle, un contemporain des Borgia et des Machiavel, » et « qu'on ne saurait le juger équitablement d'après les règles de la morale contemporaine ». N'est-elle pas de l'Empereur lui-même, cette phrase, qui le montre affranchi de tout préjugé encombrant : « Je ne suis pas un homme comme un autre, et les lois de morale ou de convenance ne sont pas faites pour moi ? »

Quant à Pauline, elle ne s'embarrassait pas davantage des conventions sociales [1] : n'est-ce pas elle qui disait à une de ses dames d'honneur, Mme Mathis, sollicitée par Napoléon et qui avait

[1] On sait comment avait été décidé son mariage avec Leclerc. « Le général Bonaparte travaillait dans son cabinet, à Milan. Leclerc était officier d'état-major, et profita d'un paravent pour exprimer un peu trop cavalièrement son amour à Pauline. Le général Bonaparte entend du bruit, se lève et voit. Le mariage fut célébré sans perdre un moment. » *Le Cabinet Noir, loc. cit.*

osé lui résister : « Sachez bien, madame, qu'on ne doit pas dire *non* à une volonté expresse de l'Empereur ; moi-même, qui suis sa sœur, s'il me disait : *Je veux*, je lui répondrais : Sire, je suis aux ordres de Votre Majesté ? »

Il n'y a plus à douter qu'elle ait obtempéré aux « ordres » de Sa Majesté, pour peu que Sa Majesté ait manifesté son désir.

Les panégyristes de l'Empereur, qui le trouvent grand jusque dans ses verrues, rejettent sans balancer une « accusation trop hideuse même pour être mentionnée ». Ils traitent cette accusation de « commérage insidieux », « d'imposture patente », » d'œuvre de la calomnie ». Ils citent maintes circonstances dans lesquelles Napoléon traita plus que cavalièrement sa sœur, blâmant ses prodigalités, critiquant vertement sa conduite, l'admonestant sévèrement en toute occasion [1] et, victorieusement, ils concluent « que ces procédés ne sont pas ceux d'un amant [2] ».

Ils vont jusqu'à recourir à des arguments d'une

[1] On cite, notamment, une lettre écrite par Napoléon à son oncle, le cardinal Fesch, le 10 avril 1806, lettre dans laquelle l'Empereur n'appréciait guère la beauté de sa sœur, si l'on en juge par ces lignes : « Dites-lui donc de ma part que déjà elle n'est plus belle et qu'elle le sera beaucoup moins dans encore quelques années. » Cela n'est guère démonstratif, on en conviendra.

[2] *Napoléon intime*, par Arthur Lévy, p. 313.

qualité particulière, pour laver Pauline du reproche d'avoir aimé son frère d'un amour plus que fraternel, et, sous prétexte de l'innocenter, ils ne l'accablent que plus lourdement : « Comment, s'écrient-ils, Pauline aurait-elle été la maîtresse de son frère, elle qui lui procurait des maîtresses ? »

Voilà, n'est-ce pas, qui est d'une profonde psychologie !

Quant à la maladie, d'une nature spéciale, ou spécifique, que la volage princesse aurait transmise à son impérial frère — maladie qui aurait été, a-t-on dit, « la cause effective de la défaite des Français à Waterloo » — nous sommes cette fois de l'avis de notre contradicteur : Napoléon ne paraît pas en avoir subi le dommage. Nous nous en sommes expliqué ailleurs [1].

Que Pauline ne fut pas atteinte de l'affection que le dramaturge Brieux a découverte, après Christophe Colomb, nous n'oserions nous en porter garant, les indiscrètes révélations des diplomates et des libellistes nous commandant de prudentes réserves ; mais la question est toute autre, et il nous paraît qu'elle est désormais résolue par l'affirmative.

[1] Dans les *Indiscrétions de l'Histoire*, 6ᵉ série : Napoléon était-il malade à Waterloo?

Il n'est pas, selon nous, d'excuse meilleure à ce déréglement, à cette perversion génésique, que le tempérament même de la princesse.

Pauline était une *hystérique*, dans le sens populaire du mot ; nous dirions, employant un terme de notre langue médicale, qu'elle était une enragée nymphomane [1].

Les médecins appelés à la visiter ne se sont pas mépris sur la nature des symptômes qu'elle présentait : son état habituel et constant — c'est l'expression même des praticiens [2] — est « un état d'excitation de l'organe utérin ».

Cette excitation, elle l'entretenait par des pratiques qu'Onan n'eût pas désavouées [3], en dépit

[1] La nymphomanie ou utéromanie paraît avoir été connue d'Aristote. Quintus Soranus et, d'après lui, Aétius seraient les premiers auteurs qui auraient décrit l'affection. Marc-Antoine aurait, dit-on, écrit à Soranus, son médecin, pour lui demander un remède capable de calmer la « fureur utérine » de Cléopâtre, atteinte de nymphomanie. On cite encore comme ayant été atteints de la même infirmité : EUSÈBE, épouse de l'empereur Constantin ; MESSALINE, femme de l'empereur Claude ; AGRIPPINE, mère de Néron ; BONNE DE SAVOIE, femme de Galéas Sforze ; MARGUERITE, mariée à un des fils de Philippe-le-Bel, etc. (Cf. *Essai médico-légal sur l'Utéromanie* ; thèse par Henri-Louis BAYARD, de Paris ; Paris, Didot, 1836).

[2] V. dans *Napoléon intime* (p. 318), la curieuse lettre du docteur Hallé, communiquée à l'auteur par M. Henry Gauthier-Villars.

[3] « L'onanisme habituel est, sans contredit, une des causes les plus actives (de la nymphomanie), mais souvent aussi il n'est

des satisfactions qu'elle pouvait trouver autour d'elle.

C'est que la nymphomane a un appétit de plaisir insatiable : en quête de toutes les sensations, rien n'apaise sa « fureur utérine ».

La nymphomanie, en même temps qu'elle est une dépravation de l'instinct génital, est une véritable monomanie, « qui présente, isolées ou réunies, les lésions de la volonté et les lésions de l'intelligence ».

Sans aller jusqu'à la classer dans les « variétés de folie sans délire », nous estimons qu'elle entraîne une part d'irresponsabilité ; et, appelé à juger Pauline Bonaparte au tribunal de l'histoire, nous serions assez disposé à la faire bénéficier, en raison même de sa nymphomanie, de circonstances largement atténuantes.

que la conséquence du besoin impérieux qui obséde les malades. » BAYARD, thèse citée, p. 22.

L'ACCOUCHEMENT DE L'IMPÉRATRICE MARIE-LOUISE [1]

Le bruit s'était répandu, dès le mois de juillet 1810, que Marie-Louise était grosse. Sans oser l'affirmer, les médecins ne cachaient pas leurs espérances : l'impératrice présentait des symptômes sur la nature desquels il n'était plus possible de se méprendre.

Napoléon, dont le divorce avec Joséphine n'avait eu d'autre cause que la stérilité de sa première épouse, pressait la Faculté de se prononcer. Il ne doutait pas qu'il fût capable d'engendrer, pour en avoir fourni maintes fois les preuves, mais il ne laissait pas d'être inquiet du retard que mettait Marie-Louise à le rendre père.

[1] Postérieurement à l'édition de notre ouvrage qui a précédé celle-ci, ont paru deux intéressantes contributions au sujet traité dans le chapitre qu'on va lire : un article dans les *Débats* du 21 mars 1911, sous la signature de M. Henri Welschinger, et l'ouvrage très documenté et neuf, sous bien des rapports, de M. Édouard Gachot, sur *Marie-Louise intime* (J. Tallandier, édit., 1911).

Ce retard le chagrinait visiblement et il consulta un jour, à cet égard, ses médecins. Sur leur avis, il fut décidé que la souveraine ferait un usage moins fréquent des bains qui, à les entendre, étaient un obstacle à la fécondité [1].

Le 27 juillet, Marie-Louise écrivait à son père :

« Je puis vous assurer, cher papa, que je n'ai aucun effroi pour cet événement qui sera un si grand bonheur. » Quelques jours auparavant, elle avait exprimé les mêmes sentiments en termes non moins touchants : « Dieu veuille que ce soit vrai ! l'Empereur sera si heureux ! »

Napoléon voyait comblé son vœu le plus cher. A cette heure, le sexe de l'enfant ne le préoccupait guère ; il ne doutait plus que sa dynastie fût fondée sur des bases inébranlables.

Vers le 15 août, la grossesse de l'impératrice se confirmait. Les médecins deviennent plus affirmatifs. L'un d'entre eux va, dans son enthousiasme, jusqu'à adresser à la souveraine une pièce de vers latins, qui se terminait par cette pensée empruntée à Virgile :

> *Jam nova progenies cælo dimittitur alto.*
> (Un nouveau rejeton est envoyé du haut du ciel) [2].

---

[1] *Mémoires de Constant*, t. IV, p. 295.

[2] IMBERT de SAINT-AMAND, *Les beaux jours de Marie-Louise.*

La notification officielle de la grossesse ne fut faite qu'au mois de novembre. Napoléon envoya à Vienne un exprès, le baron de Mesgrigny, porteur de deux lettres autographes, l'une de la main de l'impératrice, l'autre de sa propre main. Ces lettres étaient destinées à son beau-père, l'empereur François, qui y répondit aussitôt par une missive affectueuse [1].

Dans le public, les rumeurs les plus étranges trouvaient crédit. Les uns prétendaient que l'impératrice n'avait jamais été enceinte ; que son accouchement n'était qu'une feinte, pour donner à Napoléon le moyen d'adopter un de ses bâtards. Certains disent que l'impératrice est accouchée d'une fille, d'un enfant mort, et qu'on lui a substitué un autre enfant [2].

L'auteur des *Mémoires secrets du dix-neuvième siècle*, le vicomte de Beaumont-Vassy, a rapporté qu'une jeune femme, fort jolie, attachée à la maison de la princesse Borghèse, eut « la naïveté » de se plaindre par écrit au premier Préfet du Palais, M. de Luçay, de ce que, retirée un soir dans son appartement particulier, à Compiègne, deux hommes revêtus de la livrée impériale, y avaient

[1] Papiers tirés des Archives des affaires étrangères et mis au jour par Imbert de Saint-Amand.
[2] *Mémoires de la Générale Durand*, p. 74.

pénétré soudain, s'étaient emparés d'elle, lui avaient attaché les bras, et après lui avoir mis dans la bouche un baillon élastique, qui ne s'enflait que lorsqu'elle voulait crier, avaient éteint les lumières et s'étaient retirés, abandonnant la place à un personnage qui avait passé une partie de la nuit auprès d'elle.

On comprend, ajoute notre narrateur, qu'aucune suite ne fut donnée à cette plainte ; mais la jeune personne fut conduite la nuit suivante, avec toute sorte d'égards, dans une maison de santé du faubourg Saint-Antoine, tenue par des sœurs et placée sous le patronage de Mme Lætitia, mère de l'Empereur. Là, on l'aurait gardée, jusqu'à ce qu'elle eût donné le jour à un enfant, dont on lui aurait laissé ignorer le sexe, et plus tard, on lui aurait remis une récompense proportionnée à sa discrétion.

Napoléon avait, en cette circonstance, voulu, disait-on, se ménager la possibilité d'une substitution d'enfant, dans le cas où la nouvelle impératrice, qui devait arriver sous peu de jours, lui donnerait tout d'abord une fille, au lieu de l'héritier qu'il désirait si ardemment.

Mais on alla plus loin : ne fût-on pas jusqu'à dire que la grossesse de Marie-Louise avait été simulée ; que c'est pour cela qu'elle n'aimait pas ce fils qui n'était pas d'elle ? C'est, dit Amédée

Pichot [1], « une vieille tactique de parti, employée contre les Stuarts, à l'occasion de la naissance du fils de Jacques II, et que nous avons vue encore reproduire en France, pour la duchesse de Berry [2] ».

Comment ces bruits avaient-ils pris naissance ?

Lorsque Marie-Louise ressentit les premières douleurs, les grands officiers de l'État et toutes les personnes de la cour avaient été convoqués. La nuit était près de finir, lorsque l'Empereur dit que Dubois venait de lui annoncer que les douleurs avaient cessé, mais que probablement il s'écou-

[1] *Napoléon à l'île d'Elbe.*

[2] Brantôme a prétendu que Marie d'Angleterre, la seconde femme du roi Louis XII, avait simulé une grossesse : « *on dit* qu'elle s'enflait par le dehors avecques des linges peu à peu et que, venant le terme, elle avoit un enfant supposé que devoit avoir une autre femme grosse, et le produire dans le temps de l'accouchement. Mais madame la régente, qui estoit une Savoysienne qui sçavoit que c'est de faire des enfans et qui voyoit qu'il y alloit trop de bon pour elle et pour son filz, la fit si bien esclairer et visiter par médecins et sages-femmes, et par la veuë et descouverte de ses linges et drapeaux, qu'elle fut descouverte et faillit en son desseing, et point reyne mère, et renvoyée en son païs. » *Œuvres* de Brantôme, édition Lalanne, t. XII, pp. 648 et suiv. On remarquera la forme dubitative, *on dit.* Brantôme, en effet, est le seul à parler de cette supposition de part. Des témoins mieux informés, Fleuranges, du Bellay, Louise de Savoie, prétendent que Marie d'Angleterre n'eut jamais de telles intentions. (Cf. *Études sur François Ier*, par Paulin Paris, tome Ier, pp. 87-94 et *Les Amours de François Ier*, par M. de Lescure, pp. 102-108).

lerait quelques heures avant que l'impératrice
accouchât, et que, par conséquent, les dames qui,
par parenthèse, importunaient Dubois de leur sollicitude affectée et de leurs impertinents conseils,
feraient bien d'aller prendre du repos jusqu'au
moment de la délivrance.

A peine étaient-elles parties, ainsi que les grands
officiers et les autres courtisans, que les douleurs
recommençaient ; l'accouchement eut lieu peu
d'instants après.

Dans son trouble, Dubois avait égaré les ciseaux,
pour couper le cordon ombilical, et la nourrice,
Mme Blaise, soutint l'enfant pendant qu'il les cherchait : ce fut Mme Blaise elle-même qui donna ces
détails, en 1814, à une dame fort royaliste, en
ajoutant que, quoi qu'elle aurait un grand intérêt
à nier que le roi de Rome fût le fils de l'impératrice, elle ne le ferait jamais, attendu qu'elle avait
été témoin de sa naissance. Plusieurs médecins,
entre autres le docteur Auvity, qui assistèrent aux
couches de l'impératrice, confirmèrent à Amédée
Pichot le témoignage de Mme Blaise.

Mais n'anticipons pas sur les événements.

Le 2 décembre, jour anniversaire de la bataille
d'Austerlitz et de la cérémonie du couronnement,
l'Empereur donnait audience au Sénat, qui avait
demandé à lui présenter ses félicitations.

Des *Te Deum* et des prières publiques avaient été ordonnés dans toutes les églises de l'empire.

Les édifices publics avaient été illuminés. L'impératrice avait tenu à doter elle-même douze jeunes filles, qui furent mariées le même jour.

L'Empereur, par une inspiration délicate, avait créé, de son côté, la *Société maternelle*, dont il avait nommé Marie-Louise la présidente, et Mme de Ségur, la vice-présidente. Cette institution avait pour but de venir au secours des mères de famille pauvres, ayant plusieurs enfants. On leur donnait des soins gratuits pendant leurs couches. Il leur était délivré, en outre, de quoi se procurer du vin, du bouillon, une layette. Enfin, lorsqu'elles avaient plusieurs enfants, elles étaient payées, si elles nourrissaient le dernier, comme l'aurait été une nourrice étrangère.

En prévision de l'enfant à naître, la comtesse de Montesquiou recevait le titre de gouvernante des enfants de France. Elle était assistée de deux sous-gouvernantes, auxquelles devait s'adjoindre plus tard une troisième.

On choisit comme nourrice une femme robuste et saine, mariée à un menuisier de Fontainebleau.

Deux petits lits furent préparés : un de couleur bleue, s'il venait un prince ; un rose, si c'était une princesse.

La layette était une merveille : on ne l'estimait pas moins de 300.000 francs[1].

Les mois de janvier et de février 1811 se passèrent sans incidents notables. L'impératrice prenait part à toutes les réjouissances qui avaient lieu dans l'intérieur du palais. On organisait à son intention des bals intimes, où elle se faisait une joie de se rendre.

Comme elle adorait suivre les chasses, l'Empereur l'emmenait avec lui, quand il allait chasser à Vincennes, dans la forêt de Saint-Germain ou dans les tirés de Versailles. Etait-elle trop fatiguée, elle se contentait d'une simple promenade au bois.

Vers le milieu de février, on commença à la Cour les préparatifs pour les couches. L'accoucheur en titre, Dubois, reçut avis de loger dans l'appartement du grand maréchal du palais, appartement qui lui était spécialement réservé. La duchesse de Montebello, qui devait faire preuve, au moment de l'accouchement de l'impératrice, de tant de dévouement, était installée dans une autre aile du palais.

Le 5 mars, le préfet de la Seine, Frochot, venait, au nom de la Ville de Paris, présenter ses souhaits

---

[1] D'après la générale Durand.

à l'Empereur. La délégation apportait un magnifique berceau en vermeil, figurant un navire, emblème de la capitale. Le dessin du berceau était dû au grand artiste Prud'hon. Les ornements en nacre et en vermeil, se détachaient sur un fond de velours nacarat du plus bel effet. Deux génies en décoraient le pied : celui de la Force et celui de la Justice.

Pour l'impératrice, on avait apporté une toilette somptueuse d'une valeur d'au moins un demi-million.

Cependant le moment de la délivrance approchait. Marie-Louise ne sortait presque plus de ses appartements. A peine l'apercevait-on, certains jours, sur la terrasse de son jardin particulier [1], soutenue par ses femmes de service.

Le 19 mars, à 7 heures du soir [2], d'autres disent à 9 heures [3], l'impératrice ressentait les premières douleurs.

[1] Les médecins avaient conseillé à l'impératrice de fréquentes promenades à pied. Elle allait souvent, en compagnie de Mme de Montebello, sur la terrasse des Tuileries, du côté du bord de l'eau, au bout de laquelle allaient l'attendre ses équipages. Elle gagnait quelquefois un petit escalier, en passant par une petite porte pratiquée exprès pour elle. La porte et l'escalier existaient encore il y a quelques années.

[2] *Mémoires de la générale Durand.*

[3] *Mémoires de Constant.*

La nuit précédente, l'Empereur qui, depuis quelques jours, envoyait à toute heure savoir des nouvelles de l'auguste malade, avait passé la nuit auprès d'elle, la promenant dans sa chambre par le bras. Elle éprouvait, à ce moment, de très légères douleurs. Sur les 6 heures du matin, les souffrances s'étaient calmées et l'impératrice s'était endormie.

L'Empereur, qui était remonté chez lui, s'était mis au bain[1], puis on lui avait servi son déjeuner.

Une demi-heure après, Dubois se faisait annoncer.

— Vous voilà, Dubois, lui dit l'Empereur. Qu'y a-t-il de nouveau ? Sera-ce pour aujourd'hui ?

— Oui, Sire, ce ne sera pas long, mais je désirerais que Votre Majesté ne descendît pas.

[1] « Il se peut très bien, nous écrivait naguère M. Georges BARRAL (*Chronique médicale*, 1898, p. 363), que l'Empereur ait pris son bain rapide et coutumier de chaque matin, mais il n'a point saisi l'instant précis de la manifestation des douleurs de l'enfantement chez Marie-Louise (comme l'a écrit Marco Saint-Hilaire, *Chronique médicale*, 1898, p. 262), pour se livrer aux douceurs d'un bain inopportun. Bien au contraire, selon sa coutume de demeurer sur place dans tous les instants critiques de son étonnante carrière, il ne quitta pas les appartements de l'Impératrice. J'ai entendu le prince Napoléon, le mieux renseigné de tous les membres de la famille impériale sur les faits et gestes de l'Empereur, en donner l'assurance devant moi, à Paris, au Palais-Royal, le 18 juillet 1862, au moment de la naissance du Prince Victor. »

— Mais pourquoi cela, Dubois ?

— Parce que la présence de Votre Majesté me gênerait.

— Mais pas du tout ! Il faut que vous accouchiez l'impératrice comme si vous accouchiez une paysanne et ne pas vous inquiéter de moi.

— Mais, Sire, je préviens Votre Majesté que l'enfant se présente mal.

Alors l'Empereur le presse de questions :

— Comment allez-vous faire ?

— Mais, Sire, je serai obligé de me servir de ferrements.

— Ah ! mon Dieu, dit l'Empereur effrayé, est-ce qu'il y aurait du danger ?

— Mais, Sire, il faut ménager l'un ou l'autre.

— Eh bien, Dubois, ménagez d'abord la mère Et descendez de suite, je vous suis[1].

Dubois descendit alors par le petit escalier dérobé qui donnait accès dans la chambre de l'impératrice. L'Empereur se fit vêtir à la hâte et ne tarda pas à rejoindre l'accoucheur[2].

---

[1] *Revue rétrospective*, de Cottin, 1888, t. VIII, pp. 146-148 : *Mémoires de Roustan*, mameluck de Napoléon Ier.

[2] Voici le récit fait par Napoléon Ier lui-même, à la date du 3 février 1815, à Longwood, et que le docteur O'Méara rapporte, dans son *Napoléon en exil* : « Si je n'eusse pas été présent lors de l'accouchement de Marie-Louise, elle serait morte en couches. Pendant qu'elle était en travail d'enfant, je me tenais dans un appartement voisin d'où je me rendais à chaque

Toute la maison particulière de Marie-Louise se pressait dans les appartements de l'impératrice. Tous les grands officiers de la couronne y étaient déjà rendus et se répandaient dans le grand salon, dont les portes étaient ouvertes. « Cela ressemblait à un jour de fête », conte un des témoins oculaires, qui se trouvait dans le boudoir proche du salon.

L'impératrice avait auprès d'elle Mme de Monte-

instant dans sa chambre. Après quelques heures de souffrance, l'accoucheur Dubois vint à moi, *tandis que j'étais étendu sur un sofa*. La crainte était peinte sur sa figure. Il me dit que l'Impératrice était dans un état alarmant, que l'enfant se présentait de travers. Je lui demandai s'il n'avait jamais rien vu de semblable ? Il me répondit : *Sûrement oui, mais une fois sur mille ! Jugez de mon trouble qu'un tel cas se présente pour Sa Majesté.* — Oubliez, lui dis-je, qu'elle est impératrice et traitez-la comme vous traiteriez la femme d'un petit marchand de la rue Saint-Denis. — Mais, répliqua Dubois, puis-je apposer les fers, et si de nouveaux accidents se présentent, dois-je sauver la mère ou l'enfant ? — La mère, répondis-je, c'est son droit ! — J'accompagnai Dubois auprès du lit. J'encourageai et je tranquillisai de mon mieux l'Impératrice, et je la tins, pendant qu'on l'opérait avec les pinces du forceps. L'enfant était mort en apparence, quand il sortit du sein de sa mère ; mais les frictions et d'autres moyens qu'on employa le firent revenir à la vie. Au premier coup de canon qui annonçait ce grand événement, la population de Paris tout entière se mit en mouvement pour compter les coups. On devait en tirer vingt et un pour une princesse et cent et un pour un prince. Au bout du vingt-deuxième coup, les Parisiens firent retentir les airs d'acclamations. » *Chronique médicale*, 1ᵉʳ juin 1898.

bello, Mme de Luçay, Mme de Montesquiou, deux premières dames, Mmes Durand et Balland, deux femmes de chambre et la garde, Mme Blaise [1].

L'Empereur, la famille impériale, les principaux médecins attachés à la personne de Napoléon, Corvisart [2], Bourdier et Yvan, se tenaient dans un salon voisin.

Comme l'avait prévu Dubois, il fallut avoir recours au forceps [3]. Marie-Louise, qui s'en aperçut, dit avec une douloureuse amertume : « Parce que je suis une impératrice, faut-il donc me sacrifier ? »

Napoléon, le visage bouleversé, cherchait à

[1] *Mémoires de la générale Durand.*

[2] D'après le récit de Marco Saint-Hilaire, Corvisart ne serait venu qu'un peu plus tard. Marie-Louise éprouvait alors une crispation terrible ; tout portait à croire que l'enfant serait étouffé. Dubois, immobile et pâle, était là, inactif, en présence de la patiente.

— « Eh bien ! docteur, lui dit Napoléon dans une angoisse inexprimable, qu'attendez-vous ? pourquoi ne délivrez-vous pas l'impératrice : n'est-il pas temps ?

— « Sire, je ne puis rien faire qu'en présence de Corvisart.

« Ce dernier, qu'on s'était empressé d'aller chercher, n'était pas encore arrivé.

— « Eh ! qu'avez-vous besoin de lui, reprit Napoléon, avec une sorte d'emportement ; que peut vous apprendre Corvisart ? Si c'est un témoin ou une justification que vous vous réservez, me voilà, moi. Ne vous rappelez-vous plus ce que je disais tout à l'heure ? Dubois, je vous ordonne d'accoucher l'impératrice. » *Chronique médicale*, 15 avril 1898.

[3] L'enfant naquit par les pieds. Dubois dut employer le forceps pour dégager la tête.

faire passer dans l'âme de sa femme une confiance qu'il n'avait pas lui-même.

« Allons, ma bonne Louise, lui dit-il tendrement, un peu de patience, ce ne sera pas long ; pense à moi, pense à ton fils, car c'est un fils, j'en ai la certitude. »

Marie-Louise poussait des gémissements qui faisaient tressaillir les personnes présentes, et jusqu'aux grands dignitaires qui attendaient avec anxiété dans le salon voisin qu'on vînt les avertir qu'il était temps d'entrer. L'un d'eux, ne pouvant supporter plus longtemps l'impression qui le dominait, perdit connaissance ; on fut obligé de l'emporter. Mais lorsque l'impératrice vit Dubois s'emparer des instruments qui devaient hâter sa délivrance, elle fit entendre des cris affreux. « Mon Dieu ! s'écria-t-elle tout en pleurs, veut-on donc me sacrifier[1] ? »

Mme de Montesquiou, qui lui tenait la tête, lui dit : « Courage, Madame, j'ai passé par là, je vous assure que vos précieux jours ne sont pas en danger. »

Le travail dura à peine une demi-heure, mais il fut des plus pénibles[2].

[1] Marco Saint-Hilaire, *loc. cit.*

[2] La copie suivante d'une « note prise par le commis du palais des Tuileries, lors des couches de S. M. I. Marie-Louise » (document qui nous a été communiqué par M. Peschard, le

L'Empereur attendait anxieusement le résultat. Aussitôt prévenu que l'enfant était venu au monde, il s'était précipité dans la chambre et avait embrassé l'impératrice avec effusion.

Quant à l'enfant, il resta sept minutes sans donner signe de vie [1]. On dut, pour le ranimer,

distingué commissaire de police de la Ville de Paris), montre qu'on dut recourir à une jarretière, pour tirer sur le forceps. « Le 20 mars 1811, à huit heures moins trois quarts du matin, un garçon de garde-robe demanda au bureau du concierge du Palais des Tuileries une jarretière en laine rouge, disant que cela pressait tellement qu'il ne pouvait s'en aller chercher ailleurs. Le commis du Palais, embarrassé de satisfaire à la demande qui lui était faite, imagina d'offrir ses jarretières, qui, à peu de choses près, remplissaient les désirs. Le garçon emporta les dites est (*sic*) celle qui est jointe à la note a servi à la délivrance de Marie-Louise, impératrice de France. » Signé : L. P. Julien, commis du Palais breveté de par l'empereur par S. E. le duc de Frioul, grand maréchal du Palais.

C'est de cette jarretière qu'un fragment a été donné par le dépositaire à M. David de Paris, et c'est le seul à qui il en est (*sic*) été donné.

Compiègne, le 17 mai 1835.

Le concierge du Palais, régisseur du domaine,
ancien commis du Palais des Tuileries.
L. P. JULIEN.

[1] Le fait suivant, peu connu, est rapporté par Fleury de Chaboulon, dans ses *Mémoires intimes sur l'Empereur* : « Lorsque le Roi de Rome vint au monde, on le crut mort. Il était sans chaleur, sans mouvement, sans respiration. Dubois, l'accoucheur de l'Impératrice, faisait des efforts multipliés pour le rappeler à la vie, lorsque partirent successivement des Inva-

lui insuffler dans la bouche quelques gouttes d'eau-de-vie, le frapper du plat de la main sur tout le corps et l'entourer de serviettes chaudes. Enfin, on entendait le vagissement du nouveau-né : il vivait !

L'Empereur rayonnait. Quand il remonta dans son appartement pour s'habiller, il annonça la nouvelle à son fidèle valet de chambre : « Eh bien, Constant, nous avons un gros garçon ! Il s'est joliment fait tirer l'oreille, par exemple. » A toutes les personnes qu'il rencontrait, il faisait part de son bonheur. Jamais il n'avait ressenti pareille joie.

La délivrance effectuée, on fit entrer l'archi-chancelier de l'empire, Cambacérès, que les devoirs de sa charge obligeaient à constater la naissance et le sexe de l'enfant. Le prince de Neufchâtel le suivait, entraîné par son zèle et son attachement à l'Empereur.

Au dehors, le peuple de Paris était groupé en masse compacte dans le jardin des Tuileries et

lides les cent et un coups de canon destinés à célébrer sa naissance. La commotion et l'ébranlement qu'ils occasionnèrent agirent si fortement sur les organes respiratoires de l'impérial enfant qu'il reprit ses sens. » Le canon, auxiliaire de l'obstétrique, on ne s'attendait pas à celle-là !

dans les quartiers avoisinants. Les quais étaient encombrés par une foule grouillante. On savait que vingt et un coups de canon annonceraient la naissance d'une princesse et qu'il en serait tiré cent et un pour célébrer la venue d'un héritier du trône. Quant le vingt-deuxième coup retentit, ce ne fut plus de l'enthousiasme, ce fut du délire. Les chapeaux volaient en l'air, les vivats éclataient, tout Paris était en fête. A 10 h. et demie, Mme Blanchard, l'aéronaute, partait en ballon de l'École militaire et allait répandre en tous lieux la nouvelle de la naissance du roi de Rome.

Le télégraphe annonça aux quatre coins de la France l'heureux événement. Des courriers extraordinaires furent dépêchés à la première heure auprès des cours étrangères.

A Paris, ce ne furent que réjouissances, illuminations, fêtes vénitiennes, feux d'artifice ; rien ne fut négligé pour célébrer le joyeux événement. En une semaine, il n'y eut pas moins de deux mille pièces composées à l'occasion de la naissance du rejeton impérial.

On écrivit des poèmes de toutes sortes et en toutes langues, *la langue anglaise exceptée*.

Des épîtres, des odes, des strophes, des fables, des couplets, des hymnes, toute la lyre ! Une somme de 100.000 francs fut prélevée sur la cassette particulière de l'Empereur et répartie, par le secrétaire de la comptabilité de la chambre, entre les auteurs des poésies envoyées aux Tuileries.

De tous ces monuments de circonstance, le plus curieux que la flatterie ait jamais érigé est un recueil de pièces de vers, français et latins, intitulé : *L'Hymen et la Naissance*, sorti des presses de l'imprimerie impériale et que l'Université fut invitée à faire distribuer en prix aux élèves des quatre lycées de la capitale et à ceux de province, pour en faciliter le prompt débit. La postérité n'a conservé le nom que d'un seul des nombreux poètes qui se produisirent à cette occasion : Casimir Delavigne, du Havre, à l'époque élève de rhétorique au lycée de Napoléon et à l'institution de M. Ruinet, fit ainsi ses débuts dans un genre qu'il devait illustrer plus tard.

Aussitôt après la naissance, l'enfant avait été confié à la nourrice[1] choisie. Celle-ci ne pouvait

[1] D'après M. Th. Lhuillier, on avait fait choix d'une femme Auchard, originaire de la Brie. En 1815, Mme Vve Auchard revint chercher une retraite paisible et modeste à Lagny, qu'elle habita jusqu'en 1846, époque de sa mort, survenue le 15 novembre. La Brie a eu longtemps le privilège de fournir des nourrices à nos rois : une des nourrices de Louis XIV, Perrette Dufour, était de Coulommiers ; elle finit ses jours à Paris dans un âge avancé. Le duc de Berry, le futur Louis XVI, avait été nourri par Marie-Barbe Guillot, femme Mallard, originaire des

ni sortir du palais, ni recevoir aucun homme ; les précautions les plus sévères avaient été prises à cet égard. On lui faisait faire, pour sa santé, des promenades en voiture, et jamais sans qu'elle fût accompagnée de plusieurs femmes.

Le 20 mars, à 9 heures, le roi de Rome était ondoyé dans la chapelle des Tuileries, en présence de l'Empereur, des princes, des princesses et de toute la Cour impériale.

Pendant les six semaines qui suivirent l'accouchement, Marie-Louise garda la chambre ; en souveraine soumise, elle avait tenu à donner à ses sujets l'exemple du respect à l'étiquette, autant que de sa soumission aux lois de l'hygiène.

« L'accouchement de Marie-Louise — nous écrivait, le 30 décembre 1904, le professeur Budin — est extrêmement intéressant au point de vue de l'obstétrique opératoire. » Le savant professeur à la Faculté de médecine de Paris avait même l'intention de choisir cet épisode historique comme sujet de sa leçon d'ouverture. Il nous communiquait, à ce propos, les réflexions

environs de Crécy-en-Brie. Enfin, la nourrice de Napoléon III, Mme Bure, morte, il y a peu d'années, n'était pas tout à fait étrangère à la Brie, où elle possédait des propriétés d'une certaine importance. (*La nourrice de Louis XIV et le père nourricier de Louis XVI*; esquisses biographiques, par Th. Lhuillier).

suivantes, sorte de canevas, de plan de la leçon qu'il se proposait de faire :

... Autrefois, on appliquait le forceps sur la tête dernière. Cette opération a été abandonnée, pourquoi ? (Opinion de Smellie, de Madame Lachapelle, etc.).

Cette opinion est-elle légitime ? Est-elle fondée ? — Je ne le crois pas ; pourquoi ?

On a confondu la tête retenue la dernière au détroit supérieur dans les bassins rétrécis et la tête descendue dans l'excavation d'un bassin normal. Dans le premier cas, l'application de forceps est détestable : pourquoi ?

En est-il de même dans le second cas ? Non : les raisons, les preuves ; opinion de Baudelocque ; opinion d'Antoine Dubois.

La tête arrêtée ne venant pas, Dubois fit une application de forceps et sauva l'enfant ; c'était le roi de Rome !

Conclusion : quand, chez une femme à bassin normal, l'enfant se présente par le siège, à côté de l'insufflateur et de tout ce qu'il faut pour ranimer l'enfant, n'oubliez pas de préparer le forceps.

La conduite de Dubois était donc parfaitement légitime, et le plus habile accoucheur n'aurait pas agi autrement que lui.

LA NAISSANCE DU DUC DE BORDEAUX

De son mariage avec le duc de Berry, Marie-Caroline de Naples eut quatre enfants.

Le 13 juillet 1817, naissait une fille, qui succombait le lendemain.

Le 13 septembre 1818, la duchesse accouchait d'un fils, qui ne devait vivre que quelques heures.

Le 21 septembre 1819, elle mettait au monde une fille, Louise (Marie-Thérèse), dite *Mademoiselle*, devenue plus tard duchesse de Parme[1].

Enfin, le 29 septembre 1820, naissait Henri (Marie-Ferdinand-Dieudonné-Charles), le futur comte de Chambord.

La naissance de celui qu'on proclama l'enfant du miracle et que le nonce du Pape, dans son discours adressé au roi Louis XVIII, se contentait d'appeler moins irrévérencieusement, « l'enfant de

---

[1] Pour le détail de ces accouchements, v. les *Accouchements à la Cour*, par le docteur WITKOWSKI (Paris, s. d.), pp. 238 et suiv.

l'Europe[1] » donna lieu à des manifestations diverses.

Tandis que les ennemis du système constitutionnel triomphaient bruyamment, les partisans de la branche cadette faisaient courir les bruits les plus injurieux. On allait jusqu'à dire, comme on l'avait chuchoté lors de la naissance du roi de Rome, qu'il y avait eu « supposition de part » et il faut convenir que les apparences plaidaient en faveur de cette hypothèse.

Il était malaisé et surtout imprudent, sous le régime d'oppression où la France vivait, d'articuler trop publiquement ces allégations. Aussi des rumeurs vagues circulaient, que signalaient les rapports de police[2]; mais des protestations au grand jour, il ne s'en produisit qu'une seule, émanant, disait-on, du duc d'Orléans[3]; encore son authenticité est-elle contestable.

Ce n'est qu'en 1830 que devaient paraître les premiers libelles qui mettaient en doute la légitimité du duc de Bordeaux.

« Le duc de Bordeaux, écrit un pamphlétaire, n'est qu'un bâtard, un enfant supposé; les preuves

[1] *La Duchesse de Berry*, par THIRRIA, p. 12.

[2] Voir ces rapports *inédits* (ou du moins, les croyons-nous tels, ne les ayant vus publiés dans aucun des ouvrages que nous avons consultés) à l'Appendice qui termine ce chapitre.

[3] Selon Thiers, notamment, dans le *Constitutionnel* (Cf. WITKOWSKI, *op. cit.*, p. 342).

en sont claires, palpables. Sa naissance fut un
scandale, et de tous les scandales de la Restauration, le plus odieux peut-être, le plus coupable
assurément... Depuis dix ans le crime est consommé, et c'est aujourd'hui seulement que nous
élevons la voix pour le dévoiler; personne ne s'en
étonnera. La presse bâillonnée en France par
d'odieuses lois, a-t-elle permis, depuis dix ans, de
faire entendre une juste plainte contre les atten-
tats de la Couronne ? Qu'importe, d'ailleurs, le
retard; il est toujours temps de redresser la
fraude... »

Cette fraude, assurait l'écrivain anonyme de ce
pamphlet, avait été constatée dès le lendemain
même du jour où elle avait été commise. « Le
prétendu duc de Bordeaux est né à Paris le
29 septembre 1820. La protestation du duc d'Orléans, faite authentiquement le lendemain 30, paraissait cinq jours après, *imprimée officiellement
dans tous les journaux anglais.* »

Qu'elle ait été réellement publiée en 1820 ou dix
ans plus tard, qu'exprimait cette protestation ?
Quelles raisons faisait valoir le duc d'Orléans, pour
prouver que l'enfant, né le 29 septembre 1829,
n'était pas le fils légitime de la duchesse de
Berry ?

Il affirmait tout d'abord que celle-ci *n'avait jamais été enceinte* ; puis il appelait l'attention sur

la « scène fantastique » jouée au pavillon de Marsan, dans la nuit du 28 au 29 du mois précité.

A deux heures du matin, toute la maison était couchée et les lumières éteintes. A deux heures et demie, la princesse avait appelé ; la dame de Vathaire, sa première femme de chambre, était endormie ; la dame Lemoine, sa garde, était absente ; le sieur Deneux, l'accoucheur, était déshabillé ! « Vit-on jamais, lorsqu'une femme, de quelque classe que ce soit, était sur le point d'accoucher que, pendant la nuit, les lumières fussent éteintes et que les femmes placées autour d'elle fussent endormies ; que celle-ci qui était plus spécialement chargée de la soigner s'éloignât ; que son accoucheur fût déshabillé, et que sa famille, habitant sous le même toit, demeurât plus de vingt minutes sans donner signe de vie ? »

Mais il nous semble qu'il n'y a là rien que de très naturel ; cela prouverait, au contraire, que la scène n'avait pas été préparée et qu'on ne s'attendait à rien pour cette nuit-là.

Une des dames de la cour, qui passait presque toutes ses journées auprès de la duchesse de Berry, a conté que, dans la soirée, la duchesse lui aurait dit avoir éprouvé quelques douleurs ; elle lui avait proposé de rester auprès d'elle, mais la duchesse s'y était refusée. « Soyez tranquille, lui aurait-elle répondu, au moindre indice, je vous ferai avertir. » Avant de se coucher, Mme de Gontaut — car c'est d'elle qu'il s'agit — fut sans bruit jusqu'auprès de la chambre de la princesse. « Tout était tranquille et dormait. » Elle en fit autant et fut réveillée brusquement, quelques instants après, par des coups redoublés frappés à sa porte. « Venez vite, vite ! Madame accouche ! Envoyez la garde ! dépêchez-vous ! [1] »

Après avoir donné l'ordre à la garde de partir, et prenant tout juste le temps de passer un peignoir, Mme de Gontaut était accourue auprès de sa maîtresse. Mais son récit est trop vivant, pour que nous lui substituions une pâle et sèche analyse.

J'arrive vers Madame ; dès qu'elle m'aperçoit, elle s'écrie, en me tendant les bras : c'est Henri ! Nous nous embrassâmes avec une de ces joies que l'on ne retrouve plus dans la vie.

L'enfant criait ; je l'examinai ; il me parut fort et bien portant. La garde me dit : « L'enfant est bien, il peut rester ainsi quelques instants. »

Madame s'écria alors : « Vite ! vite ! des témoins ! » Mon valet de chambre, dans ce moment de presse, m'avait suivie ; je dis : « En voilà un ! — Il ne peut me servir, répond Madame, étant à vos gages. » Mais elle lui donna ordre d'illuminer tout et partout.

____

[1] *Mémoires de la Duchesse de Gontaut*, pp. 204 et suiv.

Mme Devathaire était déjà partie pour chercher l'accoucheur, la Faculté, et éveiller tout le monde. Je traversai un passage qui conduisait au vestibule de la cour ; deux factionnaires étaient à la porte, l'un de la garde royale, l'autre de la garde nationale ; je les appelle, leur dis de me suivre ; ils hésitent, parlent de leur consigne : « Venez, leur dis-je, sauver celui qui sera un jour votre Roi. »

Sans me comprendre, à ce nom de Roi, et encouragés par un sergent, ils me suivent ; le sergent lui-même se joignit à nous (il se nommait Dauphinot). Pour m'en assurer, je les saisis fortement par le bras.

Dans ce moment, la duchesse de Reggio, avertie, descendait ; elle me vit peignoir flottant, jupon court, bas noirs, entraînant ces deux hommes ébahis, mais soumis ; elle m'assura en riant qu'elle ne l'oublierait de sa vie. Je les fis entrer par le petit corridor étroit, où ils passèrent avec peine.

Arrivés près de Madame, ils furent les premiers témoins ; je les plaçai alors dans un coin de la chambre, les gardant à vue. L'un s'appelait Lainé, et l'autre d'Hardevilliers.

L'accoucheur, M. Deneux, venait d'arriver, finissant une partie nécessaire de sa toilette ; mais jetant un coup d'œil, il dit : « Tout est bien. »

L'enfant criait toujours. Le duc d'Albuféra arrive, la chambre se remplit bientôt. Mme Lemoine avait couvert légèrement Madame, sans rien changer à sa position ; l'enfant n'était point séparé de sa mère ; tous les témoins réunis purent assurer hautement la maternité de Madame. Puis l'accoucheur fit son devoir, et, après avoir soigné l'enfant, Mme Lemoine le remit entre mes mains.

On s'est étonné que l'accoucheur ait mis un si long temps à arriver jusqu'au lit de la Duchesse. Celui-ci a répondu à l'objection, dans le récit qu'il a fait de son intervention.

Le docteur Deneux était logé aux Tuileries depuis le 9 septembre 1820 ; il occupait une chambre à l'entresol, située au-dessus de l'appartement qu'occupait Mademoiselle au rez-de-chaussée et qui, du pavillon Marsan, communiquait à la galerie de ce côté. Cet entresol avait des chambres sur la rue de Rivoli et sur la cour des Tuileries, dont les entrées étaient à droite et à gauche d'un grand corridor sombre.

Pour arriver à sa chambre, il fallait entrer par la porte du pavillon Marsan, donnant sur la cour des Tuileries, traverser la grande antichambre du grand escalier conduisant aux appartements de ce pavillon, puis les salles des huissiers de la duchesse de Berry, celle des huissiers de Mademoiselle, entrer dans un corridor fort peu éclairé du rez-de-chaussée, où se trouvait, à droite, en face de la porte où l'on y accédait, un petit escalier assez étroit qui conduisait à l'entresol, sur lequel donnait la porte de la chambre qu'occupait le docteur Deneux.

Pour se rendre de sa chambre à celle de la duchesse, l'accoucheur avait à descendre un escalier, à traverser les deux salles des huissiers, dont il vient d'être fait mention, le grand salon, le billard et la bibliothèque qui précédaient la chambre de S. A. R.; de l'autre côté, il y avait également les salles des huissiers à parcourir, de même qu'un palier, avant d'arriver à la porte d'une autre petite antichambre fort obscure, qui précédait le billard.

Cette entrée, qu'on nommait « les petites entrées », était celle que parcourait tous les jours l'accoucheur, quand il allait rendre visite à la princesse. Ainsi, par ce qu'on appelait « les grandes entrées », l'accoucheur avait cinq grandes pièces et sept à huit portes à traverser ; et, « par les petites entrées », bien que le chemin à parcourir fut un peu plus court, il n'y en avait pas moins à franchir un palier, une petite antichambre — outre les deux antichambres des huissiers — le billard, la bibliothèque et sept à huit portes. A noter que, la nuit, après le coucher, de onze heures à minuit, toutes les portes de ces diverses pièces étaient fermées à clef, dont les unes étaient remises à Madame la gouvernante de Mademoiselle et les autres à la première femme de chambre.

De plus, à la porte d'entrée qui, de la cour des

Tuileries, conduisait à l'antichambre du rez-de-chaussée du pavillon Marsan, étaient deux grenadiers, l'un de la garde royale et l'autre de la garde nationale. Dans cette antichambre, en face de la porte, se trouvait la loge du concierge, où des gardes du corps étaient de service jour et nuit. Tous ces fonctionnaires avaient pour consigne, aussitôt que les princes étaient couchés, de ne laisser entrer âme qui vive.

La femme de chambre éprouva la sévérité de cette consigne, quand elle fut pour prévenir l'accoucheur. Pour se rendre jusqu'à lui, en passant par « les petites entrées », il lui avait fallu éveiller l'huissier de service, lequel dut éveiller à son tour son collègue, qui dormait dans l'antichambre des appartements de Mademoiselle. Ce second huissier ne pouvait laisser passer la femme de chambre, qu'après en avoir obtenu la permission de la gouvernante, laquelle avait la clef de la pièce où il reposait [1].

On voit, par ces détails, combien il fallut de temps à la première femme de chambre de la duchesse pour ouvrir toutes les portes fermées à double tour et parvenir jusqu'à l'accoucheur, et combien il en fallait à celui-ci pour pénétrer jus-

[1] Récit abrégé du docteur Deneux (Cf. les *Accouchements à la Cour*). Le récit complet a été publié par le docteur Mattei, chez les éditeurs Delahaye et Lecrosnier ; Paris, 1881.

qu'auprès de la princesse. On s'explique qu'il ne soit arrivé qu'après la sortie de l'enfant.

Conformément à l'étiquette, la duchesse de Berry aurait voulu accoucher dans le grand salon de réception ; ce grand salon était, de l'appartement qu'occupait la princesse au pavillon Marsan, la seule pièce assez vaste pour contenir toutes les personnes qui avaient droit de présence à son accouchement. Mais l'expulsion des eaux et de l'enfant avait été si brusque, que la duchesse n'avait pu s'y rendre, ni même reprendre dans son lit la position qu'un besoin pressant d'uriner l'avait contrainte de quitter ; car, c'est après avoir renversé son drap et ses couvertures vers les pieds du lit, s'être placée sur les genoux, avoir pris son pot de chambre (*sic*), et en faisant un léger effort pour satisfaire ce besoin, que les eaux furent expulsées et que, par une douleur qui suivit ensuite, l'enfant le fut si promptement, que, dans la crainte de lui faire mal ou de le blesser, elle eut à peine le temps de se renverser en arrière ; ce qui fit qu'elle se trouva avoir la tête au pied du lit[1]. C'est dans cette position que la trouvèrent les personnes accourues pour constater l'identité et le sexe de l'enfant.

[1] Récit du docteur Deneux.

La première arrivée avait été la garde, que
suivit de près l'accoucheur, « encore sans cravate
et n'ayant qu'une manche de son habit de mise » ;
le brave praticien passa même l'autre si maladroitement, que son gilet ne se trouvait mis qu'à demi,
quand il fut introduit auprès de la parturiente.

— Accourez vite, s'écria la princesse en le
voyant, nous avons un prince ; je suis accouchée
en deux douleurs ; je suis bien ; ne vous occupez
pas de moi, soignez mon enfant.

Et quand on lui eut donné l'assurance que celui-
ci respirait librement, qu'il criait très fort et qu'il
pouvait rester dans l'état où il se trouvait jusqu'à
la délivrance.

— En ce cas, dit la princesse, ne coupez point
le cordon ; je veux qu'on voie l'enfant tenant encore à moi et qu'il est bien le mien... Qu'on aille
vite chercher le duc d'Albuféra !

— Sur ces entrefaites, accouraient des femmes
de service, des médecins, entre autres les docteurs
Baron et Bougon, qui constatèrent, avec leur collègue, le docteur Deneux, que la princesse « avait
la tête aux pieds du lit, ayant sous elle le drap de
dessus et les couvertures renversées vers cette
même partie du lit. »

L'enfant, qui baignait en partie dans le sang et
dans les eaux de l'amnios, était situé à demi sur
le côté gauche, entre les cuisses, ayant la tête

près les genoux de S. A. R.; la figure, tournée du côté de la ruelle du lit, ne pouvait être vue et il n'était recouvert que jusqu'aux fesses par une partie de la chemise de sa mère.

On s'empressa de mettre sous le nouveau-né du linge et à le placer en partie sur le dos et le côté droit, afin qu'on pût vérifier son sexe.

Le cordon ne fut pas dérangé; il pouvait être vu dans sa plus grande longueur, adhérant, d'un côté, à l'ombilic de l'enfant et, de l'autre, traversant les parties externes de la génération, pour se rendre au placenta, non encore expulsé.

A nous en tenir au récit de l'accoucheur, voilà donc comment les choses se seraient passées; nous nous en référerons à un document, non moins précis [1], pour la suite des événements, avant d'arriver aux objections formulées par les adversaires de la légitimité.

A deux heures du matin, le grenadier Lainé, mis en faction à la porte extérieure du pavillon de Marsan, avait entendu un grand bruit. Peu après, une dame vêtue de noir venait le presser de quitter son poste et de l'accompagner.

Sur l'observation qu'il ne pouvait, sans se compromettre, déserter sa faction, cette dame lui réi-

---

[1] *Lettre des quatre témoins de la naissance de S. A. R. Mgr le duc de Bordeaux*. Paris, de l'imprimerie de J. Gratiot, 1821.

téra l'invitation à la suivre, ajoutant que la duchesse de Berry accouchait et qu'il voulût bien venir servir de témoin. Sans y réfléchir davantage, le sieur Lainé remit son fusil au garde royal, et après avoir traversé, avec la dame, plusieurs pièces en courant, il se trouva près du lit de l'Altesse royale.

— Voici un témoin, s'écria la dame qui l'avait amené ; c'est le factionnaire de la garde nationale.

Aussitôt que la duchesse eût aperçu le grenadier, « elle le pressa de vérifier avec soin le sexe de l'enfant ; *voyez*, lui dit-elle, monsieur, *c'est bien un garçon* ; et, en même temps, l'accoucheur lui fit remarquer que le cordon ombilical n'était point coupé, et que ledit enfant tenait encore à sa mère: ce qu'il vérifia et reconnut en effet [1] ».

Pour faciliter cet examen, la duchesse se mit tout à nu des pieds à la tête, en écartant même les cuisses, pour qu'on pût voir le cordon jusque dans les parties [2].

Au même instant, arrivait un officier de la

---

[1] *Lettres des grenadiers du 4e bataillon de la 9e légion à M. le vicomte Héricard de Thury, sur la naissance de S. A. R. Mgr Henri-Charles-Ferdinand-Dieudonné d'Artois, duc de Bordeaux, le 29 septembre* 1820. Paris, chez Allais, libraire, rue Guénégaud, n° 16.

[2] Récit du docteur Deneux.

garde royale, mais l'accoucheur lui fit observer qu'étant de « la Maison », il ne pouvait être témoin ; on le pria d'aller promptement chercher le duc d'Albuféra. Arrivèrent ensuite le sous-lieutenant Peigné, le sergent de garde Dauphinot, devant qui la princesse renouvela la même manœuvre que devant le premier témoin.

L'accoucheur, prenant alors le cordon ombilical, leur dit à tous : *Messieurs, vous voyez que le cordon est bien entier et que l'enfant tient encore à sa mère.*

Pour ne leur laisser aucun doute dans l'esprit, il développa la longueur du cordon, en exerçant une sorte de tension vers le placenta. Puis il s'apprêta à délivrer la mère, en pratiquant la section du cordon. Mais au moment où il allait procéder à cette opération, la princesse l'arrêta. « Je veux, lui dit-elle, sur un ton d'autorité, qu'on attende les témoins désignés par Sa Majesté et tout au moins M. le Maréchal, qu'on est allé chercher. » Devant un ordre aussi formel, il n'y avait qu'à s'incliner.

Cependant la princesse éprouvait des malaises[1] qui faisaient redouter une hémorragie interne ; le maréchal tardait à venir... Enfin il arrive ; aus-

----

[1] « Madame ayant conservé, dans ce moment imposant, toute sa présence d'esprit, commença à s'affaiblir ; il fallut ouvrir les fenêtres, lui donner de l'air ; mais elle s'évanouit. » *Mémoires de la Duchesse de Gontaut*, p. 207.

sitôt qu'elle l'aperçoit, la princesse s'écrie : *Vous voyez*, monsieur le Maréchal, *que l'enfant me tient encore et que je n'ai pas voulu que l'on coupât le cordon avant votre arrivée.*

Quand le maréchal eut fait cette constatation [1], l'accoucheur commença les préparatifs de la délivrance. A ce spectacle assistaient, outre les médecins et les gens de service, les grenadiers qui servaient de témoins.

Après la délivrance, l'enfant fut remis aux mains de sa gouvernante, tandis que l'accoucheur s'occupait à exciter l'inertie de l'utérus, pour arrêter l'hémorragie qui venait de se produire.

Nous passons sur les épanchements qui suivirent, sur les congratulations que reçut l'accouchée, sur la visite que lui fit le Roi, sur le cérémonial observé, le même qui avait été pratiqué à la naissance de Henri IV, sans oublier la gousse d'ail dont on frotta les lèvres du nouveau-né, et le

[1] « Le duc d'Orléans parut enfin, regarda attentivement M. le duc de Bordeaux, puis il dit au duc d'Albuféra : « Monsieur le Maréchal, je vous somme de déclarer ce que vous avez vu : cet enfant est-il réellement le fils de la duchesse de Berry ? » J'eus alors, je l'avoue, un moment de grande impatience : « Dites, Monsieur le Maréchal, lui dis-je, dites tout ce que vous « avez vu ! » Le Maréchal attesta énergiquement la légitimité de l'enfant, et ajouta : « Je le jure sur mon honneur ! Je suis plus « sûr que M. le duc de Bordeaux, ici présent, est l'enfant de « Mme la duchesse de Berry, que je ne le suis que mon fils soit « l'enfant de sa mère ». *Idem*, p. 208-209.

verre de vin de Jurançon, originaire de Suresnes, qu'on lui fit absorber; nous arrivons à l'épilogue.

Le procès-verbal de l'acte de naissance fut lu en présence de tous les témoins, qui le signèrent à tour de rôle, et la France apprit que le trône ne tomberait pas en quenouille.

Les suites de couches se passèrent le mieux du monde : nous en avons la preuve par les bulletins de santé de la duchesse de Berry, signés collectivement par les médecins PORTAL, ALIBERT, BOUGON, DUPUYTREN, DENEUX, DISTEL, BARON, GUÉRIN.

Ces bulletins, que nous possédons en original, du moins les 4ᵉ, 5ᵉ et 12ᵉ, nous renseignent sur l'état de santé de la duchesse durant les jours qui ont suivi l'accouchement.

Le 30 septembre 1820, à 8 heures du soir :

S. A. R. Mme la duchesse du Berri, s'est éveillée à neuf heures du matin ; elle a très bien passé la journée. S. A. R. Mgr le duc de Bordeaux continue à bien prendre le sein de sa nourrice ; il est dans l'état le plus satisfaisant.

Le 1ᵉʳ octobre, à 8 heures du matin.

S. A. R. a dormi depuis 11 heures du soir jusqu'à 5 heures du matin. Elle éprouve les premiers symptômes de la sécrétion laiteuse. S. A. R. Mgr le duc de Bordeaux est très bien.

Ce bulletin n'est revêtu que de cinq signatures : celles des docteurs Guérin, Baron, Dupuytren, Bougon et l'accoucheur Deneux.

Le 4 octobre, la duchesse et Monseigneur sont « dans le meilleur état », attestent les huit consultants. Trois jours après, le bulletin n'est plus signé que par trois médecins, ce qui indique un état presque normal.

Le retour rapide des forces, chez une accouchée qui avait un moment couru un si grand danger, ne fit que fortifier les doutes des incrédules, de ceux qui soutenaient que la duchesse n'avait jamais été grosse, et que si les témoins avaient assisté à la naissance, ils ne pouvaient assurer que l'accouchement avait eu réellement lieu sous leurs yeux.

La grossesse de la duchesse de Berry, ajoutaient les malveillants, n'avait été officiellement annoncée qu'après l'assassinat du duc ; l'intéressée était la dernière à y ajouter foi, puisqu'elle avait manifesté le désir de quitter la France, au lendemain de la mort de son époux, et qu'elle ne prenait, dans les premiers mois, tout au moins, aucune des précautions que prennent d'ordinaire les personnes enceintes, surtout lorsqu'elles ont éprouvé comme c'était le cas de la princesse, des accidents : deux enfants sur trois n'étaient-ils pas morts après leur naissance ?

On avait si bien l'intention, poursuivaient les opposants[1], de « supposer un enfant », que le bruit se répandit jusque dans les départements d'une grossesse de *Mme la duchesse d'Angoulême*; mais, sans doute, quelque personne de l'art vint faire reconnaître, pour le moment critique, une difficulté[2] péremptoire, une impossibilité; force fut donc de reporter la grossesse à la duchesse de Berry.

Si la duchesse de Berry, objectait-on encore, avait été enceinte, au moment où son mari tomba frappé par Louvel, la secousse éprouvée à la suite de la fatale nouvelle n'aurait-elle pas provoqué un accouchement avant terme ? L'objection avait sa valeur.

Quant à l'accouchement lui-même, on a prétendu

[1] *Recherches et doutes sur la naissance du duc de Bordeaux*; Paris, Vve Charles Béchet, 1834.

[2] « Voici en quoi consiste cette difficulté : non seulement chez les primipares d'un âge avancé, la rigidité du passage, qui n'a pas été préparé par de précédents accouchements, rendrait la sortie plus lente qu'à l'ordinaire, mais encore les os de l'enfant sont plus durs. La tête, plus solide, ne peut que difficilement se mouler et s'allonger à travers la filière des détroits; ce qui rend l'accouchement laborieux et prolonge beaucoup la durée du travail. » Cette note technique émane certainement d'un homme de l'art. Il n'est pas douteux que l'auteur de la brochure, dont nous avons indiqué le titre, était un médecin, ou une personne qui s'était entourée des conseils et peut-être même de la collaboration directe d'un homme du métier.

qu'il était survenu bien inopinément ; mais il n'est pas sans exemple que des femmes accouchent sans aucune douleur, ni même sans aucun signe précurseur.

Deneux, en réponse à un aide-de-camp du maréchal d'Albuféra, qui lui demandait s'il était à craindre que la duchesse accouchât trop vite, lui avait répliqué[1] : « comme toutes les Italiennes mariées en France, il est rare que l'accoucheur arrive près d'elles assez tôt pour recevoir l'enfant ».

Si l'accoucheur avait été de complicité dans la comédie qui se jouait, il aurait pu, dès ce moment, se prémunir, en prévision d'une éventualité qu'il savait probable. En réalité, l'accoucheur paraît avoir été tenu en dehors de toute cette machination, *si machination il y a eu*. Qu'il ait été averti trop tard, le fait est certain. Etait-ce à dessein, pour éviter un témoin gênant ? Il est plus difficile de l'affirmer.

En tout cas, les apparences favorisaient singulièrement ceux qui soutenaient qu'il y avait eu simulation de grossesse. Pourquoi, par exemple, n'avoir pas fait appeler le duc d'Orléans avant la section du cordon ? Pourquoi pas les autres princes de la famille royale qui couchaient aux Tuileries ?

[1] Récit du docteur Deneux.

On avait pu, dit-on encore, « adhérer à l'enfant
un cordon ombilical frais, au moyen d'une peau
agglutinative... On avait pu colorer l'enfant, une
figue placée dans la bouche (sic) ; ou sa véritable
mère peut-être l'avait empêché de crier trop
tôt ».

L'accoucheur n'aurait-il pas dû déclarer « aux
nobles témoins qui représentaient l'Europe et la
France attentives » que, n'ayant pu assister à la
naissance de l'enfant, ils verraient de leurs yeux
la sortie de l'arrière-faix (placenta et membranes) ?

Nulle considération ne devait empêcher que la
mère de l'héritier du trône se résignât à l'unique
moyen de constater sans réplique la légitimité de
l'enfant. « La *preuve légale*, à savoir l'accouchement en présence de témoins appelés, par leur
naissance ou par l'ordre du roi, à assister dans la
chambre, à être *présents sous les rideaux de la
royale accouchée*, cette preuve jugée si indispensable que, pour l'obtenir évidente, irréfragable,
l'étiquette, loi impérieuse des cours, ne craint pas
d'alarmer la pudeur des reines, *cette preuve légale
manquait* [1]. »

L'extraction du placenta, opérée en présence
des témoins, eût fourni une preuve sans réplique.

---

[1] Puisqu'il manquait les princes de la famille royale.

« Or, non seulement il ne fut point fait mention
de l'arrière-faix, mais l'accoucheur déclara que
S. A. R. n'était point délivrée ; il coupa le cordon en présence du duc d'Albuféra. Et le duc
d'Albuféra déclara, à son tour, que le cordon
coupé, tout le monde fut admis. Donc tout était
terminé. Pas un mot de l'arrière-faix ! Or, la sortie
du placenta, opérée à la vue des témoins, pouvait
seule, dans le cas présent, péremptoirement établir la légitimité. »

Et l'implacable critique conclut : « Aucun des
seize témoins n'a vu le placenta ; le dix-septième,
l'accoucheur, qui ne pouvait en méconnaître l'importance, n'en parle point. J'ai prouvé, par surplus, qu'il n'existe pas un instant auquel on puisse
rapporter la sortie du placenta ; j'ai démontré
qu'il ne pouvait être resté dans les entrailles de
la mère ; *donc le sein de la duchesse de Berry,
dans cette prétendue grossesse, ne renferma jamais
le placenta ; donc l'enfant n'était pas né d'elle* ».

Ces réflexions ne sont pas, il faut bien le reconnaître, dépourvues de quelque justesse. On comprend mal qu'on ait tant tardé, en présence d'une
hémorragie interne menaçante, d'opérer la délivrance. Le salut d'une malade en danger doit pri-
mer l'étiquette des cours. Nous aurons toujours
peine à croire qu'un médecin ait fait passer, après
la préoccupation de se conformer à un cérémonial

suranné, celle de sauver une femme en péril de mort.

On ne conçoit pas davantage que l'accoucheur n'ait pas prescrit à sa malade les précautions hygiéniques usitées en pareil cas, ne lui ait pas enjoint de rester couchée pendant plusieurs jours, en situation horizontale, dans le repos et le calme le plus absolus.

Au lieu de cela, que s'est-il passé ? Aussitôt la section du cordon terminée, la princesse donne ordre qu'on laisse entrer tout le monde. Elle fait approcher son lit de la fenêtre, afin d'être vue du dehors, et de son lit elle présente son fils au peuple. Que d'imprudences pour une femme qui vient d'accoucher !

Dans les bulletins de santé, il n'est pas question de *fièvre de lait*, laquelle s'observe communément chez les accouchées qui ne nourrissent pas elles-mêmes leur enfant [1].

Nous ne venons de donner qu'une partie des arguments, les principaux du moins, que firent

---

[1] A la naissance du duc de Bordeaux, Mme Bayart (Sophie-Josèphe de Witte avait épousé, en 1819, M. Bayart) obtint d'être la nourrice du petit prince. Moins d'un mois après, elle eut une légère indisposition; on parut craindre qu'elle ne fût trop sensible, qu'elle ne s'affectât trop vivement et ne pût, dans ces conditions, faire une nourrice parfaite. A la fin d'octobre 1820, elle retournait à Armentières. (*Les dernières années de Chateaubriand*, par Edmond BIRÉ, p. 199.)

valoir les écrivains de l'opposition monarchique, en faveur de la non légitimité du duc de Bordeaux. Il en est un cependant que nous aurions garde d'omettre : l'épouse du feu duc de Berry était tellement convaincue qu'elle aurait un garçon, que des médailles avaient été frappées à l'avance, où l'on voyait la France présentant aux autels l'enfant royal, avec cette légende : *Tu Carolus matri nobis Henricus*. L'artiste, dans son excès de zèle, avait pu, il est vrai, devancer les désirs de la mère, qui devait ardemment souhaiter un fils ; mais cette médaille prophétique ne pouvait que suggérer de malignes réflexions à des adversaires mal intentionnés.

Si maintenant on nous demande à conclure, nous répondrons, en toute sécurité de conscience, que, s'il y avait eu fraude, elle aurait exigé trop de complicités pour être accomplie avec tant d'aisance.

L'heure vient, d'ailleurs, tout comme la justice immanente, où les langues se délient et ce jour-là, les confidences s'échappent. Cette heure sonnera-t-elle ? C'est le secret de l'avenir.

APPENDICE

*Rapports de police sur les bruits circulant dans Paris,
au sujet de l'accouchement de la duchesse de Berri* [1].

I

Paris, 4 octobre 1820.

L'atroce malveillance répand tout son fiel sur l'heureux événement qui vient de donner un rejetton de plus à l'illustre famille des Bourbons, tout est mis en œuvre pour persuader que S. A. R. Mme la Duchesse de Berri n'était pas enceinte, dans chaque classe de la population de Paris il y a une version de répandue affin de soutenir ces affreuses insinuations.

Dans la classe la plus élevée de la société on a répandu le bruit, que Mlle Virginie était enceinte lors de l'affreux assassinat de Mgr le duc de Berri, que depuis des ordres ont été donnés pour qu'elle soit amenée au château au

[1] Copié aux Archives nationales.

moment d'accoucher, et si elle fesait un garçon que l'on publierait que l'enfant était de Mme la Duchesse.

Parmi la classe secondaire, on dit assé publiquement que Mme la Duchesse n'était pas enceinte, qu'il lui a été ordonné de feindre de l'être et que l'époque de ses couches étant arrivé, il lui a été remis un enfant du sexe masculin, pour cacher ce secret, qu'il avait été convenu que la princesse feindrait d'être accouchée seulle, que le premier accoucheur serait richement récompensé pour attester qu'il avait coupé le cordon ombilical.

Ces indignes fables sont répandues avec profusion, des remarques perfides sont faites sur les circonstances de la grossesse et sur l'heureuse délivrance de la Princesse, pour détruire toute la vérité de cet heureux événement ; des ennemis de la famille régnante remontent jusqu'au jour où l'infortuné duc de Berri était dessus son lit de mort, ils trouvent impossible que le Prince ait annoncé à son épouse qu'elle était enceinte, chose, disent-ils, que S. A. R. Mme la Duchesse devait savoir aussi bien que son auguste époux, pour adoucir l'amertume de ces méchancetés ils affectent de plaindre la princesse d'avoir été obligée de jouer un rôle aussi pénible, surtout après le malheur qui venait de lui arriver, cherchant à démontrer qu'il était invraisemblable qu'une personne aussi délicate que Mme la Duchesse qui venait d'accoucher sans aucun secours de l'art, ait eu la force et le courage d'attendre que M. le Duc d'Albuféra soit arrivé pour lui dire tranquillement : « Vous le voyez, monsieur le Maré-« chal, je viens d'accoucher tranquillement d'un garçon « et je n'ai pas voulu qu'il fût séparé de moi sans que vous fussiez présent », et puis ils ajoutent : serait-il séant qu'un homme, tout chargé qu'il serait de constater un pareil fait, s'approcha assé près de la personne, pour s'assurer que l'enfant tient véritablement encore au cordon ombilical et si ce même cordon n'est pas simulé, après cela ils objectent qu'il est surprenant qu'une princesse d'un rang aussi élevé que S. A. R., en qui la France mettait une partie de ses espérances, fût abandonnée seulle dans son appartement, que notamment les médecins n'aient pas été là tout prêts pour lui prodiguer les secours de leur art.

La perfidie a fait de tels progrès à ce sujet parmi la classe du Bon peuple, que j'ai entendu une *dame Caron*, de la rue Sainte-Appoline, n° 2, dire : « Oui, Mme la duchesse de Berri n'était pas enceinte, l'enfant que l'on dit être d'elle appartient à une bouchère de la rue des Martyrs. »

Un *sieur Valié* disant demeurer rue de la Paix, assurait avant-hier soir qu'il allait paraître un écrit, appuyé des réflexions d'un des plus habiles médecins de la capitale, qui contrarierait toutes les circonstances de la grossesse et de l'accouchement de S. A. R. Mme la duchesse de Berri. Ce sieur Valié va habituellement au cabinet de lecture des *demoiselles Perber*, Boulevart Saint-Denis, dès qu'il arrive dans ce petit établissement, c'est à qui pourra lui parler le premier pour connaître les nouvelles du jour.

II

Paris, 4 octobre 1820.

Dussais-je me répéter, je l'ose, car j'ai trop de plaisir à vous annoncer que tout est bien.

Je suis certain avec tous les braves gens que depuis la maladie de Louis Quinze à Metz le peuple français n'a peut-être pas donné à son roi, à son auguste famille des preuves plus positives de son attachement et de ses affections.

Pendant toute la journée d'hier, le plaisir, la joye, le contentement du Parisien, ne furent point l'effet du *panem et circenses* des Romains, mais bien celui de la fête du cœur, à laquelle il sacrifiait son extrême amour du gain. En effet ce que l'on n'a jamais vu de sa part aux époques mêmes les plus solennelles de la religion, dès le matin, dans les quartiers les plus marchands, la grande généralité des boutiques étaient fermées.

Je sais, à n'en pas douter, que des familles tout au plus à l'abri des premiers besoins ont été sacrifier vingt sols, qui pouvoient leur être nécessaires, pour faire dire des messes pour le duc de Bordeaux et son auguste mère. Le soir j'ai observé que des maisons habitées par des chauds opposants étaient illuminées non avec profusion, qui prouve trop ne prouve rien ; non avec cette parcimonie qui dénonce si clairement le mépris de gens obligés, mais avec cette décente régularité, qui prouve une parfaite adhésion à la chose.

Ces ouvriers de tout genre surtout ont décertés leurs atteliers[1], pour pendant tout le jour prendre part à la fête avec autant d'affection que de décence.

A la vérité, aux tuilleries, la distribution des commestibles a été tant soi peu orageuse, en divers lieux, les preneurs s'y sont battus de coups de barres. Mais c'est le vice du mode de ces actes de bienfaisance et non celui des dispositions de ceux envers lesquels on les exerce.

Ce matin, tout les vendeurs des coins des rues, ceux qui hier avaient été aux champs élisée y tenir une espèce de foire, sont aux anges, je puis vous assurer que tous ont vendus au-delà de leur espérances, pourquoi c'est que les sacrifices et non cette indifférente curiosité, qui ne s'amuse que de critique. Des gens de bon sens, qui ainsi que votre serviteur avoient assistés aux fêtes données à l'époque de la naissance du fils de Napoléon observaient que la chimère des destinées de cet enfant, étoient bien plus imposante que la réallité de celles du Duc de Bordeaux : l'un devoient être le maître du monde, le prince, fils des bourbons, ne veut être que l'ami, le père des français, eh bien! disoient les observateurs, le peuple couru aussi aux fêtes qui célébrerent la naissance de ce prétendu roi des rois mais il s'y montra étranger à toute espèce de sentiment d'affection, seulement comme envieux du plaisir dont on prétendait l'amuser, tandis que depuis cinq jours le peuple entier de paris paroît yvre du plaisir d'une fête de famille.

Au milieu de ces millions de preuves d'affections d'at-

---

[1] Nous respectons l'orthographe du texte original.

tachement pour la famille régnante, assurer qu'il n'y ait
pas eu un mot de controverse, quelques mauvaises plai-
santeries, ou épigrammes, même quelques désirs coupa-
bles tout doucement manifestés, ce seroit tromper et je
ne puis le vouloir mais je puis affirmer, que depuis long-
tems. le parisien ne fut plus aimable.

Quant aux deux partis régnants l'un paraît entièrement
découragé, l'autre, les jeunes gens surtout, peu corrigé
des facheuses conséquences qua toujours pour le vainqueur une victoire dont on abuse.

III

Paris, ce 6 octobre 1820.

Les bruits que j'ai cru devoir vous communiquer, monsieur le Baron, ne cessent de circuler dans la Capitale —
on y ajoute des propos de médecins, des observations de
Sage-femmes et enfin tout ce que la malveillance peut in-
venter en pareil cas. Vous savez, monsieur le Baron, mieux
que moi, que ces inepties ont pénétré dans quelques sa-
lons de parti, et que des personnages de haute volée se
permettent de les répéter et d'en parler d'abord avec
mystère puis avec un regret simulé et puis d'y insister
comme sur des observations tout à fait dignes de foi et
faite pour produire une étonnante sensation dans le pays
— chez moi hier l'aide-de-Camp d'un Maréchal de France
fort distingué a soutenu à un de mes compatriotes que

le Duc d'Albuféra s'est trompé et qu'il n'a pas vu *couper*
le cordon. — On cite comme modèle de naïveté un mot
échappé à Mme de Noailles : « L'étonnant Enfant ! aussitôt
qu'il a vu sa petite sœur, il se mit à la baiser comme si
on lui avait fait sa leçon ! » — et celui du duc de Fitzja-
mes à la messe de Notre-Dame : « cette Duchesse a un
caractère héroïque, figurez-vous qu'elle ne veut avoir de
fièvre de lait et vous verrez qu'elle n'en aura point. » J'ai
répété ce mot au comte de Grote, il me répondit : *mais
ce n'est pas du tout une plaisanterie, M. le Duc d'Angou-
lème me fit hier précisément la même observation.* »

LA CLAUDICATION DU COMTE DE CHAMBORD

Il a couru tant de légendes sur l'origine de
l'accident et la nature de l'infirmité du prétendant, qu'il ne semblera pas inutile de rétablir sur
ce point la vérité ; d'autant que nous avons aujourd'hui en mains tous les éléments nécessaires
à cette démonstration.

La vicomtesse de Chaignon, fille de M. de La-
villate, officier de la garde royale sous Charles X,
et qui fut attaché par le roi à la personne du duc
de Bordeaux, a publié naguère quelques souvenirs sur son père. Nous en extrayons la partie suivante, qui donne l'origine réelle de l'accident qui
rendit le comte de Chambord infirme pour la vie.

Le prince, en 1839, à dix-neuf ans, avait la taille d'un
cuirassier, et par la tenue de sa tête paraissait plus grand...
Deux ans plus tard, en 1841, un jour qu'il était au château de Kirchberg, il sortit à cheval du château. Il était
accompagné de MM. de Locmaria et de Foresta. A une

assez grande distance du château, il rencontra, dans un chemin creux et étroit, une charrette couverte d'une toile. Le cheval du prince eut peur et se cabra. M. de Locmaria, craignant un accident, voulut marcher en avant. — « Ce serait un mauvais précédent, et cela me regarde », dit le prince. Alors il donna un vigoureux coup d'éperon à l'animal qui se renversa sur son cavalier. Celui-ci lui sangle un coup de cravache. Le cheval veut se relever, mais il retombe sur la cuisse du prince. Il y eut fracture grave du col du fémur. Le prince avait alors vingt et un ans [1].

C'est le mercredi 28 juillet que l'accident était arrivé.

Quand la mère pénétra dans la chambre de son fils, le lendemain au soir, le prince, voulant la rassurer, lui affirma qu'il n'avait qu'une fracture légère et qu'avant peu il serait capable d'aller à Brünnsee la rejoindre. A peine s'était-elle retirée, qu'il criait à son valet de chambre, le fidèle Lormal : « Fermez la porte, je veux être seul un instant, je souffre beaucoup. Pendant que ma mère était auprès de mon lit, j'ai éprouvé des douleurs à crier, mais je me suis contenu devant elle, ne voulant pas qu'elle s'en aperçût... Pauvre mère !... Elle a plus souffert que cela le 13 février et le 29 septembre... [2] »

[1] *Gazette anecdotique*, 1883, t. II, p. 57-58.
[2] *La Quotidienne*, 24 août 1841.

Le prince supporta son mal avec un courage et
une résignation admirables ; les souffrances qu'il
éprouvait étaient des plus vives, et ce n'étaient
pas les soins, tout à fait insuffisants, dont il fut
entouré, qui étaient de nature à les atténuer.

L'impéritie des médecins qui soignèrent celui
sur la tête duquel reposaient toutes les espérances
du parti royaliste fut manifeste.

On avait fait tout d'abord appel à un professeur
de Vienne, le docteur Watman. Le médecin de la
famille royale, le docteur Bougon, prêtait son as-
sistance au chirurgien traitant.

Bougon avait été, à la Faculté de la Restauration, un professeur médiocre, qui avait dû sa
chaire à la faveur de la duchesse de Berry ; il se
montra, dans la circonstance, d'une incapacité
notoire. Quant au professeur Watman, il paraît
avoir dirigé le traitement avec une indécision qui
étonne et un manque d'autorité qu'on ne saurait
excuser. « Dès les premiers jours, nous dit le docteur Triaire [1], qui a eu sous les yeux toute la correspondance échangée entre le chirurgien Récamier et diverses personnalités du parti royaliste,
les médecins hésitent sur le siège et la nature de
la fracture, sur le traitement à adopter. L'entourage n'ose faire venir un chirurgien de Paris, car

---

[1] Docteur TRIAIRE (de Tours), *Récamier et ses contemporains*,
pp. 429 et suiv.

il appréhende de déplaire à la chirurgie allemande, et Bougon est chargé d'écrire à Récamier. On voit, dans cette longue lettre, prolixe et diffuse, que ce médecin n'est pas habitué aux rigoureuses observations scientifiques, et son rapport laisse à désirer au point de vue des renseignements et des appréciations. Il demande à Récamier de le fixer sur le siège de la fracture. Est-elle intra ou extra-capsulaire ? Quel appareil faut-il adopter ? Combien de temps le traitement devra-t-il durer ? Et quel sera le terme assigné au repos ?

La réponse de Récamier est, au contraire, un chef-d'œuvre de précision. Il fait à son confrère une dissertation complète sur les fractures du col, lui expose les symptômes des variétés intra et extra-capsulaires, et, en se basant sur la description des commémoratifs et la relation des signes qui lui a été adressée, il conclut à une variété extra-capsulaire.

Il conseille un appareil à plan incliné ; plus tard, on placera le blessé dans une gouttière, qu'il fera construire par un de ses élèves, dont le nom devint, depuis, célèbre, Bonnet, de Lyon. Il précise les règles d'hygiène indispensables, la durée du repos et le régime. Son ardent royalisme se manifeste à la fin de sa lettre et il conjure Bougon de songer à l'immense responsabilité qu'il assume devant la France et l'Europe, dans le traitement de l'accident survenu au descendant de tant de rois. »

En dépit des sages avis de Récamier, on laissa lever le malade trop tôt ; on l'autorisa à partir en voiture, par de mauvais chemins, de Kirchberg, où on l'avait retenu jusqu'alors, pour Vienne. La consolidation étant incomplète, le malade eut une rechute.

Cette nouvelle produisit en France une grosse émotion. Dès le début de l'accident, du reste, ce fut à qui prodiguerait ses conseils. Les uns les donnaient à distance[1] ; d'autres, plus circonspects, après avoir vu le malade.

La lettre suivante, qui nous fut communiquée par Mme Vincent, un des champions les plus déterminés des doctrines féministes, émane, à coup sûr, d'une personnalité médicale dont la compétence est indiscutable. Comme elle est inédite, nous la reproduisons *in extenso*..

Les forces de Monseigneur le duc de Bordeaux se rétablissent chaque jour, à mesure que la parfaite consolidation de la fracture lui permet d'augmenter ses exercices physiques. La solidité du col est garantie par les remarques suivantes :

1° Le mode d'action de la cause, qui a été le poids du cheval sur le devant de la cuisse vers l'aine, Monseigneur

---

[1] *Réflexions conjecturales sur la chute de Henri de France*, par BARBASTE. Alais, 1842, in-8.

étant à la renverse. Dans cette situation, la cause a pu difficilement agir sur le col intra-capsulaire du fémur, qui était soutenu par le bord postérieur de la cavité cotiloïde de l'os de la hanche. On a donc pu d'avance présumer que la fracture n'était pas intra-capsulaire.

2° La *crépitation dure* qui a été entendue par les assistants et la difformité causée par l'extrémité supérieure du fémur remontée et faisant saillie en dehors au-dessous de la hanche, ainsi que tout le monde a pu le voir ; la crépitation et la difformité, dis-je, excluent l'idée d'une fracture intra-capsulaire, dans laquelle la crépitation est constamment obscure et la difformité nulle, au moins dans le premier moment, hors le cas où la cause aurait agi de bas en haut, suivant l'axe du membre et avec une grande violence.

3° La fracture ayant été extra-capsulaire et plus ou moins voisine du grand trochanter, les deux fragments ont fourni chacun un contingent de vitalité à peu près égale et la consolidation de cette fracture doit être moins solide que celle de tous les os longs.

Telles sont les considérations qui donnent la certitude de la solidité de la guérison de la fracture de la partie supérieure du fémur de Son Altesse royale, qui a désiré dans son accident le concours de la chirurgie française et de la chirurgie allemande.

4° La roideur et les difficultés de mouvements qui restent ont lieu à la suite de toutes les fractures qui ont tenu longtemps au repos. C'est ici l'affaire du temps et des eaux minérales employées avec sagesse.

Ces réflexions étaient d'un praticien éclairé,

assurément bien intentionné, mais qui prophéti-
sait dans son cabinet, en l'absence du sujet.

Plus prudent, plus réservé se montra l'illustre
Récamier, à qui on avait demandé quelle conduite
il y avait à tenir. Sa réponse est telle qu'on pouvait l'attendre d'un chirurgien qui ne consent à
se prononcer qu'en ayant le malade sous les
yeux.

Je n'ai pas d'élément — écrivait-il à M. Marcelin de
Fresne — pour faire une consultation comme vous la demandez, mais j'ai des éléments suffisants pour des réflexions très importantes.

1º Il est arrivé un accident grave à Mgr le duc de Bordeaux, dans les premiers jours du mois d'août passé ;
nous en avons eu une communication vague, d'après laquelle nous avons pu supposer une fracture dans la partie supérieure du fémur.

2º D'après le peu de détails qui nous ont été donnés,
nous avons pu présumer une fracture extra-capsulaire
vers le grand trochanter.

3º Nous avons proposé nos vues sur la conduite à tenir
pendant la consolidation, afin d'éviter les accidents de
douleurs, de spasmes, de crampes, d'eschares, d'abcès,
etc., etc., qui pouvaient survenir dans le cours du traitement par des tractions ou compressions intempestives,
et cependant nous avons appris indirectement que des
douleurs, etc., avaient obligé de modifier l'appareil.

4º Sur la demande de M. Bougon, nous avons discuté
le temps nécessaire pour la consolidation et les précau-

tions indispensables au moment de l'émancipation des appareils contentifs, et, cependant, nous avons appris que sans aucune de ces précautions on avait, dès le mois d'octobre, fait quitter le lit à Monseigneur pour le placer dans un fauteuil, puis dans une voiture, puis le conduire assis à la campagne, puis le mettre sur un siège hors de sa voiture et lui permettre de tirer des coups de fusil sur le gibier avec tous les mouvements et toutes les commotions inséparables d'un tel exercice. Nous n'avons pu nous rendre compte d'une telle imprudence qu'en y voyant les inspirations d'une vanité chirurgicale on ne peut plus intempestive.

5° Bientôt nous avons appris le départ du prince pour Vienne par un des chemins les plus rudes qui existent en Europe, et cela assis dans sa voiture, comme si l'on eût la certitude mathématique qu'une consolidation aussi récente, en supposant qu'elle fût achevée, ne courait aucun danger par un tel voyage, auquel assurément aucun de nous n'eût consenti, même en couchant le prince dans sa calèche.

6° Presque aussitôt nous avons appris, par les journaux, qu'on avait été obligé de remettre le prince dans ses appareils, et de le soumettre à de nouvelles tractions; ce qui signifie, en français, de deux choses l'une, ou qu'on s'était trompé sur la solidité du col à Goritz, ou qu'on l'avait forcé en menant le prince à la chasse, ou par le voyage.

7° Ici la question change de face pour la marche et la durée du traitement, car s'il est possible de calculer le temps nécessaire pour la consolidation d'une fracture récente, il n'est plus possible de calculer celui que demandera la consolidation d'un cal forcé qui peut dégénérer en fausse articulation, surtout par des tractions intempestives.

Ici je m'arrête, n'ayant aucune donnée positive sur la situation présente de l'auguste malade ; car la lettre que j'ai reçue de M. le docteur Bougon, avant son départ de Vienne, ne contient aucun détail, mais seulement l'assertion que la *prosaïque guérison du Prince* répondra à la *poétique des journaux*. J'aime beaucoup l'assertion, mais j'avoue que les détails scientifiques m'auraient semblé mieux répondre à la dissertation que j'avais envoyée en réponse aux questions qui m'avaient été faites.

Actuellement que j'ai répondu à vos questions, il faut que vous me permettiez de vous en adresser aussi quelques-unes.

Toute la France, légitimiste ou non, a pris part à l'accident qui nous occupe. Qu pensez-vous qui fût arrivé si, saisissant l'occasion d'un accident qu'on ne pouvait dissimuler, on eût fait intervenir une ou deux notabilités chirurgicales de Paris, et le chirurgien en chef de l'Hôtel-Dieu de Lyon, qui s'est occupé spécialement de cette maladie, et dont j'ai envoyé un appareil pour la terminaison du traitement et pour le temps de l'émancipation. Voulez-vous une idée juste de l'intérêt qu'aurait excité cette consultation, qui eût associé la France, par sa chirurgie, à l'accident du Prince ?

Vous faites-vous une idée juste de la fierté de la ville de Lyon d'y voir figurer le chirurgien de son hôpital, et du retentissement qu'aurait eu, dans tout le royaume, ce recours authentique du Prince à la chirurgie de son pays ?

Est-ce vous qui avez donné le conseil d'isoler le Prince de la France, dans une circonstance aussi importante, qui pouvait accroître le nombre des amis de la légitimité au lieu de le diminuer?

Mais, direz-vous, on a craint de désobliger la chirurgie allemande. Il valait donc mieux désobliger la chirurgie française et la France ?

Il y a peut-être eu des vues d'économie. Et pourquoi n'avoir pas pensé à faire une souscription honorable pour faire les frais de cette consultation, si elle pouvait devenir onéreuse pour le Prince.

Voilà la consultation que vous me demandez, et même des questions que vous ne me demandez pas ; j'espère que vous ne vous fâcherez pas de la liberté que j'y ai mise, et que vous y verrez une preuve de la profonde estime et de l'entier dévouement avec lesquels j'ai l'honneur d'être,

Monsieur, votre très humble serviteur.

Récamier [1].

Récamier, d'une franchise brutale à son ordinaire, ne ménage ni ses confrères, ni les partisans de la légitimité, ni le prétendant lui-même. Il n'était pas préparé au métier de cour-

---

[1] *Récamier et ses contemporains*, par le docteur Paul Triaire. Paris, J.-B. Baillière et fils, éditeurs (1899), pp. 431 et suiv.

tisan, métier consistant surtout à farder la vérité,
à ne prêter une oreille complaisante qu'aux flatte-
ries. De quelque sollicitation qu'on l'ait pressé,
il resta toujours réfractaire à ce qu'il considérait
comme un acte de platitude.

Le correspondant même à qui était adressée la
lettre qu'on vient de lire avait demandé officiellement à Récamier de signer et de faire signer par
ses collègues français, Cruveilhier, Cayol et autres,
une déclaration attestant que le voyage conseillé
au comte de Chambord serait nuisible à son réta-
blissement ; cette pièce officieuse serait mise
sous ses yeux et pourrait suspendre ses pro-
jets.

Pour le coup, le chirurgien se fâche, et une
courte lettre de lui déclare qu'il ne prendra pas
l'initiative d'une démarche qui ne lui a pas été
officiellement notifiée.

Néanmoins, il s'intéressait à la santé de celui
que ses convictions lui faisaient un devoir de
reconnaître pour son Prince. C'est ainsi que, le
15 mars 1842, il communiquait à *la France*, « journal des intérêts monarchiques et religieux de
l'Europe », le rapport qu'il venait de recevoir de
M. Delaunay, à son retour d'un voyage d'Allemagne, où il avait eu l'honneur de rendre visite au
malade sur la tête duquel reposaient tant d'espérances. Comme ce rapport est perdu dans une pu-

blication[1] qu'il est assez malaisé de retrouver actuellement, nous le donnons ci-après.

A MM. les professeurs Récamier et Cruveilhier.

Messieurs,

Je viens de faire le voyage de Goritz et Gratz, mû par le bien vif désir que j'éprouvais depuis longtemps, comme médecin et comme Français, de m'assurer moi-même de la véritable situation de Mgr le duc de Bordeaux. Ayant eu l'honneur d'être admis avec mon compagnon de voyage, M. le vicomte de Guéry, à présenter mes respectueux hommages au prince et à la famille royale, Mgr le duc de Bordeaux m'a fait l'insigne faveur de m'engager à m'assurer, en ma qualité de médecin français, de l'état de sa cuisse fracturée, et m'a formellement exprimé le désir que je communiquasse le résultat de mon examen à MM. Récamier et Cruveilhier. J'ai procédé à cet examen avec une attention que redoublait encore, s'il était possible, l'importance de la mission que le Prince venait de me confier. Je m'empresse donc, Messieurs, de vous soumettre les faits qui constatent la guérison définitive du prince, objet d'un intérêt si universel.

La fracture qui, comme l'affirment MM. les docteurs Bougon, Watman et Russ, a eu lieu au col du fémur gauche, dans sa partie extra-capsulaire, est parfaitement consolidée, puisque le prince, étant couché dans la posi-

---

[1] *La France*, édition de Paris, du mardi 15 mars 1842, n° 74.

tion verticale, fait exécuter avec la plus grande facilité au membre inférieur, siège de la fracture, tous les mouvements qui se passent dans l'articulation du fémur avec la hanche, savoir : la flexion, l'extension, l'adduction, la circumduction et la rotation.

Non seulement la consolidation est entière, mais encore (chose très surprenante dans ces sortes de fractures), cette consolidation *s'est effectuée sans le moindre raccourcissement et sans la moindre déviation du pied en dehors.*

Déjà le 21 février, époque à laquelle cet examen a eu lieu, le prince pouvait marcher en s'appuyant légèrement sur le bras d'une autre personne, et même parfois sans aucun soutien. Il ne lui restait plus de ce grave accident qu'un peu de faiblesse et de rigidité articulaire, suite inévitable de la longue immobilité à laquelle le membre a été soumis par le fait du traitement, mais qui ne tardera pas à se dissiper complètement sous l'influence d'un exercice convenable et de l'emploi des eaux minérales.

Tels sont, Messieurs, les faits qui établissent d'une manière positive la guérison pleine et entière du prince sans aucune espèce de difformité.

Permettez-moi, Messieurs, de me féliciter que S. A. R. ait bien voulu me charger de vous transmettre le résultat de mon observation, puisque cette mission me donne pour juges de mon examen deux professeurs célèbres dont l'opinion est une autorité européenne, et dont les savantes leçons guidèrent mes premiers pas dans la carrière.

J'ai l'honneur d'être avec respect, etc.

DELAUNAY, D.-M.-P.

Paris, le 12 mars 1842.

Quoi qu'en dise notre confrère, il devait y avoir un raccourcissement, puisque le prince resta boiteux toute sa vie. Mais, nous nous plaisons à le répéter, il est difficile de faire entendre la vérité aux grands, et les courtisans sont toujours prêts à s'attribuer les infirmités du prince qu'ils servent, plutôt que de les reconnaître [1].

[1]. On ne lira pas, sans intérêt, la lettre suivante, fort peu connue, que l'illustre avocat Berryer écrivait d'Angleterre à un de ses amis, quelque temps après le grave accident survenu, en 1841, à M. le comte de Chambord :

« 1841.

« Mon ami,

« Je m'empresse de vous donner, à mon premier moment de liberté, les nouvelles que vous pouvez désirer. Le comte de Chambord est arrivé ici samedi dernier, à cinq heures et demie du soir. Il a été reçu admirablement ; sa santé est parfaite. Sa belle et noble figure rayonne de bonne grâce, de dignité, de bienveillance. Le cruel accident qui nous a tant alarmés n'a laissé que des traces aujourd'hui bien légères et qui ne sont même remarquées que par l'intérêt attentif que l'on porte à tous ses mouvements.

« BERRYER ».

Cette lettre a été, pour la première fois, publiée dans la *Gazette anecdotique*, 1883, t. II, p. 144.

On sait combien le mode de production des présentations anormales a jusqu'à ce jour exercé les imaginations. Aujourd'hui qu'est connue l'influence capitale de la dégénérescence et de l'hérédité, on ne saurait s'en tenir à la théorie des mouvements spontanés du fœtus. Sans doute, les conditions mécaniques peuvent favoriser ou même entraver la production d'une présentation anormale, mais elles ne sauraient la créer de toutes pièces.

Les présentations anormales — à M. le docteur Larger[1] nous devons cette originale conception, — doivent désormais être rapportées aux mouvements insolites d'un fœtus *dégénéré*. Les enfants nés en présentation anormale sont anor-

---

[1] *Les Stigmates obstétricaux de la dégénérescence*, d'après le docteur Larger (de Maisons-Laffitte), par le docteur Henri LARGER. Paris, Vigot frères, éditeurs, 23, place de l'École-de-Médecine, 1901.

maux avant que de naître ; ils offriront, par la suite, s'ils ne succombent pas en bas âge, tous les stigmates de la dégénérescence.

Mais il n'y a pas que les *anomalies de l'accouchement*, telles que les présentations anormales, les accouchements prématurés, les avortements, les procidences, qui soient *dégénératives* : il y a encore les *anomalies de la conception* (stérilité, gémellité), et aussi les *anomalies de la grossesse*.

« C'est par la stérilité que finissent les races dégénérées, c'est aussi par la gémellité », M. Larger a donné une démonstration saisissante de cette notion quasi-axiomatique, dans la très curieuse étude qu'il a intitulée : *Les stigmates obstétricaux à travers l'histoire*.

Outre l'intérêt historique et social que présentent des travaux analogues à ceux de M. le docteur Larger, qui ne sont pas de vaine curiosité, quoi qu'en prétendent des esprits superficiels ou malveillants, ils nous donnent une plus pénétrante vision de l'évolution historique, en nous apportant, sur la *psychologie des individus et des races*, des informations que, seul, le biologiste est en mesure de fournir.

Et puis, n'est-ce pas pour le pathologiste l'occasion de démontrer la force et la valeur de son argumentation, par des exemples qui se fixent mieux dans la mémoire, qui frappent d'autant plus le lecteur que les personnages historiques s'imposent davantage à son attention et à ses souvenirs, que des sujets confondus dans la masse, noyés dans la médiocrité ?

On ne saurait faire qu'une objection vraiment sérieuse à ces études rétrospectives : c'est, que, souvent, la documentation est insuffisante, et, par suite, si on se hâte de conclure, que les conclusions risquent d'être hasardées. Mieux vaut, à notre sens, encourir le reproche contraire, celui d'ajourner son jugement, de déclarer une impuissance qui peut n'être que temporaire, plutôt que de trancher *de plano* une question, pour la seule satisfaction de sacrifier à une idée préconçue.

M. Larger nous semble appartenir à cette école de prudence et de modération. Il convient que le tableau qu'il a dressé des anomalies obstétricales dans l'histoire est forcément incomplet, mais que, néanmoins, « les renseignements ont été parfois suffisants pour permettre de constituer de véritables *observations historiques*. »

Suivons-le, puisqu'il nous y convie, dans sa démonstration, nous contentant de relever les faits eux-mêmes, sans les allonger de verbeux autant que superflus commentaires.

Nous adopterons, — d'autant qu'il nous paraît excellent, — le plan même de notre érudit confrère.

Voyons d'abord les *présentations anormales*.

Un curieux passage d'Aulu-Gelle pourrait donner lieu à une discussion obstétricale et philologique qui ne serait pas dénuée d'intérêt.

Laissant aux étymologistes le soin de critiquer cette interprétation, nous en retiendrons seulement ce fait, que, chez les Romains, le surnom d'Agrippa était décerné à ceux qui naissaient par les pieds : tel naquit Marcus Vipsanius Agrippa, le gendre d'Auguste, et sans doute aussi Ménénius Agrippa, le tribun de la République.

Les Romains avaient encore remarqué que les enfants qui naissaient ainsi étaient voués à un mauvais destin, autrement dit qu'ils étaient voués, *eux et leur descendance*, à tous les maux qui affligent l'humanité. Quoi qu'il en soit, Agrippa, *né par les pieds*, fut tourmenté par la goutte et, ajoute Pline, « toute sa race fut fatale à la terre, surtout par les deux Agrippine, qui mirent au monde les deux fléaux du genre humain, Caligula et Néron, ce dernier *né par les pieds* ».

Si de l'histoire romaine nous passons à l'histoire de France, nous trouverons de nouveaux exemples de présentations anormales.

On connaît, par l'accoucheuse Louise Bourgeois, dont Chereau a retrouvé le Journal, le genre de présentation des enfants de Marie de

Médicis et de Henri IV, au moins de trois d'entre eux.

Louis XIII, le plus jeune *duc d'Orléans*, puis *Gaston*, sont venus au monde, le premier par l'*occiput*, le second par les *pieds*, le troisième par la *face*; or, tous trois ont été des « dégénérés » manifestes. On ne connait pas le mode de présentation du sixième enfant de Marie de Médicis, *Henriette-Marie*, qui devint reine d'Angleterre en épousant CHARLES Ier; mais ce qu'on n'ignore point, c'est qu'elle avait « l'humeur chagrine » et qu'elle était affectée d'une « maladie nerveuse »; aussi n'est-on pas surpris qu'elle ait donné le jour à des tuberculeux ou des mélancoliques (*Jacques*, duc d'York; *Elisabeth*, reine d'Espagne); et qu'une de ses filles, *née prématurément*, Henriette-Anne, duchesse d'Orléans, soit morte *tuberculeuse*, ainsi que nous en avons donné une démonstration, pensons-nous, irréfutable [1].

Henriette-Anne se marie avec son cousin germain, *Philippe d'Orléans*, un dégénéré s'il en fut. (Nous dirons plus loin ce que valent ces mariages consanguins et leurs déplorables conséquences.) Qu'en résulte-t-il? Nombre d'avortements et d'accouchements prématurés et trois grossesses à terme : *Marie-Louise*, reine d'Espagne, morte pro-

---

[1] V. les *Indiscrétions de l'Histoire*, quatrième série : *Madame n'est pas morte d'appendicite*.

bablement empoisonnée[1] ; *Anne-Marie*, reine de Sardaigne, et le *duc de Valois*, qui succombe aux convulsions, à l'âge de 28 mois.

Veuf de la duchesse d'Orléans, Henriette d'Angleterre, PHILIPPE épouse la *Princesse Palatine*, une hystérique avérée : d'où le *Régent*, dont on connaît toutes les tares, morales autant que physiques.

Les filles du Régent ont laissé dans l'histoire une réputation qu'elles n'ont pas, du reste, usurpée : 1° la première *duchesse de Berry*, une vraie Messaline, à l'autopsie de laquelle furent constatées des lésions cérébrales (sa mère, Mlle *de Blois*, était superstitieuse au plus haut degré ; elle avait de fréquentes migraines et « s'enivrait comme un sonneur trois ou quatre fois la semaine », selon l'expression de son historien[2] ; sa grand'mère maternelle était *la Montespan*[3], et c'est tout dire) ; 3° *l'Abbesse de Chelles*, « aussi grotesque que le peut souhaiter la plus libre fantaisie » ; 3° la *princesse de Modène*, d'allures plus qu'excentriques ; 4° la *reine d'Espagne*, très dévergondée comme ses sœurs, et stérile.

[1] Cf. *Poisons et Sortilèges*, 2° série, par les docteurs CABANÈS et L. NASS.

[2] Éd. de BARTHÉLEMY, *Les Filles du Régent*.

[3] V. ce qu'en dit le docteur LEGUÉ, dans son chapitre si passionnant de la Messe noire (*Médecins et empoisonneurs au dix-septième siècle* ; Paris, 1896.

La première duchesse de Berry eut quatre grossesses ; elle mourut presque subitement, étant enceinte pour la cinquième fois, d'un refroidissement, probablement atteinte d'*albuminurie gravidique*.

La petite-fille de Henriette-Anne et de Philippe d'Orléans, *consanguins*, est *Marie-Adélaïde de Savoie*, qui se marie avec le *duc de Bourgogne*, entaché de rachitisme. De cette union *consanguine* sont issus LOUIS XV, *né par le siège* ; le DUC DE BRETAGNE, mort en bas âge, etc.

Louis XV — le docteur Larger ne manque pas de le faire observer — est le produit de *six mariages consanguins* entre les descendants de MARIE DE MÉDICIS, savoir :

Du côté paternel

I. — Son père, le DUC DE BOURGOGNE, époux de MARIE-ADÉLAÏDE DE SAVOIE ;

II. — Ses grands-parents, le GRAND DAUPHIN et MARIE-CHRISTINE DE BAVIÈRE ;

III. — Ses arrière-grands-parents, Louis XIV et MARIE-THÉRÈSE.

<table>
<tr><td rowspan="3">Du côté maternel</td><td>IV. — Ses grands-parents, VICTOR-AMÉDÉE II, époux D'ANNE-MARIE D'ORLÉANS ;</td></tr>
<tr><td>V. — PHILIPPE D'ORLÉANS et HENRIETTE-ANNE (parents de sa grand'-mère, Anne-Marie d'Orléans) ;</td></tr>
<tr><td>VI. — VICTOR-AMÉDÉE Ier et CHRISTINE (parents de son arrière-grand-père, CHARLES-EMMANUEL II).</td></tr>
</table>

Tout le monde est à peu près d'accord aujourd'hui pour admettre l'influence de la consanguinité [1] et ses conséquences. Tandis que, pour les naturalistes, la consanguinité « additionne les tendances généralement similaires des conjoints » (Yves Delage), et qu'« elle n'est fâcheuse que lorsque les conjoints sont atteints d'un vice constitutionnel » (Debierre) : pour les pathologistes (Legendre), » la consanguinité exalte les tares héréditaires, mais ne les crée pas ; ce qui est aussi l'avis des histologistes (Mathias Duval). Il en est pourtant qui vont jusqu'à prétendre que « la consanguinité élève l'hérédité à sa plus haute puissance » (Samson).

D'après la thèse du docteur Larger, les anoma-

---

[1] Sur les mariages consanguins et leurs conséquences dans l'histoire, cf. la *Chronique médicale*, du 15 avril 1905.

lies obstétricales, étant des tares héréditaires, atteindraient leur maximum, quand la consanguinité est de la partie. Le tableau récapitulatif que nous avons reproduit, d'après notre confrère, ne peut nous aider à faire cette démonstration que d'une manière incomplète, les renseignements faisant défaut dans la plupart des cas ; mais ce qu'on peut affirmer, c'est que la consanguinité a des inconvénients d'autant plus graves que les conjoints présentent des tares de dégénérescence : « *la consanguinité*, nous répétons la formule de Legendre, qui nous semble la meilleure, *exalte les tares héréditaires*, mais ne les crée pas ».

L'hérédité n'est pas, tant s'en faut, un facteur aussi négligeable. Un exemple suffira, celui de NAPOLÉON II, issu de NAPOLÉON Ier, *arthritique tuberculeux* et de MARIE-LOUISE, dont la mère, MARIE-THÉRÈSE DE NAPLES, mourut *tuberculeuse*, et dont la grand'mère, MARIE-CAROLINE, sur dix-sept enfants qu'elle eut, en perdit dix en bas âge ; sur les sept autres, trois filles succombèrent à la *tuberculose*.

L'histoire étrangère n'est pas moins instructive à parcourir, au point de vue qui nous occupe, que notre histoire nationale.

Comme *présentations anormales*, M. Larger n'a

eu garde d'oublier : *Georges*, devenu roi de Hanovre, *né par l'épaule*, manifestement *dégénéré* (il était atteint de *cécité*, et appartenait à cette famille de Hanovre, où l'on compte de nombreux aliénés : tel *Georges III*, roi d'Angleterre).

Le professeur Schröder prétend, de son côté, que *Richard III*, roi d'Angleterre, *naquit par le siège*. « Boiteux, bossu, décharné, il était hideux à voir et il avait l'âme encore plus laide que le corps... Il montrait son bras desséché qu'il avait ainsi depuis son enfance [1] ». *Paralysie spinale*, sans doute, opine judicieusement le docteur Larger.

Un autre biographe ajoute que « *né avant terme*, il (Richard III) avait déjà, en venant au monde, *des dents et d'épais cheveux noirs* [2]. »

En résumé, conclut le docteur Larger, « tous les personnages historiques que nous venons de passer en revue et qui sont connus pour être nés en présentations anormales, ont été eux-mêmes des êtres anormaux. Leurs noms suffisent pour éveiller dans l'esprit l'idée de dégénérescence : *Néron*, *Richard III* d'Angleterre, *François II*, de Valois (né avec une procidence du bras [3]), *Gaston d'Orléans*, *Louis XV*, *le roi de Rome*. »

---

[1] H. Vast, *Hist. de l'Europe de 1270 à 1610*; Paris, 1886; cité par H. Larger.

[2] *Nouvelle Biographie générale*, de Hoefer.

[3] Cf. nos *Morts mystérieuses de l'Histoire*.

De même que les présentations anormales, les *avortements et accouchements prématurés* sont loin d'être rares dans les familles royales (on a pu en juger par ce qui a été dit plus haut). Les *anomalies placentaires*, pour avoir été moins signalées, ne sont pas davantage une exception.

Devons-nous rappeler que *Anne de Boleyn*, qui présenta, comme stigmates physiques, *une mamelle supplémentaire et six doigts*[1], et, comme stigmates moraux, de l'hystérie et des accès de folie maniaque, eut, de son mariage avec HENRI VIII, ce dégénéré de marque, deux enfants *nés avant terme*, dont l'un, *mort-né*, et dont l'autre, demeurée *stérile* (Elisabeth), tomba en démence sur la fin de sa vie ?

Mlle DE MONTPENSIER, l'épouse de GASTON D'ORLÉANS (*né par la face*), donne le jour à une fille, la *Grande Mademoiselle*, type d'excentrique et qui meurt d'infection puerpérale. L'autopsie révèle que, « au côté droit du fond de l'utérus, s'est trouvée une petite portion de l'arrière-faix, tellement attachée à la matrice qu'on n'a pu la séparer sans peine avec les doigts[2] ». Il s'agit évidemment d'une *adhérence du placenta*.

Charlotte-Augusta, princesse de Galles, femme de *Léopold de Cobourg*, plus tard premier roi des

---

[1] Cf. nos *Curiosités de la médecine*.
[2] WITKOWSKI, cité par Larger.

Belges, a une mère détraquée, un père déséquilibré, un grand-père aliéné : *elle accouche d'un enfant mort-né*, et, à la suite de la rupture prématurée des membranes, succombe à une hémorragie.

Les princesses royales, issues de cette famille des Médicis, dont nous avons ailleurs établi les marques dégénératives [1], ces princesses, disons-nous, fournissent plusieurs exemples d'*éclampsie puerpérale*, démontrant ainsi l'hérédité de cette affection obstétricale. C'est ainsi que nous voyons *Henriette-Anne* (Madame, duchesse d'Orléans) et la première duchesse de Berry, fille du Régent, « transformer par l'hérédité les présentations anormales de *Marie de Médicis*, leur aïeule, en éclampsie puerpérale. » (LARGER).

Des deux jumelles issues de CATHERINE DE MÉDICIS, l'une, *Elisabeth*, devenue l'épouse de PHILIPPE II d'Espagne, présente deux *avortements* et deux *éclampsies* (elle succombe à la deuxième attaque). La *gémellité* de la mère s'est ici transformée, par l'hérédité, en *éclampsie*.

Meurt, également *éclamptique*, GABRIELLE d'ESTRÉES, contrairement à la légende, encore vivace, de l'empoisonnement; or, Gabrielle d'Estrées était une névrosée, un tableau vivant de tous les vices,

---

[1] Cf. *Le Cabinet secret de l'Histoire* 1ʳᵉ série et *Les Morts mystérieuses de l'Histoire*.

une *dégénérée*. Nous prenons le mot « dégénéré » dans le sens qu'on lui attribue généralement, mais nous ne nous dissimulons pas que c'est prêter le flanc aux objections. Le terme de *dégénéré* est, en effet, très mal défini (nous sommes en cela de l'avis du professeur Lancereaux, du docteur G. Ballet, etc.), mais a-t-on mieux à proposer ?

Éclamptique pareillement, *Marie-Antoinette*, épouse de Louis XVI, issu, lui, de tuberculeux : sa mère, Marie-Josèphe de Saxe, et son père, le dauphin, ayant tous deux succombé à la phtisie.

M. Larger se trompe, en prétendant que le second dauphin, Louis XVII, est mort tuberculeux : c'est le premier dauphin qui était atteint de mal de Pott ; quant à son frère [1], c'est plus discutable.

Marie-Antoinette, et ceci est moins sujet à controverse, n'a pu, par deux fois, mener ses grossesses à terme. De ses deux filles, la DUCHESSE D'ANGOULÊME est restée *stérile* ; l'autre, *Sophie-Hélène*, a succombé en bas âge.

Constatation curieuse, la *gémellité*, autre anomalie obstétricale, s'observe à la fin de la plupart des grandes dynasties ; encore une preuve que ces anomalies sont des stigmates de dégénérescence.

[1] V. le chapitre consacré à ce personnage, dans *Les Morts mystérieuses de l'Histoire*.

En remontant le cours de l'histoire, on relève, en effet que *la dynastie des Césars* se termine par une grossesse gémellaire ; de même, la *dynastie des Antonins* et, chez nous, la *dynastie des Carolingiens*, celle des *Valois*, et la *dynastie des Bourbons*, ce qui provoque, de la part de M. Larger, cette réflexion : « que, chez CATHERINE DE MÉDICIS, comme chez MARIE LECZINSKA, *la gémellité marque la fin d'une dynastie* ».

Enfin, les journaux ne nous apprenaient-ils pas récemment[1] qu'une femme légitime du sultan ABDUL-HAMID, ce moderne Héliogabale, avait mis au monde *deux jumelles !...* Ce sera, on peut le prédire à coup sûr, la fin de sa race.

Ainsi « les tares obstétricales marquent chacune, avec un caractère plus accentué encore que ne l'est celui des tares physiques et morales, une étape importante et souvent décisive vers la *stérilité de l'individu*, vers *l'extinction de la race*, fins dernières de toute dégénérescence. » Cette phrase qui clôt le remarquable travail de M. Larger mérite d'être longuement méditée, par ceux qui voient dans l'Histoire autre chose qu'une succession, selon l'ordre chronologique, d'événements commandés par des forces qu'on ne juge puissantes, que parce qu'elles nous sont inconnues.

---

[1] Ceci était écrit en 1908.

LES OSSEMENTS ROYAUX DU MUSÉE DU LOUVRE

Vous n'êtes pas sans avoir gardé le souvenir
d'une trouvaille qui provoqua en son temps une
grosse émotion : en époussetant les cartons pou-
dreux déposés aux archives du Louvre, un de
ces cartons tombant à terre avait fait entendre un
son mat, puis il s'en était échappé, aux yeux ébahis des assistants, tout un lot d'os éburnés par le
temps, une véritable collection macabre. Il y avait
là une omoplate, un fémur, un tibia, une vertèbre,
il n'y manquait qu'un crâne, pour reconstituer,
dans sa presque intégrité, un corps humain ; encore y voyait-on une mâchoire dégarnie de la plupart de ses dents.

La découverte causa un vif émoi dans le monde
administratif. D'où provenaient ces ossements,
dont nul ne pouvait, à part quelques initiés, soupçonner l'origine en ces lieux ? Certains d'entre eux
étaient bien munis d'une étiquette encore appa-

rente, mais cette étiquette n'était point faite pour dissiper les doutes. La stupéfaction ne fit que grandir, quand on lut : *omoplate de Hugues Capet ; côte de Louis XII ; tibia du cardinal de Retz*, etc. Que signifiait ce mystère ?

Nul n'ignore que les souverains étaient jadis enterrés en grande pompe à l'abbaye de Saint-Denis ; qu'ils en furent exhumés en 1793, et qu'on les trouva presque tous dans un état de décomposition avancée. A cette époque, l'Institut avait chargé un ancien bénédictin de l'abbaye de Royaumont, dom Poirier, de faire pratiquer les fouilles nécessaires. L'opération eut lieu pendant les journées et les nuits des 6, 7 et 8 août 1793 et dom Poirier en fit un rapport détaillé.

Détaillé est peut-être beaucoup dire. Dom Poirier, qui était archéologue, ne s'était nullement préoccupé de décrire par le menu les pièces anatomiques qui avaient échappé à la putréfaction. S'il eût mesuré, par exemple, avec plus d'exactitude [1] les os qu'on avait sauvés du naufrage, on les reconnaîtrait plus facilement aujourd'hui.

[1] Lenoir avait pensé à pratiquer ces mensurations, ainsi qu'en témoigne cette note, que nous relevons à la page 224 de son livre intitulé *Musée des Monuments français* : « L'histoire nous présente François Iᵉʳ comme un homme d'une taille extraordinaire. Pour confirmer à cet égard l'opinion généralement reçue,

A dire vrai, cette besogne ne lui incombait pas.
Un homme avait été autorisé à assister à l'exhumation des corps royaux, et c'est lui qui s'était
chargé de les recueillir: le chevalier Alexandre
Lenoir projetait de réunir tous les débris dans un
musée, pour faire peut-être de ces reliques, quand
les circonstances le permettraient, l'objet d'un
culte lucratif. A la suite de quels avatars les os,
conservés par Lenoir, avaient-ils trouvé asile dans
un bureau d'archiviste, c'est ce qu'il nous reste
à expliquer.

Quand M. de Nieuwerkerke fut chargé, par Napoléon III, d'organiser au Louvre le *Musée des
Souverains*, les familles dépositaires de reliques
royales ou princières saisirent cette occasion de
mettre en lieu sûr et à l'abri des révolutions les
restes dont l'avenir les inquiétait. C'est alors que
le surintendant des beaux-arts reçut la lettre qui
suit et qui donne le mot d'une énigme, longtemps
indéchiffrée. Cette lettre est assez peu connue [1],

je dirai qu'étant à l'abbaye de Saint-Denis en 1793, lorsqu'on
fit, par ordre du Comité de salut public, l'exhumation des rois,
je mesurai l'os de la cuisse de François Ier et je trouvai qu'il
portait près de deux pieds, en le prenant depuis la tête de l'os
jusqu'à sa partie inférieure, c'est-à-dire à l'extrémité des condyles, proportion qui doit porter le sujet à une taille de six
pieds au moins ».

[1] Elle a paru, originairement, dans l'*Artiste*, 1883, t. II, pp. 111-118.

pour que nous croyions devoir la reproduire dans
son intégralité :

MONSIEUR LE SURINTENDANT,

Lorsque j'ai eu l'honneur de vous voir, il y a quinze
jours, vous m'avez invité à vous faire une notice historique au sujet des ossements royaux qui se trouvent en
ma possession ; je vais être obligé d'entrer dans quelques
détails, mais je tâcherai d'être aussi bref que possible.

Vous m'avez dit que ces ossements ne vous étaient pas
inconnus et que vous aviez déjà été informé de leur existence. Je n'entreprendrai pas dès lors d'expliquer comment M. Ledru, ancien maire de Fontenay-aux-Roses, se
les était procurés. Il me suffira de vous faire connaître
que M. Ledru avait été l'ami intime du chevalier Lenoir,
le fondateur du Musée des curiosités, dit des Petits-Au-
gustins, lequel créé en 1793, fut fermé sous la Restauration ; et que le chevalier Lenoir avait assisté, comme
inspecteur, à l'exhumation des cadavres, lors de la pro-
fanation des tombes royales de Saint-Denis, qui eut lieu
au mois d'octobre 1793. Ce que je dois surtout vous expliquer, c'est comment les objets ont quitté le cabinet de
curiosités du maire de Fontenay pour devenir ma pro
priété.

M. Ledru est mort vers 1834 ou 1835 ; c'est sa veuve,
Mme Ledru, née Lemaire, ma tante, qui me les a donnés
en 1842 ou 1843. J'avais quinze ou seize ans, j'apprenais
le dessin depuis quelque temps, et comme je paraissais
avoir des dispositions pour les arts, Mme Ledru, qui avait

pour moi une grande affection et qui suivait mes progrès avec une sollicitude presque maternelle, me remit les ossements, en me disant qu'ils pourraient m'être utiles pour l'étude de l'académie. Elle ne me parla aucunement de leur origine, mais elle me recommanda de les conserver soigneusement, et lorsque je ne m'en servirai plus, de les rendre à la terre.

Je les dessinai sous toutes les faces ; puis, comme par un pressentiment de leur valeur historique, je les renfermai soigneusement dans un coffre, le même qu'ils occupent encore aujourd'hui. Je me rappelle que plusieurs fois ma tante me demanda si je les avais encore, et qu'elle me renouvela sa recommandation de ne pas lse donner et de les ensevelir s'ils n'étaient pas utiles.

Ce n'est que lorsque ma tante mourut, au mois d'octobre 1848[1], que j'appris, presque par hasard, l'importance du cadeau qu'elle m'avait fait.

Comme j'assistais, quelques jours après, au dépouillement de ses nombreux papiers, j'entendis un homme d'affaires lire, à haute voix, une liste d'ossements dont

---

[1] Le 22 novembre 1846, mise en vente après décès de M. Richer, à Saint-Denis, d'ossements de rois de France, recueillis à Saint-Denis (disait l'affiche), lors de la violation de leurs sépultures. M. Richer tenait de cette source des fragments non désignés des corps de Pépin le Bref, de Philippe le Hardi, de Jean Tristan, fils de saint Louis, plus un morceau de robe de Mme Louise de France, fille de Louis XV, les cheveux de Marguerite de Provence, la main de Louis XII, et enfin le crâne de l'abbé Suger ! L'autorité supérieure, avisée par l'affiche, ou par le chapitre de Saint-Denis, fit mettre les scellés. Doit-on interpréter cette mesure comme une reconnaissance de l'authenticité

la réunion paraissait assez étrange. Je fus frappé du rapport qui existait entre cette liste et les objets dont j'étais possesseur. Je réclamai le papier, et aussitôt que je fus rentré chez moi, je fis une comparaison à la suite de laquelle je fus convaincu que j'avais entre les mains une *omoplate de Hugues Capet*, un *fémur de Charles V*, un *tibia de Charles VI*, une *vertèbre de Charles VII*, une *côte de Philippe le Bel*, une *côte de Louis XII*, la *mâchoire inférieure de Catherine de Médicis*, un *tibia du cardinal de Retz*.

Les étiquettes hiéroglyphiques qui se trouvent sur les ossements, et que j'avais prises jusqu'alors pour des abréviations scientifiques, répondaient exactement aux indications contenues dans cette liste si heureusement retrouvée. (C'est sans doute au moment même où les ossements ont été recueillis, que les étiquettes, faites avec la plus grande hâte, y ont été adaptées.) Je n'ai pas besoin de faire ressortir l'importance de cette liste qui, bien qu'elle ne soit revêtue d'aucune signature, porte en elle-même un caractère d'authenticité incontestable. A cette liste est joint un deuxième papier sur lequel sont écrits, par une autre main (peut-être celle du chevalier Lenoir), les noms des souverains (il n'est pas question du cardinal de Retz), la date de leur décès, l'âge qu'ils

des pièces ou comme un désir de faire cesser le scandale ? Les ossements appartenaient-ils à ceux qui les ont recueillis ; et si leur authenticité est bien prouvée, comment n'ont-ils pas été réclamés sous la Restauration, lors de l'inauguration du cimetière de la Madeleine ? (*Bulletin de l'Alliance des Arts*, t. V, p. 207-208).

avaient quand ils sont morts et la date d'ouverture des tombes royales.

Quelques jours après cette trouvaille, M. Ledru-Rollin, maire de Fontenay-aux-Roses, fit demander à la succession si l'on avait trouvé les objets en question. Il lui fut répondu qu'ils m'avaient été donnés depuis quelques années déjà.

Quelques mois plus tard, je lisais dans un roman d'Alexandre Dumas, intitulé : *Les mille et un fantômes*, chapitre IV, un passage où l'illustre conteur parle de ces ossements, qu'il avait eu l'occasion de voir, en 1831, chez M. Ledru lui-même. Je me suis demandé depuis pourquoi ma tante m'avait caché l'origine de ces reliques et voici la raison la plus plausible que j'aie pu trouver pour expliquer son silence : il est probable que Mme Ledru croyait les papiers ci-dessus mentionnés perdus, et qu'elle avait dès lors jugé inutile de me confier un secret dont il lui paraissait impossible d'établir la preuve. D'un autre côté, j'étais peut-être bien jeune pour recevoir une telle confidence. Quoi qu'il en soit, je puis vous affirmer, monsieur le Surintendant, que les ossements que j'ai l'honneur de vous offrir sont bien ceux qui m'ont été remis par Mme veuve Ledru, car ils ne sont jamais sortis de chez moi.

Je les ai montrés quelquefois à des intimes, à des amateurs de curiosités, mais je les ai toujours conservés avec un grand soin.

On m'a souvent engagé à en tirer parti, à les vendre : on m'a offert des sommes relativement considérables ; j'ai toujours pensé qu'il eût été indigne de moi de trafiquer de ces reliques.

Ce n'est pas sans effort, je vous en fais l'aveu, que je m'en sépare, car elles sont pour moi non seulement des objets précieux sous plusieurs rapports, mais encore des souvenirs qui me rappellent des parents on ne peut plus dévoués, on ne peut plus vénérables. C'est en admirant les curiosités historiques qui se trouvent par vos soins réunies au Louvre que la pensée m'est venue de vous les offrir.

J'éprouverai, en effet, quelque adoucissement au sacrifice que je suis prêt à faire en me séparant de ces souvenirs de famille, en ayant l'assurance qu'ils occuperont désormais, dans les admirables collections de l'Empire, une place digne de leur importance.

Je n'ai pas la prétention, d'ailleurs, en vous remettant ces ossements, de faire un acte bien méritoire, car je le considère, ainsi que vous, monsieur le Surintendant, comme une restitution.

Toutefois, cette restitution de ma part étant toute spontanée, je serais heureux, si, en la faisant, j'avais acquis quelques titres à votre haute bienveillance, et si j'avais pu être agréable à S. M. l'Empereur.

Dans cet espoir, etc.

Le Maire.
Avenue de Neuilly, 165.

A cette lettre étaient jointes les deux notes ci-après, dont la première, à en croire M. de Chennevières, serait de l'écriture bien connue d'Alex. Lenoir. Celle-ci était ainsi libellée :

Omoplate de Hugues Capet.

Charles V, fémur.

Tibia de Charles VI.

Vertèbre de Charles VII.

Vertèbre de Charles IX.

Côte de Philippe le Bel.

Côte de Louis XII.

Mâchoire inférieure de Catherine de Médicis.

Tibia du cardinal de Retz.

La seconde, plus détaillée, et à quatre colonnes, est ainsi formulée :

	Noms	Date de décès	Age	Date d'ouv.
B	Charles V . . .	en 1380	de 42 ans	16 octobre
C	Charles VI. . .	en 1422	de 54 »	17 »
D	Charles VII . .	en 1461	de 59 »	17 »
G	Catherine de Médicis . . .	en janv. 1589	de 70 »	18 »
F	Charles IX. . .	en 1574	de 24 »	18 »
E	Louis XII . . .	en 1515	de 53 »	18 »
A	Philippe le Bel .	en 1314	de 46 »	18 »

Les trois qui suivent étaient écrites au crayon :

	Noms	Date de décès	Age	Date d'ouv.
B *bis*	Bertrand du Guesclin. .	en 1380	» »	20 »
	Bureau de la Rivière . .	en 1400	» »	» »
	Hugues Capet. . . .	en 996	» »	» »

Cette lettre appelle quelques réflexions.

Nous ne relèverons pas les incorrections, dans les dates ou dans les noms, qui doivent être le fait de l'inattention, plutôt que des erreurs véritables. On aurait lieu plutôt de suspecter le récit de celui qui nomme le maire de Fontenay, Ledru-Rollin, alors qu'il s'appelait Ledru tout court, et était le père de Ledru-Rollin. De même, que penser de ce neveu qui ignore la date de la mort de son oncle ? Les critiques les plus chatouilleux ont mis ces inexactitudes sur le compte de l'étourderie, nous ferons comme eux.

A ceux qui s'étonneraient de voir du Guesclin et Bureau de la Rivière ensevelis à Saint-Denis dans les caveaux réservés aux souverains, la réponse est facile. Toutes les histoires de l'abbaye mentionnent que le connétable du Guesclin, de même que le chambellan de la Rivière, avaient été mis aux pieds du roi Charles V, leur maître.

Pour le cardinal de Retz, sa présence ne s'explique guère. Il paraît établi que son cercueil n'a pas été violé ; par suite, son tibia ne saurait vagabonder.

Mais il est un point plus important de la déclaration du donateur de reliques qui, plus que tout le reste, nous met en défiance. Nous trouvons mentionnée, parmi les ossements du Louvre, une mâchoire d'Anne d'Autriche. Cette mâchoire est

un maxillaire inférieur, noirci par la vétusté, ne
portant plus que quatre dents à gauche et une à
droite. Ce fragment d'os est retenu par un cordon,
scellé de cire rouge, à une feuille de papier, en
haut de laquelle est collée une bande de papier
étroite, où se lisent ces mots : *Partie inférieure
de la mâchoire d'Anne d'Autriche. C'est moi qui
l'ai détachée dans le cercueil même de la reine. B.*
   Et au-dessous on lit :

   La note ci-dessus est de la main de ma mère Adélaïde
Bernier, née Quatremère, qui avait recueilli elle-même la
mâchoire de la reine Anne d'Autriche dans les circonstances suivantes.
   L'abbé Saucerotte, ami intime de mon père, avait été
contraint, dès le commencement de la Terreur, de renoncer ostensiblement à l'exercice de son ministère. Il avait
fait dans sa jeunesse quelques études de médecine, et à ce
titre, il avait pu obtenir une place dans le service médical du Val-de-Grâce. Dans cette position, ce fut lui qui
me donna les premiers éléments d'instruction chrétienne,
pendant les plus mauvais jours de la Terreur, et c'est
dans une visite que je lui fis avec ma mère pour cet
objet, qu'il nous conduisit dans les caveaux du Val-de-
Grâce : là se trouvait le cercueil d'Anne d'Autriche brisé,
mais contenant encore une partie du corps de cette reine.
Ma mère, voyant que la mâchoire inférieure était presque
détachée de la tête, acheva de l'en séparer, et l'emporta
comme un souvenir de la triste visite que nous venions
de faire. Depuis lors, le reste précieux, sauvé, par le

hasard, de la destruction, est resté entre les mains de ma mère, qui me l'a transmis à sa mort.

Ad. Augrand, née Bernier.

Ce document, bien qu'écrit avec bonne foi, n'a aucune valeur probante.

On avait coutume autrefois d'enterrer le cœur des souverains à part ; le corps était toujours transporté à Saint-Denis. Le cœur d'Anne d'Autriche n'a pas échappé à la règle commune.

Dans le procès-verbal d'exhumation du 14 octobre 1795, signé de dom Poirier, on lit : « Ce jour, après dîner, les ouvriers ont continué l'extraction des cercueils des Bourbons..., celui d'Anne d'Autriche... » Donc, la mâchoire de la reine ne pouvait se trouver au Val-de-Grâce. Plus tard, en 1817, quand on rechercha à Saint-Denis les restes dispersés des Bourbons, on plaça le tout dans un cercueil, recouvert d'une plaque de marbre, sur laquelle furent gravés les noms des princes et princesses qu'il contenait ; or, le nom d'Anne d'Autriche figure dans cette énumération.

Une autre preuve, plus démonstrative encore, nous est fournie par un historien des plus accrédités, Piganiol de la Force, qui, donnant, en 1765 (tome VI de la *Description de la ville de Paris*), la liste des princes ou princesses déposés dans la chapelle Sainte-Anne de l'abbaye royale du Val-de-Grâce depuis 1662, s'exprime ainsi, à propos d'Anne d'Autriche : « Son cœur fut apporté, le 22 (janvier 1656), par Messire Henri de la Mothe-Houdancourt, archevêque d'Auch, son grand aumônier, accompagné des Petites-Filles de France et des princesses du sang ».

Un seul corps reposait dans la chapelle Sainte-Anne : c'était celui de « Mlle de Valois, fille aînée de Philippe d'Orléans et de Marie-Anne de Bourbon ». C'est donc le maxillaire de Mlle de Valois, petite-fille d'Anne d'Autriche, fondatrice du Val-de-Grâce, que Mme Adélaïde Bernier avait eu entre les mains.

Nous avons dit que les os remis par Lemaire [1] à M. de Nieuwerkerke étaient destinés au *Musée des Souverains*. Mais la Commune de 1871 ayant dispersé ce musée, les débris anatomiques demeurèrent, avec les feuilles manuscrites à l'appui, dans le casier bureaucratique où le hasard les fit découvrir, il y a quelques années. Nous croyons savoir qu'on fit, dans cette circonstance, appeler au Louvre le professeur Mathias Duval, pour lui

---

[1] M. Lemaire, devenu commissaire-inspecteur de l'Imprimerie et de la Librairie, fut tout surpris d'apprendre que les ossements n'avaient pas été restitués à la basilique de Saint-Denis, comme M. de Nieuwerkerke le lui avait, paraît-il, promis.

demander ce qu'il en pensait et que celui-ci se serait nettement prononcé pour des os d'animaux[1];
c'est du moins ce que nous a certifié un de nos
érudits confrères, M. le docteur Potiquet[2], dont
la monographie sur la *Mort de François II* a été
si justement remarquée.

Avant qu'on fût fixé sur le sort de ces débris,
M. Potiquet avait adressé à M. Brouardel, alors
doyen de la Faculté, la lettre suivante, qu'il a bien
voulu nous communiquer :

---

[1] On lit, dans la vieille chronique de Robert le Diable, cette
anecdote, que nous ne songeons ni à discuter ni à garantir :
Robert, tourmenté d'une grosse fièvre pendant un séjour qu'il
fit à Paris, fit demander à l'abbé de Sainte-Geneviève quelques
reliques de son église pour sa guérison. Cet abbé eut l'imprudence de lui envoyer des os de chat dans un reliquaire. Le
prince découvrit la fraude, et fit pendre l'abbé de Sainte-Geneviève à la porte de l'Abbaye. Le peuple de Paris montrait encore,
il y a cent ans, le gros anneau de fer où la suspension se fit,
au-dessus du portail de Sainte-Geneviève (*Historiographie de
la Table*, par VERDOT, p. 57).

[2] Nous extrayons, d'une lettre que nous adressa naguère le
docteur Potiquet, ces lignes, qui sont comme l'épilogue, un
épilogue bien inattendu, de cette amusante, bien que macabre
histoire : « Ces ossements dits royaux, nous écrivait le docteur
Potiquet, n'ont paraît-il, rien d'humain : l'ours et je ne sais
quels autres quadrupèdes y sont représentés. On a bien dit de
certains rois qu'ils étaient des lions, des renards, des tigres ou
des cochons, mais l'histoire ne dit pas qu'ils aient poussé le
souci de la ressemblance jusqu'à en emprunter le squelette.
En somme, concluait spirituellement M. Mathias Duval, *tout
cela est bon tout au plus à faire des reliques...* »

Paris, 13 juillet 1893.

Monsieur le Doyen,

On dispute beaucoup en ce moment sur le sort qu'il convient de faire aux ossements royaux conservés aux Archives du Louvre. Les uns veulent qu'on les laisse dans le carton administratif où ils reposent tristement, les autres qu'on en fasse don au chapitre de Saint-Denis ; enfin M. Lemaire, le donateur repentant, sollicite leur restitution et médite d'en orner son caveau de famille.

Ces débris précieux ne méritent-ils pas mieux qu'un nouvel enterrement ? Comme leurs ex-propriétaires, n'appartiennent-ils pas à notre histoire, et ne peuvent-ils pas, tout comme eux, devenir un objet d'étude ? Pourquoi vouloir les dérober aux regards studieux ?

Sans doute, à première vue, il ne paraît pas que la contemplation de l'omoplate de Hugues Capet ou du tibia de François Ier doive nous éclairer grandement sur les secrets desseins de ces personnages ou sur les événements de leur temps. Cependant, qui sait ? Il n'y a pas de petit fait indifférent, dit la science historique actuelle ; et s'il m'est permis de parler, à ce propos, de moi-même et de mon étude toute récente sur la maladie et la mort de François II (*Les Végétations adénoïdes dans l'histoire*), quel eût été mon ravissement, si quelque obligeante main eût tiré devant moi du fameux carton le crâne du « petit roi François » ; avec quelle joie — et quel profit sans doute — je l'eusse manié et étudié, afin d'y saisir les malformations et les lésions caractéristiques de son affection !

Et ce qui montre quelle portée imprévue peut avoir un fait purement anatomique ou pathologique, cette affection, ainsi que le dit M. François-Franck à l'Académie de médecine (séance du 6 juin 1893), « ne fut pas sans conséquence sur le tour particulier que prit chez nous la crise religieuse au seizième siècle ».

Si je me permets, monsieur le Doyen, de vous adresser cette épître, c'est que je pense qu'un mot de vous, jeté au milieu de cette querelle, mettrait les gens d'accord. Il existe, en effet, pas loin de chez vous, un endroit où des ossements ne seraient nullement déplacés, où ceux-là en particulier feraient bonne figure, un musée qui est en même temps un lieu d'études où l'on se montre assurément plus recueilli qu'à Saint-Denis, le musée Orfila. Quel plus sûr, plus décent, et plus utile asile leur offrir ? Que ne l'offrez-vous ?

Veuillez, monsieur le Doyen, agréer l'assurance de ma haute considération.

Docteur POTIQUET.

M. Brouardel n'eut pas à intervenir : la Direction des Beaux-Arts consentit enfin à se réveiller de son long assoupissement. Au mois d'août 1893, la Direction des musées nationaux, déférant au vœu exprimé par M. Lemaire, décidait que ces ossements seraient déposés dans la basilique de nos rois. Mais le transfert définitif ne put s'en effectuer, par suite de formalités administratives, que

le 12 mai 1894, date à laquelle M. Trawinski, secrétaire des musées nationaux, remit à M. Darcy,
architecte de la basilique, les ossements royaux
provenant d'Albert Lenoir et donnés par M. Lemaire.

Cette remise fut constatée par le procès-verbal
suivant :

Reçu de la direction des musées nationaux les ossements
ci-après désignés comme suit, d'après les étiquettes dont
ils sont munis, ossements dont le dépôt dans l'ancienne
abbaye de Saint-Denis a été décidé par M. le ministre de
l'instruction publique, des beaux-arts et des cultes,
savoir :

1° Omoplate de Hugues Capet ;
2° Fémur de Charles V ;
3° Tibia de Charles VI ;
4° Vertèbre de Charles VII ;
5° Vertèbre de Charles IX ;
6° Côte de Philippe le Bel ;
7° Côte de Louis XII ;
8° Mâchoire inférieure de Catherine de Médicis ;
9° Tibia du cardinal de Retz ;
10° Mâchoire inférieure d'Anne d'Autriche, cette dernière accompagnée d'une note.

Saint-Denis, le 22 mai 1894.

DARCY,
Architecte de l'église abbatiale de Saint-Denis.

Ce procès-verbal fut fait en double : l'un, pour les

archives du Louvre, et l'autre, placé dans une boîte en chêne, longue de 58 centimètres sur 38 de large, où les ossements furent réunis. Cette boîte fut placée dans le caveau royal de la crypte, près des tombeaux de Louis XVI et de Marie-Antoinette, avec cette inscription gravée sur une plaque de cuivre :

Ossements déposés dans la basilique de Saint-Denis, aux termes d'une décision de M. le Ministre de l'instruction publique, des beaux-arts et des cultes, en date du 2 mai 1893, rendue sur le rapport du Directeur des musées nationaux et de l'École du Louvre[1].

Comme par une fatalité étrange, il semblerait que ceux qui ont occupé le rang suprême, leur vie durant, ne puissent trouver dans la mort le repos auquel ils ont aspiré. On montre, à Saint-Denis, une célèbre armoire où l'on présume que sont enfermés les cœurs de Marie de Médicis, de Louis XIII, de Henri IV et de Louis XV ; or, on montre aussi, à la Flèche, le cœur de Henri IV, ce qui ferait deux cœurs de ce roi, ce qui est assurément beaucoup pour un homme seul, cet homme fût-il Henri IV, qui ne manqua pas de cœur de son vivant.

Henri IV avait, comme on sait, toujours mani-

---

[1] *Intermédiaire des chercheurs et curieux*, 1893 et 1894.

festé le désir que son cœur fût déposé, après sa mort, dans l'église du collège de la Flèche, fondé sous son règne et où les Jésuites donnaient leurs enseignement. En exécution de ce vœu, la reine fit remettre le précieux dépôt d'abord chez les Jésuites de la rue Saint-Louis, pour être ensuite transporté solennellement à la Flèche. Là, on le plaça en une niche, ménagée dans le retable de l'autel d'une chapelle latérale, située à droite du chœur de l'église du collège. Plus tard, touchant rapprochement, le cœur de Marie de Médicis, sa veuve, fut déposé dans la chapelle de gauche.

La Révolution ne devait pas épargner ces royales reliques : en 1793, le représentant du peuple, Thirion, les fit, sans autres formes, déloger et brûler en place publique.

Voici comment un médecin de la Flèche a narré l'épisode. Nous en empruntons le récit à M. L. Sandret, qui l'a découvert lui-même dans un manuscrit de la Bibliothèque nationale [1].

Exposé des moyens par lesquels les cendres du cœur de Henri le Grand ont été recueillies.

La ville de la Flèche éprouvait toutes les secousses de la guerre civile, lorsque Thirion, représentant du peuple, arriva, accompagné du général Fabre, communément connu sous le nom du général Moustache.

[1] *Nouvelles acquis. fs.* 28, f. 10-12 v°.

Le cœur de Henri IV reposait honorablement dans l'église du Collège, d'après le testament de ce bon prince. Cette église, servant aux assemblées du club, l'œil du représentant aperçut bientôt ce monument ; il en fut choqué et des ordres furent donnés pour le livrer aux flammes. Le général mit sous les armes toute sa troupe ; des ouvriers furent commandés pour descendre la boîte en forme de cœur qui désignait l'objet précieux qu'elle renfermait. Elle fut brisée ; on aperçut une autre boîte en plomb, sur laquelle on lisait en lettres d'or :

Cy gist le cœur d'Henri le Grand.

Elle fermait à cadenas ; mais la clef n'y étant pas, on l'ouvrit avec un ciseau et un maillet. Il en sortit une poussière assez considérable, formée par des poudres aromatiques de l'embaumement. Au fond, on découvrit une substance solide noirâtre.

Dans cet état, on porta cette boîte sur la place de la Révolution ; on apporta de chez un boulanger voisin quelque menu bois, et le feu fut pris chez un serrurier du quartier. La flamme ayant éclaté, on y renversa ce cœur autrefois si magnanime, qui desséché par le temps, fut réduit en cendres dans un instant.

La troupe retirée, nous nous approchâmes peu à peu du petit bûcher, en nous promenant d'un air indifférent. Lorsque nous crûmes que les cendres étaient refroidies, nous jetâmes un mouchoir sur l'espace qu'elles couvraient et en le resserrant, une grande partie des cendres s'y trouva comprise.

Arrivé à la maison, nous rassemblâmes ceux qui naturellement doivent être dépositaires de ces précieux restes, notre épouse, notre fille et notre gendre ; et nous leur tînmes à peu près ce langage : « Mes amis, tandis que les honnêtes citoyens se sont renfermés chez eux pour n'être pas témoins du sacrilège qui vient d'être commis, mû par un sentiment d'amour, de respect, de reconnaissance, nous avons voulu sauver les cendres du cœur du bon Henri ; les voici... Elles seront pour nous et nos enfants un objet de vénération, et peut-être un jour pourront-elles être rendues à la vénération de nos concitoyens. Ces temps sont encore éloignés ; en attendant, conservons en secret ce dépôt qui sera confié au dernier vivant d'entre nous. »

En conséquence, ces cendres furent disposées dans une bouteille sans aucune inscription, dans la crainte que, dans une de ces visites ou fouilles auxquelles les maisons des gens appelés modérés étaient sujettes, elles ne fussent découvertes.

Le calme aïant succédé à l'orage par le retour à jamais mémorable de Bonaparte, nous voulûmes jouir du plaisir de jetter de temps en temps un coup d'œil sur ces restes précieux. On imagina un tableau un peu profond, sous verre garni de satin blanc, au haut duquel fut placée une image en couleur très ressemblante d'Henri IV. Au-dessus on lit en broderie d'or :

Henricus Magnus
Francos amavit
Flexienses dilexit.

Au-dessous de cette inscription est un flacon contenant une partie des cendres recueillies dans la bouteille (la majeure partie y est restée). Ce flacon est entouré de l'inscription suivante :

> *Cineres cordis Henrici Magni*
> *Pietate et grata memoria*
> *Ob educationis pretium servati*
> *A C. Boucher chirurgo.*

Ce petit monument de famille était resté ignoré du public, lorsque M. Morin, supérieur du collège, se rappelant les tems heureux de cette maison qui lorsque nous y étions écoliers, renfermoit des élèves des quatre parties du monde, gémissant sur l'abandon dans lequel elle sembloit tomber, s'écria : « Le bonheur, la gloire, ont abandonné ce collège au moment où le cœur de son fondateur a disparu. » Partageant sincèrement ses sentiments nous lui dîmes : « Non, non, le cœur d'Henri est encore parmi nous, il n'a que changé de forme. » Alors M. Morin apprit ce qu'on vient d'exposer.

M. le sous-préfet [1] et le maire en furent instruits ; l'oreille de M. le préfet ne tarda pas à en être frappée. Son cœur devoit en être vivement ému, lui qui à la distribution des prix avoit encore, dans les tems plus sereins, manifesté devant les élèves son attachement à la mémoire d'Henri.

Les choses en étaient à ce point, lorsque M. le séna-

---

[1] Le sous-préfet de la Flèche était alors M. Hardouin-Fichardière, et le préfet de la Sarthe, le général Auvray.

teur [1], pendant son séjour en cette ville, a voulu que nous lui rendissions compte de l'existence des cendres du cœur d'un souverain cher à celui sous lequel nous avons le bonheur d'exister. Nous nous sommes fait un devoir sacré de remplir ses ordres avec le respect dû à la vérité et au caractère dont Sa Majesté l'Empereur et le Roi l'a revêtu pour le bien de notre pays.

Fait à la Flèche, le 2 messidor an XIII.

BOUCHER.
Membre correspondant de la ci-devant
Académie Royale de chirurgie,
membre de la Société libre des Arts
de la Sarthe [2].

Que sont devenues ces cendres ? Ont-elles été pieusement recueillies, ou furent-elles dispersées au vent ? Nous l'ignorons et nous oserons même dire, dût-on crier au sacrilège, que nous n'en avons qu'un médiocre souci.

[1] Le sénateur Tronchet était, en 1804, titulaire de la sénatorerie établie près la cour d'appel d'Angers, dont le ressort comprenait le département de la Sarthe.

[2] *Archives historiques et littéraires*, 1890, t. I, pp. 399 et suiv.

FIN DE LA DEUXIÈME SÉRIE

TABLE DES GRAVURES ET PORTRAITS

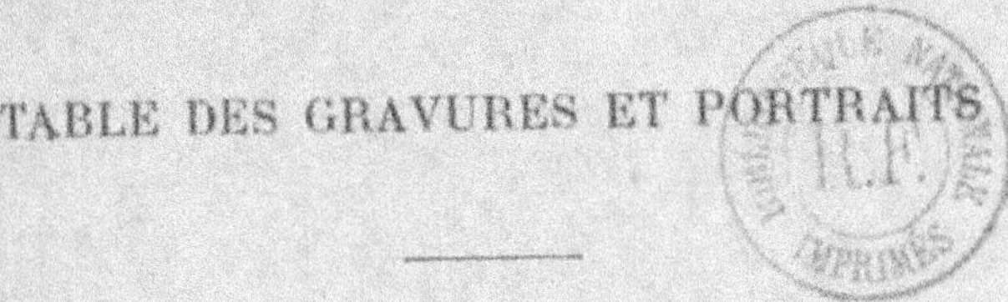

TABLE DES MATIÈRES